변형적 의자기법

임상 실제에서의 정신치료적 대화

Scott Kellogg 저

최영희 · 신재현 · 윤동욱 · 한지민 · 최상유 공역

Transformational Chairwork
Using Psychotherapeutic Dialogues in Clinical Practice

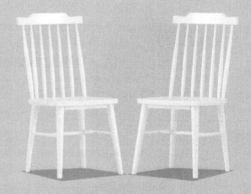

학지사

역자 서문

　나는 정신건강의학과 전문의로 지난 30여 년 동안 수천 명의 환자를 치료해 왔다. 전공의 시절에는 프로이트(Freud)가 주창한 정신분석을 중심으로 하는 정신역동치료를 배웠고, 정신질환이 뇌신경계의 작동 이상에 의한 것이라는 과학적 규명하에 신경전달물질과 뇌신경 회로의 작동 이상으로 인한 정신 장애를 다양한 정신약물로 치료하는 방법도 배웠다.

　하지만 막상 전문의가 되고 보니 전공의 시절에 배운 치료법들은 임상에서 접하는 난해한 문제를 지닌 환자들을 도와주기에는 터무니없이 부족했다.

　그래서 1994년에 연수를 위해 미국으로 떠났다. UCLA의 정신과 교수인 로버트 리버만(Robert Liberman) 교수님을 만나서 행동치료의 기초를 배우고, 조현병을 비롯한 만성 정신질환자들에게 도움을 줄 정신재활치료법을 배웠다. 그리고 운명처럼 아론 벡(Aaron Beck) 박사가 주창한 인지행동치료를 만났다. 미국에서 지낸 2년간의 연수 경험은 나에게 환자를 도울 수 있는 강력한 도구를 제공해 주었다.

　귀국하여 인제대학교 의과대학 서울백병원의 정신과 교수로 근무하면서 나는 인지행동치료의 정수를 만끽할 수 있었다. 하지만 만병통치의 치료법은 존재하지 않기에 내가 가진 기존의 무기로 도움을 줄 수 없는 환자들을 만나게 될 때마다 자연스럽게 난제를 해결하고자 하는 도전의식으로 공부를 해 나갔다.

세계적인 인지행동치료의 진화는 치료자로서 그리고 인간으로서 발전해 나가는 나의 성장 궤적과 절묘하게 맞추어졌다. 제프리 영(Jeffrey Young)에게서 스키마 치료를 배워 경계선 인격장애처럼 난해한 성격의 문제를 지닌 환자들을 도와줄 수 있는 혁신적인 기술을 갖추게 되었고, 존 카밧진(Jon Kabat-Zinn)을 만나 바꿀 수 없는 것을 수용할 수 있는 도구인 마음챙김 명상을 임상에 적용할 수 있게 되어 또 다른 차원으로 도약할 수 있게 되었다.

『변형적 의자기법: 임상 실제에서의 정신치료적 대화(Transfor-mational Chairwork: Using Psychotherapeutic Dialogues in Clinical Practice)』를 저술한 스콧 켈로그(Scott Kellogg) 박사는 내가 스키마 치료를 공부하는 중에 만난 동료이자 선배이다. 이와 같은 인연으로 2018년에 메타 통합심리치료 연구소 초청으로 내한하여 이틀 동안 변형적 의자기법에 관한 워크숍을 진행하기도 했다.

이 책에서 켈로그 박사는 게슈탈트 치료를 주창한 프리츠 펄스(Fritz Perls)에게 흠뻑 매료되었음을 고백한다. 제이콥 모레노(Jacob Moreno)에서 시작한 사이코드라마에 영향을 받은 펄스가 자신이 주창한 게슈탈트 치료에 의자기법을 적용하면서 의자기법은 변형되기 시작한다. 그리고 켈로그가 펄스에게 배운 의자기법을 계속 변형시키면서, 이 책 속에 등장하는 수많은 치료적 이론과 기법이 살아 움직이게 되었다.

프로이트는 카우치를 사용하여 환자를 눕히고 카우치 뒤에 앉아서 환자가 치료자를 직접 보지 못하는 치료 세팅을 만들었다. 하지만 오늘날에는 환자와 얼굴을 마주 보며 대화하는 치료 세팅이 정신의학이나 심리 상담의 기본 유형으로 자리 잡고 있다.

나는 리버만 교수에게 사회기술 훈련을 배울 때부터 의자기법을 통하여 역할 연기와 다양한 기법을 사용하였기에 의자기법이 낯설지 않다. 이 책 속에는 의자기법을 통하여 강력한 치료적 변화를 보인 많은 사례가 치료자와 환자 간의 생생한 대화를 통하여 이론적 배경과 함께 기술되어 있다.

많은 독자에게 의자기법은 낯선 치료법일 수 있다. 그래서 책을 읽는 것에 그치지 말고 용기를 내어 임상 실제에 적용을 하면서 환자로부터 피드백을 받아 보는 것이 필요하다. 당연한 말이지만, 전문가에게 의자기법 사용에 관하여 지도감독을 받는 것만큼 좋은 방법은 없을 것이다.

이 책을 번역하면서 새삼 켈로그 박사가 정신치료의 역사적 진화를 꿰뚫고 있고, 그런 진화 발전의 핵심을 자신의 치료적 도구로 잘 소화했다는 사실을 알게 되어 그를 더욱 존경하게 되었다.

3년간의 메타 통합심리치료 연수 과정을 졸업한 정신건강의학과 전문의인 신재현 선생, 윤동욱 선생 두 분이 이 책의 초벌 번역을 맡았다. 두 분이 보여 준 배움에 대한 열정과 훌륭한 자질에 박수를 보낸다. 메타 통합심리치료 연구소의 최상유 대표와 한지민 연구원이 초벌 번역을 깔끔하게 다듬었다. 많은 시간과 에너지를 투자한 두 분에게도 심심한 감사의 마음을 전한다. 나는 최종적으로 원문과 대조해 가면서 문장을 다듬었고, 용어를 수정 및 통일하였으며, 필요한 주석을 달았다. 그리고 이 책의 번역 출간을 위해 도움을 주신 학지사의 김진환 사장님과 편집부의 박지영 님께도 감사의 마음을 전한다.

  번역은 참으로 힘든 작업이다. 하지만 번역하는 사람도 얻는 것
이 많고, 많은 이에게 좋은 내용을 알려서 기여할 수 있다는 것이
가장 큰 보람일 것이다. 이 책을 읽는 중에 오타나 내용상의 오류를
발견하는 독자께서는 언제든 알려 주시면 감사한 마음으로 받아들
일 것이다.

2020년 7월
역자를 대표하여
회인 최영희 손모아

한국어판 출간을 축하하며

최영희 박사와 그의 동료들이 나의 저서 『변형적 의자기법: 임상 실제에서의 정신치료적 대화(Transformational Chairwork: Using Psychotherapeutic Dialogues in Clinical Practice)』를 한국어로 번역하고 출간하는 것을 기리는 일은 나의 커다란 즐거움이다. 게슈탈트 치료와 사이코드라마에 뿌리를 두고 있는 의자기법은 임상가로 하여금 자신의 환자들의 내적 부분들과 자기들 또는 에너지들을 재균형 잡도록 도울 뿐만 아니라, 환자들의 삶에서 겪게 되는 어려운 경험들을 잘 다루고 헤쳐 나가도록 돕는다. 최영희 박사는 이제 대한민국 전체 정신건강 체계에서 사용이 가능한 의자기법이라는 선물을 만든 것이다. 그와 그의 동료들이 이렇게 중요하고 어려운 작업을 맡아 완성하였음에 나는 감사와 존경의 마음을 보낸다. 이 작업이 널리 퍼져서 도움이 되기를 희망한다.

스콧 켈로그(Scott Kellogg), PhD
변형적 의자기법 정신치료 프로젝트, 뉴욕시, 미국

감사의 글

의자기법은 심리치료자로서의 내 삶을 완전히 바꿔 놓았다. 의자기법은 내가 가진 고통의 본질과 정신병리학에 대한 이해를 변화시켰으며 내가 그 전에 사용했던 어떤 방법보다 매우 효과적으로 환자들을 치료할 수 있는 방법을 제공했다. 내가 이 여정을 시작한 2001년도에 의자기법은 잊힌 기술이었다. 개인적인 지식의 탐색으로 시작한 이 여정은 점차 시간이 지나며 의자기법을 세상에 부활시켜 다시 주류의 치료적 개입이 되길 바라는 희망을 가진 임무로 바뀌었다. 이 책은 그 프로젝트의 결과물이다.

많은 사람이 이 시도에 도움을 주었으며, 그들의 도움과 지지에 감사의 뜻을 전하고 싶다. 다른 무엇보다도, 1960년대에 놀라운 활동과 의자기법을 심리치료적 예술의 형태로 발전시킨 프리츠 펄스(Fritz Perls) 박사에게 감사를 전하고 싶다. "프리츠, 감사합니다. 당신은 제 삶을 바꿔 놓았습니다." 또한 의자기법을 탄생시킨 제이콥 모레노(Jacob Moreno) 박사에게도 감사를 전하고 싶다. 비록 충분히 인정받지 못했으나, 이 두 사람의 기여는 계속하여 세상의 많은 치료자에게 힘을 주고 영감을 불어넣어 주고 있다.

조금 더 개인적인 입장에서는, 스키마 치료를 창시한 제프리 영(Jeffery Young) 박사에게도 감사를 전하고 싶다. "뉴욕의 스키마치료학회(Schema Therapy Institute)에서 일한 시간에 대해 감사하며, 저를 의자기법으로 이끌어 준 스키마 치료라는 선물에 감사합니다. 당신의 작업을 통해 당신은 사람들의 삶을 변화시키고, 치유하고, 살리고 있습니다. 스키마 치료는 현재와 미래를 위한 치료법입니다."

뉴욕시립대학교의 임상심리학 박사 과정에서 나의 박사 논문 지도교수였던 베라 패스터(Vera Paster) 박사에게도 감사드린다. "당신은 다른 많은 사람이 저를 믿어 주지 않을 때 저를 믿어 주었습니다. 그 믿음에 부응하기 위해 언제나 노력하고 있습니다."

나는 2004년에 심리치료를 위한 게슈탈트 연합의 일원인 고 존 마스트로(John Mastro) 박사와 함께 게슈탈트/체험 치료(Gestalt-Experiential Therapy) 세미나에 참석하였다. "당신의 치료 작업은 그곳에 참석한 우리 모두에게 도전이 되었으며, 저는 그 이후에 예전과 같을 수 없었습니다. 특별한 선생님이 되어 주셔서 감사합니다."

중독의 치료는 내 삶과 치료에 중점이 되는 부분이었다. 고인이 된 앨런 말레트(Alan Marlatt) 박사가 1985년도에 펴낸 『재발 방지(Relapse Prevention)』는 예전이나 지금이나 나의 중독 치료 작업에 기본 요소가 되고 있다. "제가 중독으로 고통받는 환자들을 치료할 때마다 당신의 창의적 에너지가 함께하고 있습니다. 중독이라는 비극과 씨름하는 우리 모두는 당신에게 빚을 졌습니다."

나는 영광스럽게도 록펠러 대학교의 중독 질환 생물학 연구소에 있는 메리 진 크리크(Mary Jeanne Kreek) 박사와 함께 7년 동안 일하는 특전을 누렸다. "크리크 박사님, 당신의 연구소에서 일하며 배운 모든 것에 대해 감사하며, 특히 제 열정과 소명을 이룰 수 있도록 저에게 주신 자유와 기회들에 감사드립니다."

나는 20년 가까이 뉴욕주심리학회(New York State Psychological Association)의 중독 부서의 집행위원회 일원이었다. 이 단체는 나에게 깊은 공동체 의식을 심어 주었으며, 창의적 영감이 되어 주었다. 이 위원회에서 (예전과 현재를 포함하여) 동료들과의 다양한 대화는 내가 더욱 효과적인 중독 치료법을 발견할 수 있도록 도왔으며, 나는 기쁜 마음으로 감사를 전하고자 한다.

최근 6년을 넘게, 나는 전 세계에서 변형적 의자기법 수련을 할 많은 기회를 가졌다. 이것은 전적으로 스키마 치료 공동체 안팎의 많은 동료의 관대함 덕분이었다. 다음과 같은 사람들에게 감사한 마음을 전한다. Erlend Aschehoug, PhD; Martin Bamber, BA (Hons), RMN, MA, MPhil, DPsychol, CPsychol, AFBPsS; Wendy Behary, LCSW; Tim Bingham, BA (Hons); Míchlár Bishop, PhD; Marsha Blank, LCSW; Philip Brownell, MDiv, PsyD; Anthony Cichello, MA; Noah Clyman, LCSW, ACT; Dov Finkelstein, LCSW; Iris Fodor, PhD; Christoph Furhans, MD; Mícheál Gallagher, PhD; Hannah Gilbert, PhD; Paul Gilbert, PhD; Magdalena Gulcz, AM; Chris Hayes, PhD; Anne Hook; Tracey Hunter, PhD; Thomas Irelan, PhD; Gitta Jacobs, PhD; Kathleen Kelly, LCSW; Chris Lee, PhD; Wendy Levy, PsyD; Reji Mathew, PhD; Lukas Nissen, PhD; Irismar Reis de Oliveira, MD, PhD; Eckhard Roediger, MD; Patricia Escudero Rotman, PhD, LCSW; Constance Salhany, LMHC, PhD, ACT; Susan Simpson, PhD; Mikael Sonne, PhD; Jan Tønnesvang, PhD; and Christina Vallianatou, PhD.

나는 특히 나의 동료이자 친구인 앤드루 타타르스키(Andrew Tatarsky) 박사에게 감사하고 싶다. "당신과 함께 대화하고, 논쟁하고, 일하고, 저술 작업을 한 것은 큰 기쁨이었습니다. 이 경험들로 부터 온 영감은 제 목소리를 명료하고 깊게 만들도록 도왔지요. 앞으로도 오래 저에게 자극이 되는 협업을 기대합니다."

뉴욕 대학교의 심리학과는 10년 가까이 나의 집이 되어 주었다. 그곳에서 일하며 참으로 뛰어난 학생들을 가르칠 수 있었던 것은 정말 영광이었다.

또한 나를 무지와 씨름할 수 있도록 도와준 치유자들에게 감사를 전하고 싶다. Vera Michaels, PhD, CSW; Monty Cox, MDiv; Ana Ferreira, PhD; and Susan Jurkowski, LCSW, LP, CGP. "수전, 당신의 치유적인 존재감과 치료적 능력은 제가 빠르게 좋아지도록 도왔습니다. 감사합니다."

개인적으로는, 나의 소중한 친구들에게 고마운 마음을 전하고 싶다. Amy Pretel Gray, Chris Gray, Leslie Goldfarb-Terry, Al Terry, Silvana Vasconcelos, Tom O'Neill, Elizabeth Pretel, and Juan Carlos Carpio. "내 고등학교 시절부터 단짝이 되어 준 호킨 브랜트(Joquin Brant), 네가 준 모든 사랑과 모험에 고마운 마음을 전한다. 앞으로도 더 오래 함께하길 바라며……."

가족 중 이미 떠나간 사람들을 기억한다. 나의 어머니 낸시 켈로그 와이코프(Nancy Kellogg Wyckoff), 아버지 에드워드 커밍스 켈로그(Edward Cummings Kellogg), 새어머니 바버라 켈로그(Barbara Kellogg), 새아버지 제임스 와이코프(James Wyckoff), 장모님 프랜시스 사마니치(Frances Samanich) 그리고 나머지 동생 제니 와이코프(Jenny Wyckoff)와 케빈 켈로그(Kevin Kellogg), 처남 스튜어트 피어스(Stewart Pearse). 그중에서도 나의 아내이자 내 삶의 동반자인 나딘 켈로그(Nadine Kellogg)와 멋진 자녀인 크리스(Chris)와 노엘

(Noelle)에게 내 사랑을 전한다.

마지막으로 내가 이 여정을 시작할 때 나에게 사랑을 보여 주고 나를 한결같이 믿어 주었던 페기 플린시(Peggy Flinsch)에게 감사한 마음을 전한다.

2014년 8월 15일
스콧 켈로그(Scott Kellogg), PhD

차례

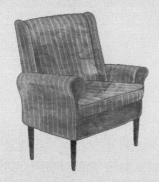
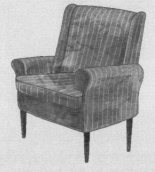

프리츠 펄스(Fritz Perls, 이후 펄스 또는 프리
츠로 칭함) 박사는 나의 삶을 바꾸었다. 2001년 말, 나는 게슈탈트
의자기법과 함께 여정을 시작했다. 초기의 환자들 중 한 사람은 자
신이 권위에 대한 심각한 문제를 가지고 있으며 누군가가 자신에
게 지시하는 상황을 견딜 수 없다고 호소하였다. 환자와 나는 심상
기법을 통해 이러한 감정들이 그에게 억압적으로 골프를 가르쳤던
아버지에 대한 기억과 관련이 있다는 것을 알게 되었다.[1] 그 경험
의 반향이 수십 년이 지난 지금까지도 강력한 분노의 감정을 불러
일으켰다. 이 문제를 다루어 해결할 수 있기를 바라면서 나는 환자
가 그의 아버지와 마주하는 상황을 만들었다. 나는 어린 그에게 아
버지의 골프 수업이 얼마나 괴로운 시간이었는지를 용기 내어 '말
해 보라'고 하였다. 아버지가 요구했던 가혹한 완벽주의에 대하여
분노를 표현하고 나서, 이번에는 의자를 바꿔 '아버지가 되어 보자'
고 제안하였다. 이 과정에서 환자는 아들에게 골프를 '올바르게' 가
르치고 싶은 아버지의 심정을 표현했다. 우리는 의자를 바꿔 가며
아버지와 아들의 입장이 되어 목소리를 내 보는 과정을 거쳤다. 그
다음에는 경험에 대해 간략하게 말하는 시간을 가졌다. 그날의 치
료는 한 주 후에 완연히 진가를 나타냈다. 그는 그 대화가 효과가
있었으며, 자신이 더 이상 지시나 요청을 받는 데 저항을 느끼지 않
고 심리적 불편감 없이 회의에 참석할 수 있게 되었다고 말했다. 그
리고 이 변화는 이후에도 지속되는 것으로 밝혀졌다. 이 한 번의 치
료가 나에게 긴 여정을 시작하도록 동기를 부여했다. 그 여정은 대
화와 마주 보기가 가진 치유의 힘을 탐험하는 과정이었다(Kellogg,

2013에서 인용). 우선, 펄스 박사와 (그가) 의자기법을 발전시켜 나가는 과정에 대해 이야기를 시작하는 것이 가장 좋을 것 같다.

펄스 박사와 의자기법의 탄생

1960년대에 프레드릭 펄스(Frederick Perls) 박사는 인본주의 심리학의 권위자로 부상했으며, 후에 인간 잠재능력 운동(Human Potential Movement)으로 대중에게 알려진다. '프리츠(Fritz)'라고도 불린 프레드릭 펄스는 치료적 개입에 있어 핵심적인 알아차림(awareness)을 창조적으로 활용하였을 뿐만 아니라 의자기법의 놀랍고 전문적인 시연을 선보임으로써 정신치료 세계에 큰 반향을 일으켰다. 의자 대화 기법을 이용한 체험적 작업은 거의 모든 계파의 심리치료자들에게 영감을 주었고, 기존의 치료 기법과 변화의 작동기전을 통합하거나 재해석하는 계기를 마련하였다. 다채로우면서도 여전히 발전 중인 이 유산이 이 책의 바탕이라고 할 수 있다.

펄스가 '하루아침에 이뤄 낸 성공'은 사실 평생의 노력, 탐색, 실험이 있기에 가능한 것이었다. 20세기 서부 유럽과 미국의 비극적이면서도 창조적인 역사적 순간들을 경험했기에 그의 삶은 많은 부분에서 꽤나 독특했다. 나는 펄스의 직업적 · 창조적인 삶의 중요한 순간들을 짧게나마 이야기하려고 한다. 펄스에 대해 조금 더 심층적으로 알고 싶다면, 시중에 훌륭한 자서전이 많이 있으니 그 책들을 함께 참고하기를 추천한다(Clarkson & Mackewn, 1993; Gaines, 1975; Shepard, 1972).

프레드릭 '프리츠' 펄스는 1893년 베를린에 있는 유대인 마을의 중산층 가정에서 태어났다.[2] 펄스는 세 자녀 중 1명으로 행복한 유년기를 보냈다고 이야기했지만, 나이가 들면서 점점 상황이 달라졌다. 시간이 흐르면서 그와 아버지와의 관계는 악화되어 서로 증오하기에 이르렀으며, 그는 10세 무렵 '반항적으로 행동'하기 시작하여 결국 학교에서 퇴학을 당하게 되었다.

14세 무렵, 그는 아스카니쉬 김나지움(Askanische Gymnasium)에 입학하였다. 이 학교는 그 전에 다녔던 학교보다 더 진보적이었으며, 그는 많은 교직원에게 깊은 애정을 갖게 되었다. 프리츠는 언제나 연극을 보는 것을 즐겼으며, 15세 무렵에는 도이체 극장(Deutsche Theater)의 엄격하고 혁신적인 리더이자 유명한 연극 연출가인 막스 라인하르트(Max Reinhardt)에 대하여 알게 되었다. 펄스는 그 극장에서 여가 시간을 보내면서 비록 훌륭한 배우는 아니었지만 몇 개의 단역 자리를 맡게 되었고, 이 경험은 그에게 큰 즐거움을 주었다. 현직에 있는 연극 연출가를 만나게 된 것을 포함하여, 어렸을 때 극장에서 보낸 기억은 평생 그의 삶에 영향을 미쳤다. 긍정적인 학교생활을 통해 그는 학문에 다시 꿈을 가졌으며, 학교를 졸업하고 베를린 대학교에 들어가 의학을 공부하기로 결심하였다.

그가 공부를 시작하고 얼마 되지 않아 제1차 세계대전이 발발했다. 그는 건강상의 이유와 개인적인 문제로 1914년에는 군대에 징집되지 않았으나, 1915년도에 적십자에 스스로 자원하여 들어가게 되었다. 1916년에는 더 많은 군인이 필요하게 되어 입대 기준이 더 낮아졌다. 징집될 것이 두려웠던 펄스는 스스로 입대했고 의무병이 되었다.

다른 수백만 명의 군인과 민간인들도 그랬듯이 전쟁의 기억은 펄스에게 외상적이었으며 정서적 상처를 남겼다. 그럼에도 불구

하고 그는 용맹함에 대한 훈장을 받았으며 장교 계급인 의무대의
중사까지 승진하였다. 전쟁 이후에 그는 의과대학으로 돌아왔고
1920년에 졸업을 하였다.

　의사가 된 지 얼마 되지 않았을 때, 펄스는 삶의 답과 방향을
찾고자 했다. 그는 정신과 의사로서 일을 시작했고, 바우하우스
(Bauhaus) 단체와 보헤미안 집단들과 함께 여가 시간을 보냈다. 그
는 의사로서 성공하여 1923년에는 뉴욕으로 이주할 만큼 부를 쌓
았으며, 뉴욕의 관절 질병 전문병원(Hospital for Joint Diseases)에서
일하게 되었다. 그러나 그는 그곳에서 정신과 의사로서 일하는 것
이 행복하지 않았고 몇 달 후에 베를린으로 돌아갔다. 이 시기에 그
는 개인적으로나 직업적으로 스스로에 대한 회의로 가득 차 있었
으며 종종 자기비판과 우울증에 시달렸다.

　1925년, 펄스는 루시(Lucy)라는 여성과 삶을 뒤바뀌게 하는 강렬
한 관계를 가지게 된다. 루시는 성적 매력이 넘쳤으며 이미 먼 친척
과 결혼한 상태였다. 이러한 경험은 그의 남성성을 강화시키는 계
기가 되었다. 하지만 펄스에게 있어 루시와 보내는 시간은 격한 감
정의 혼란을 일으켰고 그것이 그에게는 큰 고통이었다. 결국 그는
1926년 카렌 호나이(Karen Horney)와 정신분석 작업을 시작하였
다. 카렌은 펄스가 가진 심리적 문제를 해결할 수 있는 가능성을 보
았고, 향후 20여 년이 넘는 시간 동안 수차례 그에게 중요한 도움을
주곤 했다. 그녀와 몇 달간 작업한 후, 그는 프랑크푸르트에서 직장
을 구하기로 결심했고, 카렌의 추천으로 클라라 하펠(Clara Happel)
에게 정신분석을 계속 받았다.

　펄스는 프랑크푸르트의 두부 외상 병사들을 위한 병원에서 쿠르
트 골드슈타인(Kurt Goldstein)의 보조로 일하게 되었다. 바로 이곳

에서 당시 대학원생이었던 로어 포스너(Lore Posner)를 만났고, 게
슈탈트 심리학의 선두 주자 중 한 명과 함께 일을 하게 되었기에,
펄스에게는 이 시기가 상당히 큰 의미가 있었다. 펄스와 로어는 결
국 결혼하게 되었고, 그녀는 후에 자신의 힘으로 세계적으로 유명
한 심리치료자인 로라 펄스(Laura Perls)로 알려지게 되었다.

그다지 성공적이지 못한 듯 보였던 정신분석 결과였지만, 클라
라는 펄스가 치유되었으며, 정신분석가로서 감독하에 분석 작업을
할 수 있다고 결론지었다. 펄스는 비엔나로 건너가 헬레네 도이치
(Helene Deutsch)와 에두아르트 히치만(Edward Hitschmann)의 지도
감독하에 환자들을 치료했다. 히치만과 함께하면서 그는 처음으로
그의 공포와 불안정함에 대해 마음을 터놓고 이야기하기 시작하였
다. 그는 베를린으로 돌아왔고, 오이겐 하르닉(Eugen Harnik)에게
또 한 번의 성공적이지 못한 정신분석을 받았다. 이 치료는 1년 반
동안 지속되었다.

1929년 그는 로어와 결혼하였고, 1932년에 수련을 받고 정식으
로 프로이트 정신분석가가 되었다. 그러나 그는 여전히 불행에서
헤어 나오지 못했고 다시 카렌을 찾았다. 그녀는 "당신에게 맞는
유일한 분석가는 빌헬름 라이히(Wilhem Reich)일 거예요."라고 이
야기했다(Perls, 1969b, p. 49). 라이히는 추후 펄스와 그의 작업에
중요한 영향을 끼쳤다.

1930년대 초반 프리츠와 로어는 파시스트에 반대하는 집단의 일
원이 되었다. 독일의 독일 연방의회 의사당 화재 이후 나치는 그들
의 반대파들을 잡아들이기 시작했으며, 펄스의 가족들 또한 그들
의 어린 딸 레나테(Renate)와 지하에 숨어서 지내야 했다.

이 사건으로 펄스는 진료를 볼 수 없게 되었고, 집을 잃고 라이히

와의 정신분석 작업도 더 이상 할 수 없게 되었다. 처음에는 프리츠
가 그리고 나중에는 그의 아내와 딸이 네덜란드로 탈출을 했다. 이
들은 그곳에서 빈곤한 난민생활을 하게 되었다. 마침내 에른스트
존스(Ernest Jones)가 그에게 남아프리카공화국의 요하네스버그에
일자리가 있다고 이야기해 주었다. 그 일자리는 남아프리카 정신
분석협회(South African Institute for Psychoanalysis)의 공동설립자가
되는 것이었다. 후에 이 이야기를 하면서 펄스는 그의 성격의 일부
와 그가 지녔던 용기에 대해서 이야기했다.

> 내 인생에 있어 가장 중요한 순간을 꼽자면, 독일을 탈출한 직후 에른스
> 트 존스가 남아프리카공화국에 수련 정신분석가로 일할 기회가 있는데 누
> 가 가기를 원하는지를 물었을 때였다. 그 자리에는 4명이 있었는데 3명은
> 보장이 된 일자리를 원했고 나는 위험을 감수하겠다고 했다. 다른 3명은
> 나치에게 잡혔다. 나는 위험을 감수했고, 여전히 살아 있다(Perls, 1969b,
> p. 46).

펄스는 1935년 배를 타고 남아프리카공화국으로 향했다. 협회를
설립한 이후에 그의 아내와 딸이 합류했다. 심리학 박사학위를 가
지고 있었던 펄스 부부는 요하네스버그에서 성공적으로 진료를 해
나갔으며 둘째 아들 스티브(Steve)가 태어났다. 그들은 남아프리카
공화국에서 큰 재정적 성공을 거두었고 편안하고 즐거운 삶을 누
릴 수 있었다.

라이히로부터 받은 영향과 자신의 경험들 그리고 아내와의 대화
에 영향을 받은 프리츠는 자신만의 정신분석적 이론과 치료를 발전
시켜 나갔다. 1936년, 그는 체코슬로바키아의 마리엔바드에서 열

린 국제정신분석학회 회의(International Psychoanalytic Association Congress)에 참석했고, '구강적 저항(oral resistances)'에 대한 그의 논문을 발표했다. 이 당시의 일들은 세 가지 면에서 대단히 충격적이고 삶을 뒤바꿔 놓은 경험이었다.

첫 번째 충격은 펄스가 프로이트(Freud)를 처음 만나러 갔을 때 일어났다. 어째서인지 프로이트는 그에게 매우 냉담했고, 심지어 그를 방 안으로 들여보내지도 않았다. 펄스가 그에게 막 남아프리카공화국에서 왔다고 이야기했을 때, 프로이트는 그에게 언제 돌아가느냐고 물었고 3~4분 정도 만에 대화를 끝냈다.

두 번째로 실망했던 일은 펄스가 발표한 논문이 형편없는 대우를 받았던 것이었다. 세 번째는 빌헬름과 관련이 있다. "프리츠는 그에게 많은 것을 가르쳐 주었던 정신분석가인 빌헬름이 소극적이고 침울해하며 프리츠를 거의 알아보지 못한 데 대해서 굉장히 낙담했다."(Shepard, 1972, p. 45)

프로이트에게 거절당했던 경험은 이후 펄스의 삶을 따라다니며 괴롭혔다. 어떤 면에서 그의 후기 작업 중 상당 부분은 프로이트와 지속적인 대화와 논쟁을 하는 것과 같았다. 『게슈탈트 접근법과 치료의 목격자(The Gestalt Approach and Eye Witness to Therapy)』(Perls, 1973)에 그의 가슴 아픈 경험이 잘 드러나 있다. 펄스는 자존감과 역량의 문제로 고통받는 바바라(Barbara)라는 여성의 치료를 진행하고 있었다. 나는 누군가가 바바라의 유능성을 부인하였기에 이를 다른 사람에게 투사한 것으로 프리츠가 진단했다고 추측한다(7장 참조). 약간은 익살스러운 태도로 치료를 시작하며, 펄스는 역할 바꾸기를 제안하였다. 바바라가 심리치료자, 즉 프리츠가 되고 프리츠는 환자가 되는 것이다. 프로이트에 대한 험담을 한 후에 그녀는 그에게 프로이트와의 대화를 해 보도록 하였다.

이는 의자기법의 효과를 보여 준 강력한 사례로서, 펄스는 치료에 사뭇 진지하게 임했다. 그가 프로이트를 의식으로 떠올렸을 때, 바바라는 그에게 그가 무엇을 느꼈냐고 물었다. 펄스는 진지하게 "프로이트와 인간 대 인간으로 진정한 대화를 하고 싶었기 때문에 그의 죽음에 대해 큰 슬픔을 느낍니다."라고 대답하였다(p. 205). 그녀는 그에게 프로이트와 직접적으로 이야기하도록 했다. 그는 이렇게 말했다. "프로이트 교수님…… 위대하신 분이지만…… 매우 병든 분이지요. …… 당신은 누구에게도 마음을 열지 않아요. 당신이 내 말을 들어 주셨으면 했어요. 어떤 면에서 나는 당신이 아는 것보다 더 많이 알고 있습니다."

몇 가지 이야기를 더 하고 나서 침묵의 순간들이 지난 후, 그는 바바라에게 몸을 돌려 이야기했다. "당신의 프리츠 연기는 나쁘지 않았어요. (가벼운 키스를 하며) 당신이 나에게 무엇인가를 일깨워 주었군요." 그리고 그녀는 "고마워요, 프리츠."라고 답했다(p. 206).

프리츠는 남아프리카공화국으로 돌아가서 그의 생각을 책으로 집필하기 시작했다. 1940년 분석가인 마리 보나파르트(Marie Bonaparte)는 그가 쓴 원고 초고를 읽은 후에 "리비도 이론을 더 이상 믿지 않는다면, 협회의 사퇴서를 쓰는 것이 더 나을 것 같습니다."라고 말했다(Shepard, 1972, p. 6). 이러한 반박은 그가 정신분석계와 더욱 거리를 두는 계기가 되었다. 1942년에 아내의 도움으로 그는 남아프리카공화국에서의 작업을『자아, 배고픔, 공격(Ego, Hunger, and Aggression)』(Perls, 1969a)이라는 책으로 출간해 냈다. 이 책에는 집중치료(concentration therapy)라 불리는 부분이 포함되어 있는데, 이것이 라이히에게 영향을 받아 신체적 요소를 통합한 정신치료를 탄생시키려고 했던 첫 번째 시도였다. 그해에 그는 또한 영국군에 참여하여 의무 장교로 4년간 근무를 하였다. 독일을 떠나야 한다는 그의 다그침에도 불구하고 그의 어머니와 여동생은 남았고 결국 라벤슈타트 강제 수용소에서 사망하였다.

전쟁이 끝난 후, 그는 다시 이동할 준비가 되어 있었다. 그들의 재정적인 성공에도 불구하고 그와 로라(펄스 박사의 부인)는 남아프리카공화국이 문화적으로 다소 무미건조하다고 항상 느껴 왔다. 게다가 경제적 상황이 악화되어 갔고, 부부의 진료 성과도 부진해졌다. 마지막 이유로, 펄스는 아파르트헤이트가 확산됨과 함께 파시즘이 부상하고 있다고 생각했다. 카렌은 이번에도 그의 조력자가 되었고, 이로써 펄스는 1946년에 뉴욕에 왔다. 그는 즉시 뉴헤이븐으로 갔고, 예일 의과대학에서 일자리를 구하려 했다. 학교 측은 절차상 그에게 의과대학에서의 수련을 다시 받을 것을 요구하였다. 그러나 이제 50대에 접어든 그는 그렇게 하기를 거부했다.

일이 잘 풀리지 않았기 때문에, 그는 다시 뉴욕으로 갔고 남아프리카공화국으로 돌아가는 것을 고민했다. 그러나 에리히 프롬(Erich Fromm)은 그에게 "돌아가지 말게. 나는 3개월 안에 자네가 진료를 다시 시작할 거라고 장담하네."라고 말했다(Shepard, 1972, p. 55). 이것은 사실이었고, 그의 가족은 뉴욕에 정착하게 되었다.

펄스는 남아프리카공화국에서 폴 굿맨(Paul Goodman)의 저서들을 읽었고, 굿맨 또한 펄스의 저서인『자아, 배고픔, 공격성』을 읽었다. 펄스가 뉴욕에 오면서 둘은 친구가 되었고, 굿맨은 그와 그의 아내를 생기가 넘치는 보헤미안 예술의 장에 소개했다. 점차 시간이 흐르면서, 그는 줄리언 벡(Julian Beck)과 주디스 말리나(Judith Malina)[이 둘은 리빙 시어터(Living Theater)의 설립자이다]와 샬럿 셀

버[Charlotte Selver, 신체 알아차림(Body Awareness)], 다이어네틱스
(Dianetics) 그리고 선(Zen)을 알게 되었다(Shepard, 1972).

　　로라와 프리츠는 그들의 치료적 작업에 흥미를 느끼는 임상의
와 지식인들의 집단과 어울리기 시작하였다. 이 집단에는 엘리엇
샤피로(Elliot Shapiro), 폴 와이즈(Paul Weisz), 이사도어 프롬(Isador
From), 짐 심킨(Jim Simkin) 등이 있었다. 폴 굿맨은 컬럼비아 대학
교 심리학과장인 랄프 헤퍼라인(Ralph Hefferline)이 그랬던 것처럼
로라에게 치료를 받았다. 프리츠는 새로운 책을 저술하는 데 이 둘
에게 도움을 청했다. 이 프로젝트는 세 가지 요소를 담고 있었다.
① 헤퍼라인은 학부생들에게 집중치료 기법을 시도하고 그들의 경
험에 대한 보고를 수집한다. ② 펄스는 이 책의 이론적인 부분을 저
술한다. ③ 굿맨은 그가 쓴 것을 편집한다. 실제로 작업이 진행되
면서, 굿맨은 프리츠 이론 일부에 기반을 두고 그 위에 그 자신의
이론을 통합하여 이론적 부분을 저술했다(Wheeler, 1991). 프리츠
는 그의 새로운 치료를 게슈탈트 치료(Gestalt Therapy)라고 명명했
으나, 로라는 이에 실망감을 감출 수 없었다. 그녀는 그의 접근법과
자신이 공부했던 게슈탈트 심리학이 거의 관련없다고 느꼈기 때문
에 더욱 혼란스러웠다.

　　또 다른 친구인 아서 세포스(Arthur Ceppos)는 그의 작업을 출간
해 주기로 하였고, 1951년에『게슈탈트 치료: 인격의 성장과 흥분
(Gestalt Therapy: Excitement and Growth in the Human Personality)』
이 발간되었다. 통찰력이 있다는 평판을 받음과 동시에 논란에 휩
싸인 이 책은 아이러니하게도 의자기법의 발전에 장애물이 되었
다. 로라 또한 이 책에 기여하였으나 저자로서 이름을 올리지 못했
다. 주목해야 할 점은 이 책이 펄스의 생각에 기반한 것은 맞지만

정작 이론적 틀과 기반을 발전시킨 것은 굿맨이었고, 이는 애초에 펄스가 구상한 것과는 거리가 있었다는 것이다(Rosenfeld, 1977a; Wheeler, 1991; Wysong, 1985). 사실상 이 책의 문체 또한 펄스가 추후에 집필한 『게슈탈트 접근법(The Gestalt Approach)』과는 다르다.

이 책에서 펄스는 라이히적 · 실존주의적 · 정신분석적 이론에 대한 탐구를 계속 이어 나가고 있었다. 이 책은 크게 두 부분으로 나뉜다. 첫 번째는 헤퍼라인의 학생들이 수업의 일환으로 진행했던 다양한 실험에 대한 보고서이다. 두 번째 부분은 밀도 있고 복잡하며 창의적인 논문에 관한 것인데, 이 논문에서는 게슈탈트의 핵심 개념인 내사(introjection), 투사(projection), 반전(retroflection), 융합(confluence), 접촉 경계(contact boundary)와 접촉 주기(contact cycle)를 소개한다.

『게슈탈트 치료』의 발간에 따라 프리츠, 로라, 폴 굿맨과 다른 심리치료자 및 지지자들은 1952년 뉴욕 게슈탈트 치료협회(New York Institute for Gestalt Therapy)를 설립하였다. 이 협회는 최초의 수련 기관이었으며, 오랜 시간 동안 이 중대한 작업물에 대한 연구에 역량을 집중했다. 협회가 설립된 이후, 굿맨과 펄스는 반목하게 된 반면, 굿맨과 로라는 동맹관계를 형성했다. 동시에 프리츠와 로라의 결혼생활도 점차 위태로워졌다. 펄스는 후에 의자기법의 발전에 중요한 영향을 미칠 두 가지 모험을 시작했다. 첫 번째로, 그는 치료자들을 양성하고 협회의 설립과 발전을 도우며 미국 전역을 방문했다. 협회는 클리브랜드에서 시작해서 캘리포니아로까지 확장되었다. 이 과정에서 그는 게슈탈트 치료를 정립시켜 나갔다. 궁극적으로 1951년에 발간됐던 책의 개요와 뉴욕 협회에서 행해졌던 방식과는 완전히 다른 모델이 되었다(Kellogg, 2009b; Naranjo, 1993).

두 번째 행보는 그가 제이콥 모레노(Jacob Moreno) 박사와 함께 사이코드라마(psychodrama)를 연구하기 시작한 것이다. 불가리아에서 태어나 비엔나에서 자란 터키계 유대인 정신과 의사인 모레노는 뛰어났고 창조적이면서도 논란이 되는 인물이었다(J. L. Moreno, 1989). 그는 1925년에 미국으로 왔고, 1935년에 뉴욕의 비콘에 요양원과 수련 기관을 만들었다. 1950년대 동안 그는 매주 파크 애비뉴에서 세미나를 열었다. 이 모임은 많은 예술가와 지식인 사이에서 유명했고, 많은 사회과학자와 정신치료자가 이 모임에 참여하여 보고 경험한 것들에 영향을 받았다. 가드너 머피(Gardner Murphy), 시어도어 사빈(Theodore Sarbin), 에릭 번(Eric Berne)도 그 중 하나였다(Clarkson & Mackewn, 1993; Landy, 2008; Leventon, 2001; Moreno, 2012).

모레노의 혁신적인 부분들을 지켜보면서, 랜디(Landy, 2008)는 "모레노는 치료를 환자와 심리치료자의 '만남(encounter)'으로 이야기한 최초의 인물이다. 그는 직접 극적인 실연을 사용하여 과거를 고쳐 나가는 것의 지혜와 힘을 이야기했고, 임상적인 상담 공간을 치료적인 무대로 완전히 바꾼 최초의 인물이다."(pp. 197-198)라고 단언했다.

1950년대 내내 두 사람이 함께 작업을 했음에도 불구하고, 그들의 관계나 함께 무엇에 대해 연구했는지에 대해서는 불행히도 자세히 알려진 바가 없다(Leventon, 2001; Moreno, 1989; Moreno, 2012). "프리츠는 모레노가 캘리포니아로 가기 전까지 뉴욕의 101번가에 있는 사이코드라마협회에서 종종 모레노의 발치에 앉아 있곤 했다. 그가 모레노에게 영향을 받은 것은 분명하다."(Zerka Moreno, Personal Communication, 2009. 6. 3.). 펄스는 의자기법을 모레노에게 배운 것으로 보였다. 모노 드라마라고도 알려진 의자기법은 놀랍게도 사이코드라마 기법 중에서는 상대적으로 중요하지 않은 기법이었다. 왜냐하면 사이코드라마는 집단치료 상황 설정을 강조하고, 다른 참여자들과 보조자들이 환자나 주인공의 삶에서 중요한 인물을 대신 연기하기 때문이다.

　펄스는 의자기법을 창조적이며 임상적으로 유의미한 방식으로 확장하였다. 사이코드라마 기법과의 특히 중요한 차이는 사람들에게 역할을 맡기기보다는 환자 자신이 다른 역할들을 해 보도록 하는 것이다. 모레노의 사이코드라마 기법에서 자신에 대해 잘 알지 못하는 사람들을 역할에 끌어들이는 것보다는 환자가 모든 역할을 경험해 보게 하는 것이 상황을 더 잘 이해할 수 있게 한다(Perls, 1992, p. 143). 환자의 삶에 있어 다른 중요한 인물의 일부분을 연기한다는 생각은 사이코드라마의 역할 바꾸기(role-reversal)의 기법으로부터 나왔다(Dayton, 1994, 2005; Moreno, 2012). 이 과감한 관점의 전환은 의자기법의 치료적 힘을 강해지게 하였고, 예전에 없었던 개인 환자 치료에 의자기법을 적용할 수 있는 가능성을 열어 주었다(Landy, 2008; Perls, 1973, 1992).

　1956년 펄스는 그가 만든 협회에서 차순위의 지위로 밀려났다. 짐 심킨은 "프리츠가 뉴욕의 게슈탈트 치료협회를 1955년경에 로라와 두 폴(굿맨과 와이즈)에게 위임했다."라고 이야기했다(Gaines, 1979, p. 40). 그리고 펄스는 7여 년 동안 방랑의 시기를 보냈다. 그는 처음에 마이애미로 가서 꽤나 단순한 삶을 살았다. 심장병으로 고통받던 그가 계속할 수 있는 몇 안 되는 운동들 중 하나인 수영을 하며 회복하기 위해 이곳으로 간 것이었다.

　이러한 나날들은 조용했지만, 그에게 있어 어떤 점에서는 중요한 시간이었다. 그는 그저 환자들을 만나고 몇몇 모임을 운용하며, 클리브랜드나 다른 곳에서 진행하는 게슈탈트 관련 모임에 참가하는 등 직업적으로는 크게 눈에 띄지 않는 시간을 보냈다. 개인적으로는 이 시기에 그의 삶에서 가장 소중한 한 젊은 여성과 연애를 했다. 또한 그는 LSD와 실로사이빈을 복용하기 시작했다. 전반적으로 이 두 가지 환각제는 펄스에게 도움이 되기도 했고(Naranjo, 1993), 심신을 약화시키기도 했다(Shepard, 1972). 1959년에 그는 약물의 사용으로 인한 편집증과 때로는 정신증을 경험하기 시작했다.

1958년, 펄스는 샌프란시스코에서 열린 미국심리학회(American Psychological Association) 주최의 사이코드라마에 패널로 참석하였다. 토론자로서의 그의 발언은 임상심리학자였던 윌슨 반 듀센(Wilson Van Dusen)에게 깊은 영향을 주었다. 펄스의 비전과 능력에 인상을 받은 그는 펄스를 캘리포니아에 있는 멘도시노 주립병원에 상담가로 추천하였으며, 1959년 펄스는 캘리포니아로 가게 되었다.

멘도시노에서의 그의 작업은 전반적으로 성공적이었다. 그러나 병원에서의 그의 상담 작업에 대한 재정적 지원이 동이 나기 시작하였고, 그의 진료소를 방문하는 환자들의 수도 줄어들었다. 1960년에 그는 로스엔젤레스로 가서 그의 학생이었던 짐 심킨과 힘을 합쳤다. 여기서 그는 월트 켐플러(Walt Kempler)와 에버릿 쇼스트롬(Everett Shostrom)과 같은 심리치료자들을 참여시켜 모임을 만들기 시작하였고, 많은 병원에서 상담을 진행했다. 또한 짐 심킨은 펄스가 LSD 사용을 극적으로 줄이도록 하는 데 성공했고, 이것은 펄스의 능력을 크게 향상시켰다.

1962년 펄스는 '월드 투어'를 결심한다. 일정에는 일본 쿄토의 다이토쿠지 사원에서의 두 달이 포함되어 있었다. 일본 방문은 그에게 선을 공부할 수 있는 기회뿐만 아니라 교토라는 도시와 사랑에 빠지는 계기가 되었다. 그는 후에 이스라엘의 에일라트를 방문했고, 그곳의 예술가 마을에 살며 그림을 배웠다. 또한 비트족(beatnik) 문화를 처음 접하게 되었고, 이 경험을 매우 즐거워했다.

그 후에 펄스는 로스엔젤레스로 돌아와서 일을 재개했다. 짐 심킨의 일을 덜어 주고자 그의 한 집단을 대신 상담하게 되었는데, 어느 날 저녁 펄스는 버니 건터(Bernie Gunther)를 만났다. 건터는 요가와 몸 알아차림, 역도에 흥미가 있는 지압사로, 펄스에게 바로 빠져들어 그의 작업을 널리 알리고 싶어 했다. 펄스는 못미더워 하며 허락하였고, 건터는 로스엔젤레스의 한 서점에서 그의 치료법을 성공적으로 발표할 수 있도록 이끌었다.

심리학자인 진 세이건(Gene Sagan)은 그 후에 1963년 크리스마스 기간 동안 빅서에 있는 체이츠 핫 스프링 호텔(Chait's Hot Spring Hotel)에서 개인적인 모임을 주최했다. 세미나의 이름은 '인간 궁극의 심리(The Psychology of Human Ultimates)'였으며, 건터와 펄스도 초대되었다. 건터는 그 장소가 마음에 들었지만 펄스는 처음에는 시큰둥한 반응을 보였다. 건터는 체이츠 핫 스프링 호텔이 LA와 샌프란시스코 중간 지점에 위치한다는 점을 들며, 펄스가 이곳에서 앞으로 세미나를 열도록 설득했다. 이것은 굉장히 중요한 순간이었는데, 체이츠 핫 스프링 호텔은 에살렌 연구소(Esalen Institute)의 다른 이름이기 때문이었다.

1962년 마이클 머피(Michael Murhpy)와 리처드 프라이스(Richard Price)는 캘리포니아 빅서에 위치한 에살렌 연구소를 설립하였다. 이 기관은 향후 10여 년 동안 인본주의 심리학의 발전에 있어 핵심적인 역할을 담당했다(Anderson, 1938). 프리츠는 처음에는 에살렌에 부정적인 반응을 보였지만, 1964년에 돌아왔을 때는 다른 시각으로 보게 되었다. 에살렌을 알게 되면서 그는 비로소 '집'이라는 것이 무엇인지 알게 되었다. 프리츠는 여기에 5년여를 머무르며 성장하고 치유받았다. 이곳에서 펄스는 의자기법을 내가 생각하는 정신치료적 예술의 형태로 구체화시켰다.

펄스는 이러한 긍정적인 반응의 기세를 몰아 자신의 작업을 홍보하기 위해 후에 사람들에게 '서커스'라고 불리게 되는 장을 만들었다. 이는 그가 무대에 앉아서 수백 명의 청중 앞에서 환자들과 작업하는 것을 보여 주는 게슈탈트 치료의 대규모 공개 시연이었다(Clarkson & Mackewn, 1993). 의자를 중심으로 한 이 시연은 특히나 효과적이었고 대화적 기법을 중심으로 좀 더 작은 규모의 워크숍을 진행하도록 영감을 주었다. 극장과 유사한 장소에서 자신의 뛰어난 정신치료적 능력을 보여 줄 수 있게 되었기에 펄스에게는 적합한 결정이었다.

에살렌에 머무르는 시기에 발달한 게슈탈트 치료에는 몇 가지 핵심적인 요소가 있다. ① 알아차림(awareness), ② 지금-여기의 삶을 강조(emphasis on living here-and-now), ③ 실존주의적 책임감(existential responsibility), ④ 극성들의 통합(integration of polarities), ⑤ 꿈 작업(work with dreams) 그리고 의자치료 기법에 기반을 둔 모임들은 이런 이념들을 실질적으로 행하는 장소가 되었다. 펄스의 작업은 당시 심리학의 맥락에서 매우 혁신적이며 패러다임의 변화를 일으키는 것이었다. 클라우디오 나란조(Claudio Naranjo, 1993)는 "우리[여기서 우리란 버지니아 사티어(Virgina Satir), 제리 그린월드(Jerry Greenwald), 윌리엄 골딩(William Golding), 에이브 레비츠키(Abe

Levitsky) 그리고 첫 수련 모임에서 만난 사람들을 말한다)는 무엇인가 진귀하고 완전히 새로운 것 앞에 있다."(p. 294)라고 이야기했다.

좋든 나쁘든, 에살렌에서의 시간은 그의 창의력과 인격처럼 매우 다채로운 시간이었다. 정신치료 분야의 다른 거장들이 그러하듯, 펄스는 복잡한 사람이었다. 깊은 상처와 여러 면에서 본질적으로 행복하지 않았던 그는 함께 일하기 쉬운 사람은 아니었다(Shepard, 1975). 밀러(Miller, 1989)는 "그는 짓궂은 사람이었으며 상스럽고, 친밀했다가 괴롭히기도 하고, 훌륭하면서도 매력적이고, 불평을 달고 살면서도 부드러운 사람이었다."(p. 6)라고 기술했다. 그리고 어브 폴스터(Erv Polster)는 "내가 보기에 그는 천재 같았다." 라고 말할 정도로 펄스가 얼마나 뛰어난 사람이었는지 회상했다(Wysong, 1978).

다른 사람과 일을 할 때 그는 매우 대립적이었고, 때로는 참을성이 없기까지 하였다. 사람들은 그의 옆에 놓인 의자를 '책임이 막중한 자리(Hot seat)'라고 불렀으며, 그와 함께 작업하기 위해서는 용기가 필요했다(Perls, 1969b). 하지만 그는 계속해서 사람들에게 평생 남을 감동을 주는 심오한 아름다움과 힘을 경험하게 해 주었다(Gaines, 1975).

그러다 보니 한 인간으로서의 펄스나 그의 치료에 대해 중립적인 입장을 가진 사람이 없었다. "그를 좋아했던 사람들은 그를 정말 좋아했다. 그것은 깊은 사랑이었다."(Julian Silverman: Gaines, 1975, p. 131에서 인용) "그는 내 삶을 바꾸었다. 그는 많은 사람의 삶을 바꾸었다."(Tom Shandel: Gaines, 1975, p. 416에서 인용) 어떤 환자는 한마디로 "고마워요, 프리츠."라고 이야기했다(Perls, 1973, p. 206).

펄스는 에살렌 연구소에서의 시간 동안 세계적으로 유명해졌다. 그럼에도 초조하고 정서적으로 불안정한 그의 마음은 에살렌을 그의 마지막 정착지로 두지 않았다. 1969년 펄스는 브리티시 컬럼비아주의 코위찬 호수에 게슈탈트 키부츠(Gestalt Kibbutz; 역주: 이스라엘의 생활 공동체)를 세우기 위해 에살렌을 떠났다. 이 여정은 게슈탈트적인 삶에서 연구들을 해 보려는 욕구와 미국이 파시즘으로 치닫고 있다는 두려움에 기인했다(Baumgardner, 1975; Perls, 1969b). 그는 1년 반 후 시카고로 여행 가던 중에 사망하였다.

영향과 발전

펄스의 일화들은 그가 직업적 삶에서 임상적이면서도 창조적인 변혁을 이루어 냈음을 잘 보여 준다. 게슈탈트 치료를 설명하는 데 자주 사용되는 말은 그것이 실존적이고, 경험적이며, 실험적이라는 것이다(Rosenfeld, 1977a). 게슈탈트를 이끄는 이 세 가지 힘은 그의 모든 작업에 스며들어 있다. 특히 의자기법에 가장 영향을 많이 미친 요소들은 극장, 실존주의, 융 심리학이다.

앞서 언급했듯이, 펄스는 극장에 깊은 매력을 느꼈다. 그의 어린 시절 동안 막스 라인하르트의 도이체 극장에 참여한 것 외에도, 그는 뉴욕의 리빙 시어터의 연출가인 줄리언 벡과 주디스 말리나와의 만남을 계속해 왔다. 사이코드라마와 모레노 이야기로 돌아와서, 펄스는 시연(enactment)의 중요성에 대해 강조했다. 짐버로프와 하트먼(Zimberoff & Hartman, 1999)은 "시연은…… 환자가 기분이나 생각을 행동으로 옮기도록 하는 기법이다."(p. 101)라고 기술한 바 있다. 카프(Karp, 2000)는 "차이점은 이야기를 하고 그것을 다시 체험하는 방식이다."라고 말하기도 했다(p. 82).

캘리포니아에서 펄스는 댄서인 애나 핼프린(Anna Halprin)과 깊은 관계를 발전시켜 나갔다. 첫 만남은 그 시대의 풍취와 펄스의 치료적 통찰력에 관한 이야기이다. 핼프린은 그의 워크숍에 참석했고, 수트를 입고 있는 매우 '고지식한' 사람에 대해 강한 반응을 보였다.[3] 표현적이면서도 저돌적인 행동으로, 그녀는 이 남자 앞에서 천천히 그녀의 옷을 벗었고, 그녀가 완전히 나체가 되었을 때 그는 울기 시작했다.

"나는 내가 그렇게 뻔뻔했던 것에 대해 자랑스러웠어요. 내가 모든 옷을 벗고 그 앞에 서 있을 때 펄스는 전혀 놀라지 않았어요. 내가 앉았을 때, 그가 했던 유일한 말은 '다리는 왜 꼬고 계신 거죠?'였고 저는 완전히 기가 죽었지요."(Gaines, 1975, p. 199) 이 일화에서 그녀가 춤을 통해 자유와 창의의 극성을 표현하는 데 반해, 몸은 억압과 수치심의 극성을 말하고 있다는 것을 프리츠가 읽었던 것으로 볼 수 있다. 핼프린은 마음속에서 깊은 공명이 울리는 느낌을 받았다고 전했다(Ross, 2007).

이것은 그들의 깊은 우정의 시작이었다. 그 후에 펄스는 핼프린의 회사 댄서들에게 치료를 진행했고, 몇 차례의 워크숍에서 방이 많은 집에 대한 그녀의 꿈 작업을 진행했다. 그녀는 "그가 누군가를 치료하는 것은 매 순간이 공연 같았습니다. 프리츠는 연극의 연출가가 되는 것을 좋아했어요. 그것을 사랑했죠."라고 이야기했다(Anna Halprin: Gaines, 1975, p. 200에서 인용).

에드워드 로젠펠드(Edward Rosenfeld)와의 인터뷰에서도 로라 펄스(Laura Perls)는 "프리츠는 이 모든 것이 시작되기 전에 이미 연극에 매우 빠져 있었고, 연극 연출가가 되고 싶어 했어요."라고 인정했으며 다시 한번 명백히 밝혔다. 로젠펠드는 의자기법에 연출적인 면이 있다고 말했다. 로라는 "그렇지만 의자기법은 5년이 넘는 전문적 경험에서 나온 것으로, 연극 이상의 것을 포함합니다."라고 덧붙여 말했다(Anna Haliprin: Gaines, 1975a, 연도 미상에서 인용).

의자기법을 이끄는 두 번째 힘은 실존주의이다. 심지어 1951년 발간된 책에서도 환자들이 그들 자신과 그들의 행동에 대해 권위를 가질 수 있게 돕는 것에 대한 '책임감'을 강조했다(Perls, Hefferline, & Goodman, 1951). 이는 변화의 역설적 이론(paradoxical theory of change)에서 말하는 알아차림과 실존적 언어의 사용에서 더욱 명백하게 드러난다(Beisser, 1970).

펄스는 알아차림에 관한 그의 기법의 정수는 세 가지 질문으로 요약될 수 있다고 이야기했다. "무엇을 하고 있습니까?" "무엇을 느끼고 있습니까?" "무엇을 원하고 있습니까?"가 그것이다(Clarkson & Mackewn, 1993, p. 94). '변화의 역설적 이론'은 바이서(Beisser, 1970)가 쓴 논문에서 유명해진 구문이다. 펄스(1969b)는 바이서가 그의 논문에서 자신이 하는 작업의 핵심을 상당수 집어냈다고 인정하였다. 바이서는 심리치료자는 환자를 바꿀 수 없고, 환자들도 스스로를 직접 변화시킬 수 없다는 주장을 펼쳤다. 치유되고 변형되기 위해서는 자신들이 이미 누구인지를 깊이 아는 것이 필수적이라는 것이다. 이것이 펄스가 지속적으로 현재에 초점을 맞추고, 그의 워크숍에서 반복적으로 참여자들에게 그 순간에 생각하고 느낀 것을 말해 보라고 하는 이유이며, 또한 변화가 역설적으로 보이는 이유이기도 하다. 복잡하고 이해하기 어려운 개념이지만 7장에서 심도 있게 다룰 예정이다. 마지막으로, 모든 진료 기록을 살펴볼 때, 거기에서는 환자들에게 '나는 ~를 할 수 없다.'를 '나는 ~를

하지 않을 거다.'로, '나는 ~를 해야만 한다.'를 '나는 ~하기를 원한
다.'로 바꾸도록 도와주는 실존적인 언어 사용에 대해 강하게 강조
한다(Baumgardner, 1975; 10장 참조). 다시 말해, 이것은 한 사람 자
신과 그 삶에 대한 책임감에 관한 것이다.

　마지막으로, 펄스와 융(Jung)의 연관성은 그의 꿈과 양극(polarity)
에 관한 작업에서 잘 드러난다. 펄스는 오토 랑크(Otto Rank)의 작
업을 통해 융의 사상에 대해 처음 알게 된 것으로 보인다.

　　게슈탈트 치료와 관련이 있는 융의 또 다른 이론은 인간 본성에 내재
　　되어 있는 양극성에 대한 이해이다. 그는 아니마와 아니무스 혹은 공공
　　의 페르소나에 대하여 불분명하지만 피할 수 없는 동행인 그림자 등의 개
　　념처럼 원형적 특성에서의 이원성을 묘사한다. 오토 랑크는 융의 양극성
　　에 대한 개념에 영향을 받았고, 펄스는 그의 작업에 흥미를 느낀 것이다
　　(Polster, 1987, p. 314).

　양극에 초점을 맞추는 것에서 더 나아가, 펄스와 융은 다음과
같은 신념을 공유했다. ① 무의식 혹은 억압된 의식이 가지고 있
는 깊은 잠재성, ② 자아에서 의식되는 부분과 알지 못하는 부분을
융합하는 것의 중요성, ③ 이 작업을 수행하는 데 있어 꿈이 가지
는 수단으로의 유용성(Bernstein, 1980; Clarkson & Mackewn, 1993;
Latner, 1973; Polster & Polster, 1973). 이 또한 7장에서 자세히 논의
할 것이다.

펄스 이후의 의자기법

의자기법은 여러모로 게슈탈트 치료에서 골칫거리였다(Polster & Polster, 1973). 『게슈탈트 치료 축어록(Gestalt Therapy Verbatim)』과 그 시기의 다른 작업물들을 읽어 보면, 펄스가 세 가지의 주요 치료적 과업을 융화하기 위해 의자기법을 사용한다는 점은 자명하다. 그것은 알아차림에 집중하고, 해소되지 않은 문제를 해결하는 것, 양극을 통합하는 것이다. 의자기법은 이러한 목적들이 성취되도록 돕는 수단이었으며 펄스에게 있어서는 치료의 수단이었다. 이는 그가 시연의 중요성과 그냥 '이야기하는 것'보다는 실제로 행동하는 것의 중요성을 강조한 이유를 뒷받침한다. 그러나 펄스와 동료들은 이 시기 동안에 개발된 의자작업과 여러 기법이 정작 기존의 정신치료에 내재된 철학 또는 이론을 구현하기 위해 만들어졌음에도 불구하고 그와 분리되지 않을까 매우 염려했다.

그들의 우려에도 불구하고, 의자기법은 과거에도 현재에도 매우 강력하여 결국 내재된 게슈탈트 이론을 가려 버렸다. 1951년에 게슈탈트 이론은 이해하기도 어렵고, 치유와 변화의 다른 이론들과 쉽게 융화되지도 않았다. 게다가 치료자들은 의자작업을 정규적으로 사용하면서 의자기법이 그 자체의 논리가 있다는 것을 깨닫게 되었다.

이 책에서는 '의자기법은 좀 더 넓게 말하면 정신치료처럼 예술이자 과학이다.'라는 주제를 반복적으로 언급한다(Duhl, 1999; Rosenfeld, 1977a). 펄스는 아마 이 점을 완전히 이해하지는 못했을 것이다. 저서에서 그는 치료자들이 즉흥적으로 환자들과 실험을 하는 것에 대한 중요성을 강조했으나, 그것은 펄스와 같은 천재에게나 가능하였을 것이며 우리에게는 비현실적인 도전처럼 보인다.
실제로 그의 죽음 이후에 게슈탈트 치료는 기법적으로 발전한 점
이 없다. 펄스는 예술적 즉흥성에서 연습과 작업의 역할이 무엇인
지 완전히 이해하지 못했는데, 이는 그가 극장과 음악, 예술을 깊이
사랑했던 한 사람이었다는 사실을 생각하면 납득이 가지 않는 일
이다. 아마도 징커(Zinker, 1977)가 이것을 이해하는 데 가장 가깝게
이르렀지만, 그마저도 완전히 이해한 것은 아니다.

　나는 의자기법이 정신치료적 예술의 형태로서 가장 잘 이해된다
고 믿는다(Polster & Polster, 1973; Zinker, 1977). 진정한 깊이와 힘이
완벽히 발현되도록 하려면 연구와 연습이 필요한 방식이다. 음악
의 세계가 적절한 비유가 될 수 있겠다. 예를 들어, 즉흥 연주로 유
명한 음악가들 중에 대다수가 자신의 음악적 아이디어(발상/견해)
를 연습하고 발전시키는 데 많은 시간을 투자한다는 것이다. 콘서
트에서 보이는 놀라운 순간들은 실제로 그들이 많은 시간을 투자
해 준비한 것과 그 순간의 창의적 즉흥성 사이의 변증법에서 생겨
난다. 의자기법은 이런 패러다임으로 가장 쉽게 이해된다(Kellogg,
2009b).

　펄스의 사망 이후 게슈탈트 치료의 방향성과 미래에 대한 갈등
이 있었다. 이 다툼은 동부 게슈탈트와 서부(혹은 캘리포니아) 게슈
탈트 사이의 것으로 굳혀졌다. "서부 게슈탈트 치료는 프리츠 펄
스가 독자적으로 정립시켰다. 반면, 동부 게슈탈트 치료는 로라 펄
스, 엘리엇 샤피로, 폴 굿맨 그리고 뉴욕과 클리블랜드에서 활동한
초기 회원들의 상호적이고 사회적인 공동체의 이해를 반영한다."
(Naranjo, 1973, pp. 214-215) 이 동부 이론가들과 치료자들은 계속
적으로 1951년에 발간된 책을 중심으로 치료를 진행했다. 대체로

그들은 사이코드라마적인 개입의 사용을 거부했고, 만약 그들이 그것을 사용하면 캘리포니아에서 했던 것만큼 중점적인 역할을 맡지 않았다. 이런 관점을 가지고, 이시도어 프롬(Isidor From, 1984)은 "사이코드라마는 게슈탈트 치료와 같은 것이 아니다."(p. 9)라고 서술했다.

한편으로는 워크숍에 참여했거나 다른 수련 과정에서 펄스를 알게 되어, 그의 작업을 모델 삼아 작업하고 직면적 치료 방식에 대한 중요성을 인식한 심리치료자들도 있었다. 비평가들은 이들에 대해 펄스의 치료 스타일과 그의 치료의 핵심을 혼동하고 있다고 말했는데, 이는 타당한 평가였다. 그들은 또한 펄스라는 뛰어난 직관과 관찰 능력을 가진 사람이 평생의 임상 경험을 기반으로 의자기법을 진행했다는 점을 지적했다(Clarkson & Mackewn, 1993). 펄스의 작업이 쉽게 재현될 수 없다는 점은 확실해 보인다.

결국 그의 에살렌 시절의 치료를 옹호하는 임상적 경험이 많은 치료자들은 그것이 이전의 1951년 치료 모델보다 진일보한 것이라 믿었다. "그러나 우리 대부분이 프리츠의 캘리포니아에서의 시간이 그의 가장 원숙한 시절이라고 믿기 때문에 위엄 있게 '캘리포니아 게슈탈트'라고도 말할 수 있겠다……."(Naranjo, 1993, p. xix) 나는 펄스가 사실상 제2의 게슈탈트 치료를 만들어 냈다고 믿는다. '1969' 모델[4]은 많이 다르면서도 사이코드라마에 뿌리를 깊게 두고 있어서 '1951' 모델과는 비슷한 점이 거의 없고(Kellogg, 2009b), 이는 그의 이념과 기법을 한 가지 일관성 있는 모델에 담으려는 통합적 시도는 이루어지기 어렵다는 것을 의미한다. 다만, 이 두 가지 치료법이 광범위하게 도입된다면 펄스가 보여 준 천재적 창의성을 치료자들이 계속 경험하는 데 도움이 될 수 있다.

엄밀히 말하면, 1951년의 책에 머물러 있던 사람들 또한 변화하고, 발전하고, 성장하는 과정에 있었다. "욘테프(Yontef, 1991)는 심지어 1960년대에도 게슈탈트의 두 가지 대조적인 치료 방식이 이미 개발 중이었다고 주장했는데, 하나는 연극적이며 카타르시스를 강조하는 방식이었고, 또 다른 하나는 일대일로 굉장한 노력을 들여 대화하고 탐색해 나가는 방식이었다."(Clarkson & Mackewn, 1993, p. 136) 캘리포니아 모델에서 멀어지기로 한 것은 펄스 자신에 대한 그리고 자신의 업적에 대한 반응이었다. 이러한 상황과 맞물려서 1951년에 발간된 책을 전반적으로 옹호하면서 게슈탈트 치료를 고안하는 데 폴 굿맨과 로라 펄스가 더 중점적 역할을 맡았다는 의견도 있었다(Naranjo, 1993). 비극적인 것은 에살렌 시절의 창조적인 열정의 대다수는 사라지고, 이 과정에서 펄스와 게슈탈트 치료의 상징과도 같은 의자기법이 버려졌다는 것이다.

펄스 이후의 의자기법 ‖

게슈탈트의 세계에서 의자기법을 버린 것은 오늘날까지 이어지고 있다. 이 기법에 대해서는 주요 논문에서도 다루고 있지 않다(즉, Woldt & Toman, 2005; Yontef & Jacobs, 2013). 그럼에도 불구하고 의자기법은 살아 있는데, 펄스에게 직접 전수받고 이를 실제로 작업에 사용했던 치료자들의 손에 의해 그리고 앞으로 논의에 나올 많은 통합주의자에 의해 보존되고 있다. 최초의 통합주의자로는 로버트 굴딩(Robert Goulding)과 메리 굴딩(Mary Goulding)을 들 수 있다. 이들은 에릭 번의 학생으로 학생 시절 펄스와 친분을 맺었으며, 의자기법과 심상기법을 교류분석과 함께 통합하고자 하는 시도를 하

였다. 재결정치료(redecision therapy; Goulding & Goulding, 1997)라
고 명명했던 이 접근법은 아동기의 고난과 외상이 향후 나타나는
문제의 근원이 되는 역할을 한다는 것에 집중했다.

레슬리 그린버그(Leslie Greenberg)는 처음에는 과정경험치료
(process-experiential therapy; Greenberg, Rice, & Elliott, 1993)에서 그
후에는 정서중심치료(emotion-focused therapy; Watson, Goldman,
& Greenberg, 2007)에서 선도적 역할을 한, 의자기법 대화의 전문가
였다. 레슬리식 정서중심치료는 환자중심(client-centered; Rogers,
1986), 집중(focusing; Gendline, 1984), 게슈탈트 치료(Perls, 1992)
를 포함한 상당수의 인본주의 치료를 통합한 것이었다. 의자기법
은 레슬리의 치료에서 핵심적인 요소이다. 그는 연구에서 과거
의 상처와 내적 갈등의 해결을 촉진하는 의자기법의 힘에 대한 경
험적 논거를 제시했다(Greenberg, 1979; Paivio & Greenberg, 1995;
Greenberg & Malcom, 2002; Greenberg, Warwar & Malcom, 2008). 의
자기법을 정신치료적 치유와 변화의 수단으로 생각했던 다른 치
료자들은 그의 작업을 기준으로 삼았다(Shahar et al., 2014; Sicoli &
Hallberg, 1998; Trachsel, Ferrari, & Holtforth, 2012).

인지치료자들과 인지행동치료자들 또한 의자기법에 빠져들었
다. 여기에는 체험적 작업을 인지행동치료에 더 효과적으로 적
용할 수 있는 흥미로운 개념적 연결고리가 있다. 펄스가 그 첫 번
째 것을 제시했다. 그가 쓴 글에서 "프로이트의 중요한 발견 중 하
나는—비록 후속 연구도 이루어지지 않았고 잊힌 것으로 보이지
만—그가 남긴 'Denkin is Probearbiet', 즉 생각이라는 것은 실험적
작업이라는 것이다. 나는 이것을 '생각이라는 것은 예행연습을 하
는 것이다.'라고 다르게 표현했다. 생각은 당신이 사회에서 행해야

하는 역할에 대하여 환상 속에서 예행연습을 하는 것이다."라고 말했다(Perls, 1970, p. 16). 이러한 통찰력은 생각을 사이코드라마적 방식으로 대할 수 있다는 가능성을 확실히 열어 주었다. 생각을 예행연습의 한 형태로 이해할 수 있기 때문이다.

같은 맥락에서 이성적 · 정서적 행동치료(Rational-Emotive Behavior Therapy: REBT) 기반을 가진 비숍(Bishop, 2000)은 생각을 '목소리'로 이해할 수 있다고 기술했다. 이것은 이제 비적응적 사고와 기능적 사고 패턴에서 대화가 가능해졌기 때문에 인지 재구조화에 도움이 될 수 있는 또 다른 가교적 아이디어이다.

벡(Beck)과 동료들은 불안을 치유하기 위해 의자기법을 사용한 사례에 대해 서술했고(Beck, Emery, & Greenberg, 1985), 에드워즈(Edwards, 1989, 1990)는 심상과 대화 작업이 인지 재구성의 형태라는 명백한 논거를 제시하기도 했다. 한편, 마빈 골드프리드(Marvin Goldfried, 1988, 2003)는 그의 인지행동치료 작업에서 대화 기법을 통합하기도 했다. 인지 재구성이 각성 상태에서 더 잘 일어날 것이라는 생각을 바탕으로 치료를 해 온 그는 체험적인 기법이 더 높은 수준의 신경생물학적 활성화로 이끌 수 있을 것이며, 이것은 결국 가정과 스키마의 치료적인 변화를 촉진시킬 것이라고 이야기했다. 이러한 통합을 위해 씨름하는 다른 치료자들로는 안코프(Arnkoff, 1981)와 라자루스(Lazarus & Messer, 1991)도 있다. 또한 그들의 노력은 인지행동치료자들에게 환자들이 논리적으로는 이해하지만 느끼지 못하는 전형적인 현상을 해결하는 데 도움을 주었다.

마지막으로, 제프리 영(Jeffrey Young)과 스키마 치료를 이용한 그의 치료가 있다(Young, Weishaar, & Klasko, 2003). 스키마 치료는 경계성 인격장애 환자의 치료에 경험적으로 입증된 치료이며

(Gisen-Bloo et al., 2006), 일반적으로 '어려운' 사례의 인격장애 치료에 사용된다. 스키마 치료는 인지적 · 행동적 · 정신역동적 및 게슈탈트 치료적 요소가 결합되어 있으며, 인지 재구성, 외상적 경험들에 대한 재처리, 내부 힘의 균형 또는 재균형 등을 위한 여러 대화적 기법을 통합한다(Kellogg, 2009a).

의자기법 패러다임 안에 포함된 대화 기법들의 사용 가능성은 무궁무진하다. 제르카 모레노(Zerka Moreno, 2008)는 "보통 과거의 외상을 다루지만, 과거뿐만 아니라 현재의 문제와 미래에 대한 기대와도 관련이 있다. 삶의 예행연습을 하는 것처럼 필요한 변화를 이루어 나가는 것이다. 역할 연기는 동물, 영혼, 망상과 환청, 몸의 일부분, 생각, 시야 등의 형태로도 행해진다……."(p. ix)라고 말했다.

대화적 치료 기법의 분류

게슈탈트 치료에 대한 고전적 논문을 보면 '빈 의자'와 '두 의자' 대화가 자주 언급된다. 제르카 모레노(Personal Commmunication, 2009. 6. 3.)에 따르면, 제이콥 모레노는 그것을 보조 의자(auxiliary chair)라고 칭했고, 로즈마리 리펫(Rosemary Lippet, 1958)은 보조 의자를 주제로 논문을 저술하였다. 그는 그 후에 빈 의자(empty chair)라는 명칭을 추가하여 이미 고인이 된 대상과 대화 기법을 사용할 수 있도록 했다. 결국 '두 의자'와 '빈 의자'라는 용어는 기초적 대화 패러다임을 설명하는 데 사용되었다. 두 의자는 다른 사람들과의 만남을 진행하고 빈 의자는 자신의 여러 면모 간의 대화를 진행하는 것을 말한다. 하지만 나의 생각으로는 의자의 본질에 의미를 두고 이러한 대화를 개념화하기보다는 치료자가 외적 대화와 내적 대화로 분류하는 용도로 사용하는 것이 더 도움이 된다고 본다(Daniels, 2005; Kellogg, 2004). 이러한 것은 ① 자신의 외부에 있는 어떤 힘과 이야기하는 것과 ② 내적인 힘을 발달시키고, 조절하고, 통합하는 것을 각각 포함하는 것이다.

실제로 의자기법의 만남(encounter)이 순수한 경우는 거의 없다. 예를 들어, 만약 내가 건너편 의자에 있는 '누군가'에게 그들의 공격적인 행동에 대해 이야기한다면, 나는 우리의 관계에 대해 그리고 나의 내적인 경험에 대해 이야기하고 있는 것이다. 그럼에도 불구하고 이것은 상당히 외적인 대화로 보일 수 있다. 내가 만약 결정 저울(decisional balance) 기법을 사용하여 결혼을 하고 싶어 하는 내면의 일부와 원하지 않는 일부를 구현한다면 나는 주로 내적 대화를 하고 있는 것이다. 하지만 **통합적 대화**도 가능하다. 한 대상에서 시작하여 다른 대상으로 옮겨 가는 것을 수반하는 상황들이다. 예를 들어, 어떤 워크숍에서 한 치료자가 결혼을 계속 유지할 것인지에 대해 고민하는 한 여성에게 시연을 했다. 먼저, 그녀는 결혼을 유지하기를 원하는 그녀의 부분과 떠나기를 원하는 부분 사이의 내적 대화를 나누었다. 그 후에 우리는 의자의 위치를 재조정하고, 그녀는 남편에게 자신의 기분에 대해 이야기를 했다. 그리고 의자와 역할들을 바꾸어 남편의 입장에서 이야기를 해 보고 그의 정서적 세계에 접근해 보았다. 두 입장을 오가며 치료를 한 후에 우리는 그 대화에 대한 간단한 정리로 치료를 마무리했다. 즉, 어떤 감정이 일어났는지, 현재 어떤 감정을 느끼고 있는지, 그다음에 어떤 것을 하기 원하는지 살펴보았다. 이런 방식으로, 이 기법은 정신적 실제의 여러 측면을 아우르고 통합하였다.

또 다른 중요한 갈래는 진단적(diagnostic) 대화와 변형적 (transformational) 대화 사이에 있다. 많은 사례 보고는 **변형적 대화**라고 불리는 것에 초점을 맞춘다. 즉, 외상적 경험이 훈습되고 내부의 갈등이 창의적인 방법으로 해소된 경우의 만남을 말한다. 이것은 강력하면서도 경이로운 순간들이며, 치료자들이 그러한 것들을 공유하고 싶어 하는 것은 당연하다. 그러나 일상적인 치료에서 진단적이라고 부를 만한 대화를 하는 경우가 적지는 않다. 여기서 드러나는 것들은 더 명확한 역학 혹은 극성이다. 즉, 그 양상들이 더 명확히 기술될수록 내부의 긴장과 어떤 환자가 '옴짝달싹' 못하고 있는지를 더 선명하게 알 수 있으며, 판단 능력과 마비되고 억압되는 것에 대한 두려움이 드러난다. 예를 들어, 안코프(1981)는 일과 학업 사이에서 선택을 해야 하는 문제로 힘들어하는 한 환자의 사례를 기술했다. 이 문제를 해결하기 위해서 그들은 의자기법 대화를 사용했다. 마지막에 그가 결정을 내리지 못하였음에도 불구하고, "그 갈등의 의미를 명료화하고 발전시키는 데 진전이 있었음이 명백했다."(p. 215) 이 모든 것이 그 문제에 관하여 중요한 이해를 제공하였고, 아마도 다음 단계로 가기 위한 통찰도 주었을 것이다. 이런 식의 대화는 매우 가치 있으며, 문제가 해소되고 재구성되도록 이끄는 더 극적인 대화와 동등한 위상을 가지고 있다고 봐야 한다.

치료적 입장

의자기법에 대한 두 번째 논의는 치료자의 치료적 입장에 대한 것이다. 체험적 치료와 인지행동치료 사이에 차이점을 살펴보았던 한 중요한 단락에서 그린버그, 사프란과 라이스(Greenberg, Safran, & Rice, 1989)는 정신치료의 개선과 촉진에 대해서 기술했다. 그들은 체험적 치료가 **촉진하는** 역할을 한다고 표현했다. 체험적 치료의 목적은 환자의 끝내지 못한 문제나 치유와 변화에 중요한 부분들이 내면에서부터 드러나서 환자가 알아차릴 수 있도록 돕는 것이다.[5] 그리고 인지행동치료는 수정하는 역할을 한다고 이야기했다. 여기에서 인지행동치료자는 능동적으로 환자의 내부 세계에서의 변화를 추구한다. **촉진적** 접근법과 **수정적** 접근법 간의 차이는 치료자의 역할에 대한 완전히 다른 시각을 나타낸다. 그린월드(1976)는 게슈탈트적 입장에서 정신치료자의 역할을 다음과 같이 기술하였다.

> 치료자는 자신이 환자에게 권위적인 존재가 되는 것을 거부한다. 치료자는 환자를 이끌려고 하거나 지침을 주거나 조언을 주거나 혹은 어떤 방식으로든 환자의 자기결정권에 영향을 주는 행위를 하지 않는다. 그보다 치료자가 갖추어야 할 것은 환자가 자신에게 가장 필요한 것과 어떻게 그것을 얻을 수 있는지에 대해 가장 잘 알고 있다는 태도이다. 환자가 난관에 부딪힐 때도 스스로가 그 어느 누구보다 최적의 해결책을 찾을 수 있다는 태도이다(p. 278).

이 관점은 치료자가 더욱 적극적인 역할을 하는 것으로 보는 굴딩과 굴딩(1997)의 의견에 극명한 대조를 이루는 것이다. "재결정 치료에서 환자는 배우이고, 각본은 성공적인 마무리를 위해 세심하게 짜여 있다. …… 치료자는 그 연극의 연출가로 몇 개의 대사를 쓰기도 하고 해설자의 역할을 하기도 한다. …… 우리는 비극을 원치 않는다. 즉, 우리는 행복한 마무리에 관심이 있다."(pp. 177-178)

초기의 구절에서 굴딩과 굴딩(1997)은 "우리는 환자가 자신이 희생자라는 생각에서 벗어날 수 있도록 하려면 무엇이 필요한지에 모든 중점을 두었다."(p. 168)라고 말하며 치료의 목표를 명확하게 기술했다(Kellogg, 2004, p. 312).

현대의 의자기법에서는 이 두 가지 관점 중 하나를 고르는 것이 중요하지 않다. 두 관점 모두가 임상적으로 적절히 활용될 수 있기 때문이다. 슬픔, 외상, 인지 재구성 등의 상황에서는 수정적 접근법이 더 효과적일 수 있다. 다른 양상의 분쟁 상황의 경우(예: 관계상 우위가 확실하지 않은 직장 내의 대인관계) 또는 꿈을 대상으로 하는 투사적인 작업이나 치료자가 스키마나 인지기법 중 무엇이 환자에게 도움이 될지 결정하기 어려운 상황에서는 환자 내면의 다른 면들을 초대하여 목소리를 들어 보는 것도 좋은 방법이 될 수 있다. 펄스는 환자 자신의 다른 자아들이 서로 만날 때 어떤 창의적인 해결 방법이 떠오를 것이라고 믿었다.

정서와 인지

또 다른 쟁점은 치료에서의 정서와 인지 간 균형이다. 1960년대와 1970년대 초의 서부 게슈탈트 문화와 전반적인 참만남 운동(encounter movement; Schutz, 1972)에서는 감정 그리고 심지어는 카타르시스적인 표현도 크게 강조했다. 라트너(Latner, 1973)는 "감정은 우리 경험들이 가진 의미이다. 게슈탈트 치료는 강렬한 감정들을 경험하고 표현하도록 하는데, 이것은 감정이야말로 우리의 존재를 이해하게 하고, 만족할 수 있게 만들기 때문이다. 내면의 모든 면모를 포용하고 실행 가능한 해결책을 모색하려면 감정을 느끼는 것이 선행되어야 한다."(p. 173)라고 견지하였다. 오래된 것은 던져 버리고 새로운 것의 창조를 강조하며, 억압과 규제를 넘어선 자유를 선호했던 당시의 시대상을 반영해 봤을 때 이것은 충분히 이해 가능한 논지이다. 분명히 깊은 감정적 표현의 경험은 지금도 여전히 일부 환자의 치유를 돕고 있다. 하지만 모든 환자에게서 깊고 지속적인 변화를 이끌어 내기에는 부족하다.

굴딩과 굴딩(1997)은 심지어 1960년대와 1970년대에도 경험적 기법이 인지적 토대와 틀에 기반을 두어야 한다고 강조했다. 대부분의 환자는 경험이 그 자체만으로도 큰 의미가 있다. 이전에 논의 되었던 결정 지향적 의자기법(decision-oriented chair work)에서 안 코프는 정서적인 면에만 초점을 맞추는 것처럼 보였을 수 있는 인지기법의 중요성에 대해 역설했다. "감정과 인지를 인위적으로 분리하는 것은 신념과 가정의 복잡한 연결망을 발견하지 못하게 됨을 의미한다."(Arnkoff, 1981, p. 216)

영은 그의 스키마 치료 작업에서 의자기법을 크게 두 가지로 제시했다. 그는 고착화되고 부적응적인 스키마를 건강한 스키마로 바꾸기 위해서는 대화가 가장 좋은 인지적 개입이라고 여겼다. 그가 학대 상황을 재구성할 때에는 정서중심 기법으로 보았다 (Rafaeli, Bernstein, & Young, 2010; Young et al., 2003). 그린버그, 사프란과 라이스(1989)는 인지와 정서의 융합된 형태에 초점을 맞추었다. 그 결과, "정서가 실린 평가(affect-laden appraisals)"와 "의미가 실린 느낌(meaning-laden feelings)"을 이야기하게 되었다(p. 172). 이는 인지 재구조화가 정서를 변화시키는 것뿐만 아니라 정서적인 경험도 인지를 변화시킬 수 있다는 것을 의미한다.

대부분의 현대 정신치료자는 의자기법을 정서적 요소와 인지적 요소를 결합하는 형태의 치료로 이해한다. 경우에 따라서 언어적 부분이 가장 중요할 수도 있으나, 어떤 때는 정서적인 양상들이 중요시되며, 한편으로 이 두 가지의 융합된 형태가 중요시될 수 있다. 랜디(2008)는 정서와 인지 사이의 관계 그리고 정서의 표현과 정서의 구조적 억제를 중점적으로 연구하였다. 균형을 위한 이런 탐색 작업을 우리는 **심미적 거리**(aesthetic distance)라고 하는데, 이것은 "기분과 사고, 경험과 반영 사이의 최적의 균형"(p. 203)을 의미한다. 연극치료에서 랜디는 환자가 스토리를 이야기하고, 그것의 시연을 통해 환자들이 자신의 고통과 마주하게 한다. "그 문제를 나에게 말한다기보다는 이것을 하나의 이야기라고 생각하고 그 제목을 붙여 볼까요? …… 이야기를 어떤 식으로 풀어 가도 되지만, 약간의 동화적 요소를 추가해 봅시다. '옛날 옛적에~'로 시작해 보시겠어요?"(p. 116)

의자기법을 이용한 대화는 이러한 이야기에서 발현된다. 이 대화로 인해 환자는 감정을 강력하게 표현할 수 있게 되고, 동시에 역할을 통해 감정을 다스릴 수 있게 된다. 간단히 말해서, 그들은 강력하게 무언가를 이야기하고 있지만 자신이 아닌 다른 누군가를 위해 그것을 이야기하는 것이다.

랜디의 치료법은 1960년대의 일부 게슈탈트 치료자가 사용하는 고도의 정서적 치료와는 대조적인 양상을 보였지만, 나는 여기에 정답은 없으며 중간에만 머물러 있는 것도 언제나 좋은 것은 아니라고 생각한다. 매우 지적인 환자들에게는 정서에 더욱 중심을 두고, 매우 감정적인 환자들에게는 인지 중심의 대화를 하는 것이 도움이 될 수 있다. 매우 취약한 환자들에게는 간단하고 낮은 강도의 만남으로 시작하는 것이 좋다. 그리고 마지막으로 매우 힘든 문제들을 다루고 있는 환자들에게는 연극치료를 진행하되, 환자를 실제 경험으로부터 떨어뜨려 놓는 것이 유용할지도 모른다. 치료가 진행되고 환자들의 변화가 시작되면 다른 정서적/인지적 방법들이 더 적절할 수도 있다. 어느 쪽이든 우리가 이와 같은 많은 선택지를 가지고 있는 것은 분명히 유용한 일이다.

개요

앞으로 서술할 장에서 나의 목표는 의자기법의 사용을 통해 만들어 낼 수 있는 변화와 치유의 수많은 임상적인 기회에 대해 단계적으로 소개하는 것이다. 이미 적혀진 대본을 읽든 글로 풀었든 간에 대화 기법은 게슈탈트 치료에서 오랜 전통이었다. 펄스는 처음으로 자신의 작업 전반을 촬영하고 공유하기 시작했던 치료자 중 한 명이었다. 『게슈탈트 치료 축어록』(Perls, 1992), 『게슈탈트 접근법과 치료의 목격자』(Perls, 1973) 그리고 『프리츠의 유산(Legacy From Frtiz)』(Perls, 1975a)은 그의 치료과정에 대한 방대한 전사작업이 담겨 있다. 파슨스(Passons, 1975)가 쓴 『상담의 게슈탈트적 접근(Gestalt Approach in Counseling)』은 다양한 게슈탈트 기법과 많은 치료적 개입의 예시 대본을 담고 있다. 사실 이 책은 내가 대본을 쓰는 데 있어 중요한 영향을 미쳤다.

외적 요인들과의 만남에서 시작하여, 슬픔, 상실, 끝내지 못한 일에 대한 문제들을 2장에서 살펴볼 것이다. 계속해서 3장에서는 외상과 고통스러운 관계들을 치료하는 세부적인 전략을 살펴본다. 또한 어려운 환자들에 대해 역전이적 감정을 통해 치료를 진행하

는 것에 대한 연습을 포함하고 있다. 4장은 행동적 전통을 이야기
하고, 자기주장과 행동시연을 하는 작업을 통해 치료적 역량을 키
우는 데 초점을 맞출 것이다.

5장에서는 완전히 내적인 대화들로 초점을 옮긴다. 이 장에서 다
중성, 내적 갈등, 의사 결정과 같은 핵심적인 개념들을 살펴본다.
6장에서는 특히 내부 비판에 대한 내용과 자기혐오, 자해, 과도하
게 높은 기준 등을 다루기 위한 많은 전략에 초점을 맞춘다. 여기
서는 또한 자기친절(self-kindness)과 자기연민(self-compassion)에
대한 네프(Neff, 2011)의 중요한 치료 사례를 포함한다. 7장에서는
펄스가 1960년대에 극성(polarities)을 이용했던 뛰어난 치료 작업
을 살펴본다. 이 모델과 현대 정신치료 작업의 연관성 또한 살펴볼
것이다.

8장에서는 중독장애에서 의자기법 패러다임의 사용에 대해 알
아본다. 여기서 의자기법은 약물과 알코올 문제들의 현대적 치료
방식의 발달에 깊게 뿌리를 내리고 있다. 이 장에서는 동기 대화
(motivational dialogue)와 환자의 관계를 보는 눈과 환자가 선택하
는 물질과의 관계를 모두 살펴본다. 앞서 언급한 모델들과 주제들
을 토대로, 9장에서는 여성인권주의자 치료, 내면화된 억압, 신체
적 염려와 질병, 정신병적 장애의 네 가지 다른 임상 영역에서 의자
기법의 사용을 간략하게 소개한다.

10장에서는 환자를 치료하는 데 있어 어떻게 힘과 깊이를 더할
수 있을지에 대한 탐구에 대해 결론을 내린다. 다양한 대화 기법을
통해 사용되어 온 심도 깊은 기법들을 정식으로 소개할 것이다. 이
장은 또한 치료적 위치들에 대한 탐구, 저항하는 환자들을 치료하
는 방법과 의자를 위치시키는 것에 대한 묘사 등을 포함한다. 의자

기법의 예술은 앞서 언급된 기법들과 개입의 신중한 사용이 있어
야 가능하며, 이와 동시에 임상적 시연을 설명하는 기본적 대화 구
조가 과학적이어야 한다. 이러한 것들을 통합하면 정신치료자들은
환자를 효과적으로 치유하고 변화하도록 돕는 데 필요한 도구들을
갖추게 될 것이다.

NOTES

1　이 환자의 비밀 보장을 위하여 환자의 사례에 대한 세부 사항들과 이
　　책에 실린 다른 환자들의 정보는 일부 변경 및 수정되었다.

2　달리 언급된 경우를 제외하면, 이 전기적인 이야기는 셰퍼드(Shepard,
　　1972)의 책에서 나온 것이다.

3　이 '남자'는 후에 심리학자인 존 앤라이트(John Enright) 박사로 밝혀졌
　　는데, 그는 또한 유명한 게슈탈트 치료자가 되었다(Shepard, 1975).

4　나는 이것을 '1969 모델'이라 부르는데, 그해가 『게슈탈트 치료 축어록』
　　이 처음 출간된 해이며, 이 책이 에살렌에서 이루어진 펄스의 작업의
　　정신을 대부분 담고 있기 때문이다.

5　이 부분은 켈로그(Kellogg, 2004)의 저술에서 인용하였으며, 허가를 받
　　고 사용되었다.

2장 / 외적 대화: 슬픔, 상실 그리고 끝내지 못한 일

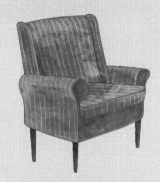
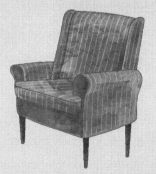

환자들은 다양한 문제를 가지고 치료에 임한다. 치료는 과거(외상, 상실감), 현재(우울, 불안) 혹은 미래(실존주의적 선택, 새로운 삶의 탄생)에 집중되어야 할 수도 있으며(Dayton, 2005), 만남과 재연이 기본적으로 내적일 수도 있고 외적일 수도 있으며 둘 다 해당될 수도 있다(Kellogg, 2004). 외적인 대화부터 이야기하자면 일단 비탄에 관해 이야기해 보고자 한다. 이어지는 장들에서는 외상 해결하기, 문제적 관계의 역동 바꾸기, 자기주장하기의 세 가지 외적 대화 구조를 살펴볼 것이다.

외적 대화의 필수적인 부분은 **역할 바꾸기**(role-reversal)로 알려진 접근법의 사용이다. 역할 바꾸기는 사이코드라마에서 핵심적 기법으로(Dayton, 1994, 2005; Moreno, 2012), 마치 내가 그 상황에 있었다면 어떻게 행동했을지 공감하는 마음으로 다른 사람의 역할을 자신이 해 보는 것이다. 이런 과정을 통해 환자는 다른 사람에 대한 연민과 해결의 경험과 치유의 경험을 할 수 있다.

끝내지 못한 일

끝내지 못한 일을 해결하는 것은 펄스의 작업에서 중추적 역할을 한다. 간단히 말하자면, 그것은 "어떤 대상에게 표현되지 않고 통합되지 않은 생각, 감정" 또는 상황을 전면에 내세우는 것이다(Applebaum, 1993, p. 491). 명백히, 앞서 언급한 것들은 인간이라면 모두 느낄 수 있는 공통적 경험이다. 하지만 문제는 특정 상황에 정서적 에너지가 너무 많이 매여 있어 개인의 성장을 방해하는 것이다.

치료에서 이러한 해결되지 못한 기억들은 재조명되고 해결될 수있다. 펄스는 "이런 기억들을 환상 속에서 반복적으로 재경험하여끝내기를 시작할 수 있다. 당신이 고통스러운 기억을 재경험할 때마다 더욱 자세한 부분들을 드러낼 수 있을 것이고, 그것들이 가지고 있는 차단된 정서를 알아차림으로써 감내할 수 있게 될 것이다."라고 말했다(Perls et al., 1951, pp. 102-103).

상실과 비탄

상실과 비탄은 인간의 삶에서 고통스럽고 피할 수 없는 부분들이다. 종종 이러한 경험들은 충분히 애도되거나 분출되기도 하지만, 때로는 그러지 못해 어떤 사람들은 과거의 짐을 짊어진 채로살아간다. 환자들은 과거에 사랑했던 사람 혹은 이혼이나 성장을하며 마무리된 관계 또는 죽은 이에게 작별을 고해야 할 때가 있다. 사랑하는 사람에 대한 상실의 비통함을 회상하며 벨 훅스(bell hooks)는 "나는 비통함에 압도되어 있었다. …… 엄청난 고통의 바다가 나의 마음과 영혼을 쓸어가 버리는 것 같았다. …… 내 머릿속에서는 그와 나누었던 사랑의 의미에 대해 상상으로 대화를 하기도 했다."라고 기술했다(hooks, 2000, pp. xv-xvi). 여기서 놀라운 점은 그녀가 자연스럽게 대화 기법 치료의 형태로 대화를 하고 있었다는 것이다.

사람들은 또한 이민이나 이주, 하고 싶었던 일, 성취하기 어려운꿈 등에서 오는 상실감에 대해 애도해야 할 때가 있다(Goulding &

Goulding, 1997). 예를 들어, 한 남자가 직장 문제로 캘리포니아에서 뉴욕으로 왔다. 원래의 계획은 몇 년간 머물렀다가 다시 서부로 돌아가는 것이었지만, 시간이 지나면서 그는 서부로 돌아가지도 못하고 뉴욕에서의 삶에 완전히 적응하지도 못하게 되었다. 이 딜레마를 해결하기 위해 그는 이 슬픔에 대한 치료를 하고자 했고, 치료에서 '캘리포니아'를 한 의자에 앉히고는 그의 고향 집에 마지막으로 작별을 고하고, 뉴욕을 그의 새로운 고향으로 단언하며 이야기하는 대화를 했다. 또 비슷한 경우로, 의사가 되고 싶었던 대학생이 그 공부가 너무 힘들거나 원래는 그다지 의학에 흥미를 느끼지 않았다는 것을 깨닫게 될지도 모른다. 이러한 경우의 치료에는 오랜 시간 동안 자기 자신의 일부를 규정지었던 이런 꿈을 놓아주고 애도하는 것을 포함할 수 있다.

토빈(Tobin, 1976)은 환자들이 온전한 애도를 할 수 있게 도와주기 위해서 의자를 사용하는 고전적인 게슈탈트 접근의 개요를 서술했다. 환자는 우선 그들의 반대편에 있는 '빈 의자'에 그 자리에는 있지 않은 사람을 상상하도록 안내받는다. 더 심도 있는 경험을 위해 환자에게 그 사람의 용모(나이, 생김새, 기분 상태, 표현의 특징 등)를 묘사하도록 요청한다. 그리고 환자들이 그들을 '보았을' 때, 그들이 정서적으로 경험하고 있는 것들을 명확하게 이야기하게 한다.

게슈탈트 치료는 모든 것에 목소리를 부여하고, 양극의 것들을 통합하는 것을 강조한다. 이것은 환자들이 자발적으로 감정의 순환(cycle of emotions)을 경험하도록 독려하는 것이다. 즉, 그들이 그 자리에 없는 사람에게 사랑, 분노, 슬픔 그리고 적절한 정도의 두려움을 표현하게 하는 것이다. 환자의 현 상태에서 시작하는 것은 게슈탈트적 접근법 중 하나이다. 다시 말해, 그것은 환자가 가장 확실한 정서 상태를 표현하는 것에서 대화를 시작하는 것이다. '화'의 감정이라면 '화'에서부터 시작하고, '사랑'이라면 '사랑'에 대한 표현으로 시작하는 것이다(Tobin, 1976).

환자가 조금 더 효율적으로 감정을 표현하기 위해 치료자는 환자 자신의 정서를 강력하고 단호하게 표현하도록 도울 필요가 있다. 의자 위에 과거의 기억을 떠올리거나 사람 또는 장소를 기억하기 위한 사진이나 기념품 등을 두는 것은 좋은 방법이 될 수 있다. 때로 문화적 또는 준문화적 기준에 어긋나더라도 치료자는 환자가 자신의 분노나 실망감을 공유해도 좋다고 허용할 필요도 있다. 한 가지 방법으로 '부정적인' 감정의 표현이 치유를 돕고 궁극적으로 망자에 대한 더 깊은 사랑으로 이끌 수 있다는 점을 환자에게 알려주어서 치료 과정을 더 윤활하게 진행할 수 있다(Neimeyer, 2012).

환자는 망자 또는 실종된 사람의 입장에서 말하거나 역할 바꾸기를 하지 않을 수도 있으며 그럴 필요성이 없을 수도 있다. 하지만 망자의 관점에서 말해 보기 또는 역할 바꾸기는 예상하지 못한 관념, 믿음, 관점 등을 일으킬 수 있기 때문에 분명히 도움이 될 수 있다. 예를 들어, 코위찬 호수에 있는 펄스의 키부츠에서 한 어머니가 자신의 죽은 아이에 대한 치료를 받았다. 아이는 심장 문제가 있었고 부부는 의사의 조언에 따라 아이가 한 살이 되던 해에 수술을 결심했다. 그러나 수술이 실패해서 아이는 죽고 말았다. 이 여성은 16여 년 동안 죄책감과 우울감 속에서 살았다.

치료자는 어머니에게 반대편 의자에 아이가 있다고 상상하며 그녀의 죄책감, 사랑, 우울감 등의 감정을 이야기하도록 했다. 감정 표현을 마친 후에 어머니는 역할을 바꾸어 아이의 역할을 맡았다. 아이는 자기도 온전한 삶을 원했지만 자기가 부모였더라도 위험을 감수하고 수술하는 결정을 내렸을 것이라고 말하였다. 그리고 어머니는 원래 자신의 의자로 돌아왔다. 아이의 입장에서 그녀는 ① 그녀가 아이에게 끔찍한 일을 한 것이 아니라는 것을 이해했고, ② 아이에게 이별 고하기를 시작할 수 있었다(Stevens, 1970).

이 사례는 역할 바꾸기의 좋은 예이다. 아이를 연기할 때, 어머니는 아이의 입장이 될 수 있었고, 스스로는 할 수 없었을 방식으로 아이의 죽음을 이해할 수 있었다. 이 사례는 변형적 대화(transformative dialogue)의 예라고도 할 수 있다. 이 환자는 한 회기만에 15여 년이 넘는 시간 동안 갇혀 있던 고통에서 벗어나 자신을 재조직화할 수 있었다. 추후 더 진행해야 할 치료가 있냐고 묻는다면? 당연히 있다. 의자기법은 기적이 아니며, 치료자와의 공감 있는 대화를 중요하지 않다고 보는 것도 아니다. 그럼에도 여기서 무엇인가 굉장히 특별한 일이 일어났고, 여기 참여한 여성도, 이를 지켜보는 사람들도 깊은 감명을 받았다(Stevens, 1970).

실제 임상에서 상실을 극복하는 것은 한 번의 강력한 만남으로도 이루어질 수 있고, 몇 주 혹은 몇 달에 걸치는 긴 치료 과정이 필요할 수도 있다. 하지만 어느 시점에는 환자에게 결정을 내리도록 해야 하는 순간이 온다. 치료자는 환자에게 "당신은 그 사람을 보내 주고 작별을 고할 준비가 되어 있나요? 아니면 과거의 기억(망자)을 계속해서 붙잡고 있기를 원하나요?"라고 물을 수 있다. 대부분의 치료자는 환자들이 과거를 내려놓고 현재의 삶을 살아가기를 원할 것이다. 하지만 이는 전적으로 환자의 선택에 달려 있다. 대화 기법들을 사용하고, 충분히 이야기를 나누며, 감정들을 풀어낸 이후에도 여전히 과거에 작별을 고하고 앞으로 나아가기를 원하지 않는 환자들도 있을 수 있다. 치료자는 환자들에게 당연히 그들이 선택할 권리가 있으며, 이는 합리적이라고 알려 주면 된다. 과거의 기억에 머물러 있기를 택한 환자에게는 정중하면서도 명확하게 그들이 실존적인 결정을 내렸으며, 그런 결정은 과거에 계속 남아 있으면서 현존하지 않는 인물에게 인지적·감정적 에너지를 쏟아붓는 것을 의미함을 알려 줄 수 있다.

블래트너(Blatner, 1999)는 상실을 여러 차례 겪은 환자들에게 이와 같은 접근법을 사용했다. 치료 과정에는 여러 개의 빈 의자가 동원되었고, 환자들은 부재한 대상들과 개인적으로 혹은 다 함께 이야기할 수가 있었다. 레브턴(Leveton, 2001)은 개인치료의 형태에서 벗어나 이 접근법을 가족치료에서도 사용했다. 부재의 이유와 상관없이 그 자리에 있지 않은 가족 구성원과 함께 혹은 그 가족 구성원에 대해 이야기하도록 하는 것이다. 로(Lowe, 2000)는 아프리카계 미국인 가족들을 치료할 때 이 기법을 권유한다. 인종차별, 문화적 억압, 마약과의 전쟁 속에서 많은 가족이 마약, 수감, 살인 등의 이유로 그들의 할아버지, 아버지, 남편, 아들 등을 잃었다. '빈 의자'는 환자들에게 그들의 내적 환상을 드러내고 분노와 슬픔, 사랑, 열망을 표현할 수 있는 기회를 제공해 준다.

마지막으로, 치료실이라는 물리적 영역에서 벗어나 블래트너(1999)는 의자기법을 추모식에 사용했다. 모두가 망자를 '볼 수 있는 곳'에서 망자와 대화를 진행하며 그에 대한 사랑, 슬픔, 원망 등을 표현하는 것이다. 특히 자살과 같은 고통스러운 죽음에서는 의자기법을 통한 추모 방식이 화해와 치유로 이끌 수 있다.

대본을 사용하는 방식

이 책의 핵심은 대본이라고 할 수 있다. 대본을 작성하는 목적은 심리치료자들이 실제로 의자기법을 해 보는 경험을 주기 위함이다. 모든 대화(대화 기법)는 공통점을 가지기도 하지만 각기 고유의 특징을 가진다. 이는 어떤 임상적 상황들이 특정한 답변을 요구하기 때문만이 아니라, 치료자들이 다양한 기법과 대화 구조에 대해 더 익숙해지기 위함이다. 따라서 치료자들이 이 대본을 스스로 읽고 공부하고 시연한다면 꽤나 유익할 것이다. 만약 파트너와 함께 이러한 역할 연기를 공유할 수 있다면 또 다른 차원을 경험하게 될 것이다.

심화시키는 기법

대본 전체를 통하여 치료자가 심화시키는 기법을 사용하는 부분들이 있을 것이다(10장 참조). 그 의도는 ① 환자에게 자신의 생각, 두려움, 욕구들을 가능한 한 직접적이고 명확하게 말하도록 격려하며, ② 환자에게 그들의 감정 표현을 적절한 수준이 되도록 크게 올리거나 낮추게 하고, ③ 환자가 처한 상황의 진실에 대한 이야기나 제안을 치료자가 함으로써 공감적 연결을 형성할 수 있도록 하며, ④ 대상과 관계된 모든 부분을 이야기하도록 초대하여 대화의 과정을 이끌어서 완전한 정서적 만남이 이루어지도록 기회를 제공하고, ⑤ 환자에게 실존적인 언어를 사용하게 함으로써 자신의 발언에 대한 책임감을 가지고 힘 있는 주장을 하도록 독려하기 위함이다. 이렇게 대화를 발전시켜 나가는 것이 대화 기법의 **예술적 부분**이라고 할 수 있다. 치료자들은 연습과 연구를 통해 이러한 기법들을 사용하는 그들 나름의 방법을 발전시킬 수 있다. 알아야 할 것은 어떤 환자들은 다른 이들보다 더 많이 방향을 잡아 줘야 할 필요도 있고, 심지어 같은 환자와의 치료에서도 다른 환자들은 별문제 없이 넘어가지만 지도를 더 해 줘야 할 문제들도 있다는 것이다. 후자의 경우 치료자의 주된 치료 작업은 증인이 되어 주는 것이 될 수도 있다.

상실과 슬픔에 대한 대화

이 시나리오에서 환자는 갈등 상황에 놓여 있다. 그들은 미래를 함께하고 싶은 누군가를 만났지만, 그들의 마음이 여전히 과거의 어떤 이에게 얽매여 있다고 느낀다. 과거의 관계는 강렬한 로맨스, 열정, 사랑, 유대감 등을 포함한다. 불행히도, 무엇인가 잘못되어 관계는 끝나 버렸다. 이로 인해 환자는 큰 고통을 받았으며 상실 이후 부분적 애도기를 겪었다. 또한 한동안 새로운 만남의 가능성에 대한 마음을 닫아 버렸다. 사람들은 새로운 사람을 만남으로써 사랑할 기회를 가질 뿐만 아니라 진심으로 이전의 관계를 놓아주어야 한다는 현실을 깨닫는다.

의자의 배치에 대해 이야기해 보자. 의자를 배치하는 것은 꽤 간단하다. 환자와 치료자는 보통의 대화를 나누듯 만난 상태에서 대화를 시작한다. 환자가 대화에 참여하는 것에 동의한다면 치료자는 다른 의자를 가져오고, 환자는 자신이 앉아 있던 의자를 과거의 사람과 마주 보고 대화할 수 있도록 배치한다(그림 2-1 참조). 이러한 경우에는 직접적인 한 방향의 대화가 되며, 환자는 자리를 바

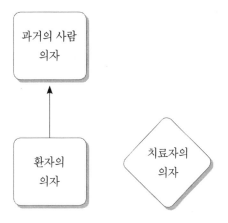

[**그림 2-1**] 사랑의 상실에 대한 대화

꾸어 앉을 필요가 없다. 대화의 마지막에는 의자를 원래의 자리로
돌리고 환자는 치료자와 그 경험을 나누게 된다. 또 다른 대안적 접
근법으로는 의자 두 개를 더 가져와 치료 공간과는 다른 장소에 놓
는 것이다. 환자와 치료자는 원래의 장소에서 대화를 시작하여, 대
화 중 제2의 공간(두 개의 의자를 가져다 놓은 공간)으로 이동한 후 원
위치로 돌아온다.

　치료를 하는 데 있어 기법적으로 고려해야 할 몇 가지 사항이 있
다. 치료자가 환자 옆에 앉는 것이 중요하다. 환자와 과거의 인물
둘 다가 명확하게 보이는 각도가 가장 좋을 것이다. 기술된 대화에
서 치료자는 어느 정도 개입하지 않고 여러 심층적인 기법을 사용
한다. 환자가 자신의 감정을 인지하고 화, 사랑, 비통함 등의 감정
을 살펴보도록 하는 것과 함께 치료자가 해야 할 일은 ① 환자가 반
대편 의자에 앉아 있는 사람을 묘사하도록 한다. ② 환자에게 반복
을 사용하도록 격려한다. ③ 긍정적 강화를 사용한다. ④ 환자의
이야기에 대한 코멘트를 해 준다. ⑤ 대사를 알려 준다. ⑥ 환자들

의 이야기가 상대에게 향하도록 방향을 잡아 주는 것이다. 이 대본
에는 간단하고 가벼운 성적인 구절이 선택적으로 포함되어 있다.
환자에게 적합하다고 판단되는 경우 이를 사용하거나 그렇지 않을
수 있지만, 실제의 치료 환경에서는 환자에게 그 관계의 모든 측면
에 대해서 드러내 놓고 이야기할 기회를 제공하는 것이 중요하다.
어떤 의미에서는 이 치료 작업은 상처를 치료하기 전에 상처를 깨
끗하게 하는 것과 비슷하다.

대화는 환자가 과거의 인물과 만나는 것으로 시작한다. 그들은
왜 그들이 거기 있는지 설명하고, 그들이 새로운 사람을 만났으며
과거의 기억들이 새로운 관계를 형성하는 것을 막고 있다고 이야
기한다. 치료자는 환자가 분노와 사랑, 슬픔을 표현하도록 한 후 미
련이 남은 사람에게 작별을 고하고 놓아줄 준비가 되어 있는지 묻
는다. 여기서 대화는 두 갈래로 나눠진다. 작별을 고하기를 원하는
이들은 대화를 계속 이어 나간다. 그러기를 원하지 않는 이들에게
는 과거를 붙들고 싶은 욕구를 표현하는 대화를 이어 나갈 것이며,
그 후에 그들은 그들의 원래 의자로 돌아가서 짧게 경험을 나눌 것
이다(이 장 76쪽의 대화 참조).

배경 정보
파트너와 이 대화를 역할극으로 하기 전에, 치료자가 환자에게
물어보아야 할 것이 있다.

- 과거의 관계에서 그 사람의 이름
- 새로운 관계를 가지려 하는 사람의 이름

사랑의 상실에 대한 대화

환자: 제가 겪고 있는 문제는, 제가 오랜 시간 후에 이제 새로운 사람을 만났다는 거예요. 그 사람의 이름은 ○○예요. 그/그녀는 좋은 점들이 많고, 더 진지한 관계로 발전될 가능성도 있어요.

　선생님도 알다시피, 저는 ○○와 깊은 관계를 가졌어요. 비록 관계는 끝났지만, 저는 언제나 ○○가 내 인생의 가장 큰 사랑의 대상이라고 생각해 왔어요. 제 딜레마는 제가 제 마음을 들여다보면 여전히 그 사람과 많이 연결되어 있다는 게 보인다는 거예요. 저는 온전히 새로운 관계를 추구하기에 심적으로 그리 자유롭지 않고, 곁에 있지 않은 사람을 붙잡고 있는 것이 이치에 맞지도 않잖아요.

치료자: 환자분이 하실 의향이 있다면 ○○와 일종의 상상 속의 대화를 해 보는 방법이 있습니다. 그 사람이 저 의자에 앉아 있다고 상상해 보세요. 그러고 나서 당신이 ○○에게 말을 걸고, 그 관계에 대해서 그리고 지금의 자신의 기분에 대해서 표현하도록 할 겁니다. 어떻습니까?

환자: 네, 좋습니다.

치료자: (치료자는 환자가 빈 의자를 마주 볼 수 있도록 의자를 옮긴다. 치료자는 환자의 바로 옆에 앉지만, 치료자가 환자와 반대편 의자의 대상을 둘 다 바라보기 위해 대각선으로 앉는다; [그림 2-1] 참조) 우선 환자분은 할 수 있는 한 최선을 다해 ○○가 맞은편에 앉아 있다고 그려 보세요. 상대방을 마주하고 그 사람이 느껴진다면 저에게 보이는 걸 묘사해 주세요. 어떻게 생겼는지, 무슨 옷을 입고 있는지, 나이가 얼마나 들어 보이는지 그리고 그 사람의 얼굴에 드러나는 표정들을 말입니다.

환자: (잠시 동안 그 사람을 떠올리고, 치료자에게 이를 묘사해 준다.)

치료자: 이제 당신에게 무슨 일이 일어나고 있는지 그리고 당신이 왜 그 사람과 이야기하고 싶은지를 ○○에게 말해 보세요.

환자: 우리가 마지막으로 만나서 이야기를 나눈 지 꽤 오랜 시간이 지났네요. 아직도 내가 당신을 내 마음속에 간직하고 있다는 게 참 터무니없는 것 같아요. 당신은 이미 과거 우리와의 관계를 정리하고 잘 살아가고 있는데 말이죠. 이제 내가 △△와 함께할 기회가 생겼어요. 그/그녀는 좋은 사람이에요. 나는 그/그녀와 함께 멋진 삶을 함께 살아 갈 기회가 있다고 생각하지만, 내가 망설이고 있다는 기분이 들어요. 나의 일부는 여전히 당신에게 매여 있습니다. 이제 당신을 놓아주고, 작별 인사를 할 시간이 되었으니 오늘 이 관계를 마무리하고자 해요. 나는 우리의 과거가 내가 미래로 나아가는 데 걸림돌이 되지 않았으면 해요.

치료자: 환자분이 ○○를 볼 때 어떻게 느끼시죠?

환자: 많은 분노를 느껴요.

치료자: 그 사람에게 그것에 대해 말해 보세요.

분노/분개

환자: 우리가 헤어졌던 고통을 생각하면 난 그저 화가 나요. 당신을 잃는 것은 죽음과 같았어요. 끔찍했죠. 그 슬픔이 결코 끝나지 않을 것 같았고, 나는 그저 매 순간 울고 싶었어요. 정말 부끄러웠습니다. 나가서 볼일을 보거나 친구들을 만나 보려 했지만 눈물이 계속 흘렀어요.

　나는 항상 가슴 깊은 고통을 느꼈어요. 숨도 쉴 수 없었고 잠을 잘 수도 없었어요. 누구와 함께하고 싶지도 않았습니다. 아무것도

하기 싫었습니다. 어떤 방법도 통하질 않았어요. 그저 당신이 돌아
오기를 바랄 뿐이었습니다.

　당신이 새로운 연인과 함께 있는 것을 보았던 날을 기억해요. 당
신은 나를 보지 못했죠. 정말 죽을 만큼 힘들었어요. 당시 그렇게
하지는 못했지만 절박하게 당신에게 전화를 하고 싶었습니다. 정말
불공평하다고 느꼈어요. 당신이 왜 내가 아닌 다른 사람과 함께 있
는 것인지. 당신이 정말 죽도록 미웠습니다.

치료자: 그 부분을 다시 한번 말해 보세요.

환자: 당신이 정말 싫었어요! 나는 괜찮은 표정을 하고 아무 일도 일어나
지 않은 것처럼 행동해야 하는 것도 너무나 싫었어요. 몇 달이 지나
고 나서 사람들은 내가 이제 당신을 잊었다고 생각했지만 실상은 그
렇지 않았어요. 웃고 활발하게 다녔지만 내 안에서는 피를 흘리고
있었어요. 왜 내가 당신 때문에 이런 고통을 겪어야 하는지 당신이
너무나 미웠어요. 결국 나는 내 마음의 문을 닫아 버렸죠. 나는 누구
에게도 아무것도 느끼지 못했고, 나 스스로 느끼도록 허용하지도 않
았어요. 나는 살아 있는 것이 아니었죠. 나는 단지 시늉만 했던 거예
요. 당신도 보다시피, 오랜 시간 동안 그런 상태였어요. △△와 함께
있을 때 유일하게 다시 느끼기 시작할 수 있었어요. 이게 제가 오늘
당신과 이야기하고 있는 이유예요. 나는 당신에게서 자유로워질 필
요가 있고, 또 자유롭고 싶어요.

치료자: 다시 한번 그 사람에게 말해 보세요.

환자: 나는 당신에게서 자유롭고 싶어요.

치료자: 한 번 더요.

환자: 나는 당신에게서 자유롭고 싶어요. 이제 이 모든 걸 끝내고 싶어요.

치료자: 좋아요. 잘 했어요. (잠시 멈춤)

감사/사랑

치료자: 이제 이야기의 방향을 한번 바꿔 보겠습니다. 환자분이 저기 앉아 있는 ○○를 바라보고, 그 사람에게 당신이 가졌던 혹은 여전히 가지고 있는 사랑의 감정에 대해 이야기해 보세요. 당신이 많이 말할수록 더 많이 벗어나고 더 나아질 수 있습니다.

환자: 당신이 나에게 주었던 모든 상처가 있음에도 당신과 함께했던 좋은 기억들을 가지고 있는 것이 이상하네요. 우리의 추억이 가끔 나를 괴롭게 해요. 나도 모르게 혼자 미소 짓고, 심지어 그 기억들이 떠오르면 웃고 있는 나를 발견하게 돼요.

우리가 처음 사귀기 시작했을 때를 기억해요. 내 인생의 모든 것이 특별해 보였죠. 진부한 표현이라는 것을 알지만, 우리가 함께한 지 얼마 되지 않았을 때 세상이 달라 보였어요. 당신도 기억하리라 생각합니다. 그 작은 순간들이 지금 내 마음을 지배하는 것이 얼마나 우스운지. 사소한 농담에도 같이 웃던 것, 자주 가던 카페에서 우리가 했던 것, 서점에서 헤매던 것, 같이 손을 잡고 다니던 것…… 모두 소중한 기억으로 남아 있습니다.

코스타리카로의 첫 여행은 멋졌어요. 우리 둘 다 이전에는 그런 경험을 해 본 적이 없었죠. 열대우림 안에 있었던 시간은 우리 둘에게 영적인 순간이었다고 생각합니다. 그 노래를 들을 때마다 파블로프의 개처럼 당신에 대한 그리움으로 가득 차요.

당신과 함께 있는 것이 자랑스러웠어요. 당신은 멋졌어요. 아름다웠어요. 당신은 사람들과도 너무나 잘 지냈죠. 내 모든 친구가 당신을 좋아했고, 나는 그 점이 좋았어요.

당신이 직장에서 갑자기 승진했을 때 뛸 듯 기뻤습니다. 우리 모두 함께 기뻐했던 순간이었죠. 당신의 학회 때문에 갔던 아이다호에 있는 호텔에서 우리는 멋진 주말을 보냈어요. 나에게도 좋은 일들이 생기기 시작한 것도 너무나 기뻤어요. 그리고 이 모든 것을 함께할 수 있는 당신이 있다는 사실에 감사했습니다.

당신 말고 어느 누구도 이렇게 신뢰해 본 적이 없어요. 당신에게 내 비밀들을 말해 주곤 했죠. 특히 당신이 내게 자신이 겪은 일들을 이야기해 줬을 때 당신도 나에게 비슷한 감정을 느끼고 있음을 알았습니다. 그런 이야기를 내게 해 줄 만큼 나를 신뢰한다는 것에 감격스러웠어요.

(성 생활에 대한 이야기-선택적으로 상담 진행) 물론 은밀했던 시간들의 기억과 장면들도 나를 여전히 괴롭혀요. 초반에 나는 내내 당신과 함께 있고 싶었죠. 나는 당신의 피부 그리고 당신의 감촉이 좋았어요. 나와 함께 있기를 원하는 당신을 사랑했죠. 우리가 만든 작은 세계에서 안전함을 느꼈던 것 같아요. 당신이 다른 누군가와 함께 그렇게 있을 거라는 생각이 나를 죽을 정도로 괴롭게 해요.
(잠시 멈춤)

치료자: 바로 지금 어떻게 느끼고 계시죠?

환자: 행복감과 슬픔이 뒤섞여 있어요.

치료자: 사랑에 대해서 더 이야기하고 싶은 것들이 있나요?

환자: 아뇨. 다 한 것 같아요.

슬픔과 비애

치료자: 이제 다시 주제를 바꿔서 ○○와의 이별에 대한 슬픔과 비애의 감정에 대해 이야기해 봅시다.

환자: 이런 것들에 대해 말하고 기억해 내는 것이 나에게 굉장한 슬픔을 끄집어내고 있어요. 우리의 좋았던 시간이 지나가고 관계가 잘 풀

리지 않아 서로를 찾아오는 길을 잃은 것이 안타깝습니다. 결국 우
리가 길을 찾지 못한 것이 애석해요.

　　내 인생에 더 이상 당신이 없을 것이고 미래도 함께하지 않을 것
이며 나눴던 꿈들도 함께하지 못할 것이라는 사실들이 말로는 형용
할 수 없이 나를 힘들게 합니다. 그 외로움과 지침이 다시 내 안에
서 느껴집니다.

치료자: 나는 지금 너무나 지쳤어요.

환자: 나는 지금 너무나 지쳤어요.

붙잡고 있기 혹은 놓아주기

치료자: ○○에게 많은 이야기를 했습니다. 이제 그/그녀에게 작별을 고
하고 그를 놓아줄지 또는 이러한 관계를 계속 간직할지 결정할 시
점이 온 것 같습니다.

　　[여기서 환자는 선택을 해야 한다. 과거의 기억에 머물러 있기를
선택한다면, 즉 붙잡고 있기를 선택한다면, 이는 실존적인 선택이
며 그들은 더 이상 희생자가 아니다. 만약 놓아주기를 원한다면 그
들은 그 사람에게 이를 말하고 작별을 고할 수 있다. 작별을 고하는
것의 대본은 다음에 있고, 과거를 붙잡고 있는 것의 대본은 76쪽에
있다.]

작별을 고하기

환자: 나는 그 사람을 놔주고 싶어요, 보내고 싶어요. 앞으로 내 삶을 살아
가고 싶어요.

치료자: 그것을 ○○에게 이야기해 보세요.

환자: 당신을 보내 줘야 해요. 나는 현실을 인정하고, 이제 다 끝났다는 결

정을 내려야 해요. 이제 당신에게서 돌아서야 해요.

치료자: 나는 당신에게서 돌아서길 원해요.

환자: 네, 당신에게서 돌아서길 원해요. 우리가 함께했던 시간은 달콤했지만 나에게는 이제 여기 아무것도 남겨진 것이 없어요. 당신은 당신만의 삶을 살아가고 있으며 돌아오지 않을 것이라는 것을 알고 있습니다.

치료자: 여기 나에게는 아무것도 남겨진 것이 없어요. 다시 한번 말해 보세요.

환자: 여기 나에게는 아무것도 남겨진 것이 없어요. (잠시 멈춤)

　당신은 나에게서 너무 많은 것을 앗아 가요. 시간, 가능성, 삶, 행복 등. 나는 꿈을 붙잡고 있어요. 사실 환상일 뿐이죠. 난 이것 때문에 내 자신을 낭비하고 있어요. 너무 많은, 정말 너무 많은 날을 말이죠. 나는 돌아설 거예요. 이런 말을 하는 것이 힘들지만, 나는 당신이 이제 내 삶에서 없어졌으면 해요. 당신이 내 기억에서 없어졌으면 좋겠어요. 내 가슴에서 없어졌으면 좋겠어요. 당신에 대해 생각하고 싶지 않아요. 나는 당신을 기억하고 싶지 않아요. 당신이 사라졌으면 좋겠어요.

치료자: 당신은 나를 떠나고 나는 남겨졌어요.

환자: 당신은 나를 떠났어요. 그리고 우리의 다리를 불태워 버렸죠. 이만하면 됐어요. 당신에게 작별을 고하고 싶어요. 이제 제발 작별을 고하고 싶어요.

치료자: 당신에게서 떠나고 싶어요.

환자: 맞아요.

치료자: ○○에게 이제는 끝났다고 말하세요. 다시 한번 작별의 말을 해 보세요.

환자: 잘 가요. 지금 작별인사를 하고 있는 거예요. 이제 끝났어요. 마지
　　막이에요.

[다음에 제시된 '마무리'로 이동한다.]

과거를 붙잡고 있기

환자: 당신을 보내고 싶지 않아요. 그렇게 할 준비가 아직 되지 않았어요.

치료자: 그 사람에게 말해 주세요.

환자: 당신과 이별해야 한다는 것을 압니다. 내 곁에 더 이상 존재하지 않
　　는 사람을 붙들고 있다는 것이 말도 안 되지만 그렇게 하고 싶지 않
　　아요. 나는 아직 준비가 되어 있지 않고, 그렇게 하고 싶지 않아요.

치료자: 다시 한번, 나는 그렇게 하고 싶지 않아요.

환자: 맞아요. 그렇게 하고 싶지 않아요. 당신과 함께 있는 나의 기억들이
　　여전히 내 삶의 가장 행복한 순간들이에요. 만약 내가 그것들과 작
　　별한다면, 그 기억들을 떠나게 한다면, 나에게 남아 있는 것이 뭐
　　죠? 지금 만나는 사람은 멋진 사람이지만 그는 당신과 비교도 되지
　　않아요. 모든 것이 떠나가 버리고, 정말 모든 것이 끝나 버린다는
　　것은 견딜 수 없어요. 끝나 버리기를 원치 않아요. 내가 어떤 대가
　　를 치르든 작별하고 싶지 않아요. 나는 작별을 원하지 않아요.

마무리

치료자: 이제 여기로 다시 돌아갑시다. (치료자와 환자는 원래의 장소로
　　돌아온다.) 그래요. …… 어땠나요? 어떤 기분을 느끼고 있죠? 어떤
　　생각을 하고 있나요?

[환자는 치료의 경험에 관해 이야기하고, 자신에게 있어 그 관계가 어느
지점에 있는지 말해 본다.]

되돌아보기

이 대화는 감정 구조의 기본적 순환을 따라갔다. 환자는 분노, 사랑, 슬픔에 대해 이야기하게 된다. 두려움은 포함되어 있지 않는 데, 이는 이 시나리오에는 맞지 않기 때문이다. 이 치료 작업의 실존적인 측면은 '해야 한다'는 말 대신에 '원한다'는 말을 사용하는 것뿐만 아니라 환자에게 명확한 입장을 취하도록 돕는 것이다. 되풀이하기(replication)와 단순화하기(simplification)와 같은 심층적 기법들이 그 목소리를 명확하게 하기 위해 사용되었고, 감정적인 강도를 높여 주었다.

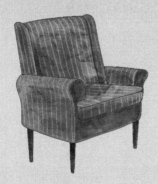
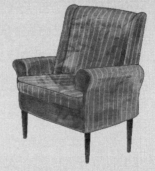

3장 / 외적 대화: 외상과 고통스러운 관계의 치료

외상, 학대 그리고 대인관계에서의 폭력에 대한 치료는 안타깝게도 정신치료의 임상 상황에서 너무나 흔한 일이다. 외상 후 스트레스 장애(Post-Traumatic Stress Disorder: PTSD)의 공식적인 진단 기준을 충족시키는지 여부를 떠나, 많은 환자가 정서적·신체적·성적 학대 또는 그에 준하는 피해를 호소한다. 어떤 환자들은 또한 잔혹하고 수치심을 유발하는 경험을 했는데, 이것이 그들에게 평생 짊어지고 갈 내적 고통을 남겼다.

사이코드라마는 외상을 치료하는 데 있어 강력한 접근 방법이다(Kellerman & Hudgins, 2000). 모레노는 치유에 있어 외상적 경험의 해소가 중요하다는 점을 강조하였다(Dayton, 2005). 그는 "진실된 매 순간은 첫 순간(역주: 외상이 된 시점)으로부터의 해방이다."라고 말했다(Moreno, 1947, pp. 90-91: Marineau, 1989, p. 80에서 재인용). 그는 또한 환자들이 '진실된 순간'에 도달하기 위해 외상적 경험을 여러 번 해소해야 할 수도 있다고 역설했다(Kellerman, 2000). 펄스는 외상적 경험을 '끝내지 못한 일'이라는 주제로 분류했다(Hardie, 2004; Perls et al., 1951). 사실상 펄스의 기법적 혁신의 상당수가 외상 치료의 주춧돌이 되었다. 하디(Hardie, 2004) 또한 다음과 같이 주장하였다. "환상과 시각화, 신체언어의 창의적 시연, 두 의자기법, 실험의 수치화, 사이코드라마, 시연 등은 펄스가 사용한 치료기법이며 현재도 이 기법은 외상 환자의 치료를 위해 사용되고 있다."(연도 미상)

일전에 논의한 바와 같이 재결정치료(redecision therapy)를 창시한 로버트 굴딩과 메리 굴딩은 교류분석과 게슈탈트 치료를 통합하여 외상 중심의 모델을 만들어 냈다(Goulding & Goulding, 1997).
그들의 관점에 의하면 상당수의 환자가 어린 시절부터 힘들고, 문
제가 되고, 고통스럽고, 때로는 학대적인 경험들을 겪어 왔고, 그
결과로 그들은 다양한 문제 행동과 정신병리를 가져다준 세상의
본질과 자신들에 대한 결론을 내렸다는 것이다. 그들은 시각화와
의자기법을 사용해 5단계로 구현된 방법으로 환자를 치료했다.

환자들은 반대편 의자에 자신을 학대한 대상이 있다고 상상하며
치료에 임하게 된다. 치료 과정의 첫 번째 단계는 환자가 그 대상에
게 말을 걸고, 가능한 한 명확하고 직접적으로 그들 사이에서 어떤
일들이 일어났는지, 학대 경험의 세세한 내용들을 최대한 한 구체
적으로 이야기하는 것이다. 즉, 환자들이 사건의 내용과 무슨 일이
있었는지를 이야기하도록 하는 것이다.

두 번째 단계에서는 환자들이 그 일로 인해 그 당시 자신이 어떻
게 바뀌었는지에 대해서 이야기하도록 한다. 환자들은 다음과 같
은 표현을 사용할 수 있다. "내가 더럽혀졌다고 느꼈어요." "태어나
서 처음 생생한 두려움을 느꼈어요." "이제 평생 이 비밀을 짊어지
고 살아가야 해요." 혹은 "나의 순결이 사라졌어요." 세 번째 단계
는 환자가 사건의 결과로 어떠한 삶을 살아왔는지 묘사하도록 하
는 것이다. "나는 늘 화가 났어요." "나는 누구도 믿지 않았어요."
"나는 우울증으로 고통받았고, 모두 내 탓이라고 생각했어요." "나
는 자해를 했어요." 혹은 "나는 매일 마리화나를 피우기 시작했어
요." 등의 이야기이다. 이 세 가지의 단계가 초기 의자기법의 핵심
이라고 할 수 있다. 이 치료법만으로도 몇몇 환자는 효과적으로
치유된다. 후기 치료 모델의 두 단계는 실존적인 강화(existential
empowerment)에 초점을 맞춘다.

이는 굴딩이 재결정(redicisions)이라 부르는 치유법인데, 네 번째 단계에서는 환자들에게 그들이 더 이상 외상의 그림자에서 살지 않고 그 상처로부터 회복할 것을 결정하게 한다. 다섯 번째 단계는 앞의 단계와 자연스럽게 이어지는데, 그들이 더 건강한 삶을 살아갈 것이고 이 새로운 삶의 방향의 증표라 할 수 있는 특정한 행동들을 선택할 것임을 확언하는 단계이다. 굴딩과 굴딩은 심상으로 그들을 학대했던 이를 직면한 여성들의 사례를 세 가지 들었다. "지금부터 나는 신뢰할 만한 사람들을 찾을 거고, 나는 그들을 믿을 거예요. 모든 이가 당신 같지는 않아요." "당신이 나에게 그런 짓들을 했지만, 나는 오늘날 섹스를 즐기고 있어요. 당신은 더 이상 내 침실에 있지 않아요." "나는 죄책감 없이 웃고, 뛰어다니고, 춤출 수 있어요. 나의 즐거움이 당신으로 하여금 날 강간하게 한 게 아니니까요. 잘못된 건 당신이니까요!"(Goulding & Goudling, 1997, p. 248) 이는 힘차고 당당하게 환자 자신의 삶에 대한 주도권을 주장하는 훌륭한 예라고 할 수 있다.

확실히 하고 싶은 것은 이러한 변화는 여러 회기에 걸쳐 일어날 수 있는 과정이라는 것이다. 이 단계들 중 어디에서도 관련 영역의 생산적인 탐구로 이어질 수 있다. 이는 치료자가 치료적 노력을 하는 데 유연성을 가질 필요가 있다는 것을 의미한다. 그럼에도 굴딩과 굴딩은 치료 작업에 지침이 될 수 있는 가치 있는 체계를 제공하였다.

외상 후 스트레스 장애에 대한 주류의 인지행동치료는 노출과 인지 재구조화의 요소들을 포함한다. 그 첫 번째는 환자가 외상적 사건을 적는 것에 대한 프로토콜을 포함하고 있을 수도 있다. 이것은 환자가 어떤 일이 일어났는지 등의 세부 사항과 그들이 어떻게 느끼고, 그들의 생각과 믿음들이 어떠했는지를 적은 후에 그 글을 환자가 치료 회기와 집에서 매일 소리 높여 읽도록 하는 것이다 (Bryant et al., 2008).

사회적 처리치료(social processing therapy; Resick, 2001; Resick, Monson, & Rizvi, 2008)는 외상의 맥락에서 활성화되는 핵심 스키마들이 가진 도전 과제에 대해 역설한다. 외상으로 인해 환자가 만들어 낸 핵심 관념에 변화가 생기면 그것이 오히려 외상 후 스트레스 장애 증상들을 부추길 수 있다는 것이다(Resick, 2001). 예를 들어, 어떤 사람이 이 세상은 상대적으로 안전하고 예측 가능한 곳이며 자신은 근본적으로 선하거나 약간 악한 사람이라는 믿음을 가지고 살아가고 있다면, 예상치 못한 폭력적인 공격이나 폭행은 이 세상이 본질적으로 예측 가능한 공간이라는 신념을 흔들리게 할 수 있다. 또한 공격을 받기 전의 세상과 그 후의 세상 사이에 분열이 생길 수 있다. 환자는 자신에게 일어난 일을 이해하기 위해 자신이 그 사건에 무언가 원인 제공을 한 것은 아닌지 혹은 자신이 다르게 행동할 수 있었는지 등을 생각할 것이다. 이러한 귀인(attribution)의 긍정적인 면은 환자가 어느 정도 자신의 삶에 대한 주도권과 통제감을 갖게 된다는 것이다. 부정적인 면은 환자들이 자기비난과 죄책감을 갖기가 훨씬 쉬워진다는 점이다("내가 그 길을 걸어가지 않았다면! 나는 어쩌면 그렇게 바보 같은 짓을 했을까."). 이러한 자기비난과 죄책감은 다른 사람들이 이 사건에 대해 그들의 탓을 하거나 그들에 대해 모욕적이고 경멸스러운 말을 이야기할 때 더욱 악화될 것이다.

레식(Resick)은 스키마 통합의 중요성을 강조한다. 이것을 위해 사용할 수 있는 의자기법 대화 중 하나는 환자가 사건 후에 자신과 자신을 둘러싼 세상을 어떻게 보는지를 상징하는 한 의자와 사건 전 환자의 삶에 대한 관점을 표현하는 다른 의자를 사용하는 방법이다. 이 두 관점의 만남은 건강하면서도 개인적으로 의미 있는 통합으로 이끌어 가는 데 도움을 줄 수 있다. 이는 또한 환자들이 외상 이전에 가졌던 강점들에 다시 접근하도록 도울 수도 있다.

좀 더 명확히 하자면, 이러한 경험들에 대해 치료를 할 때 의자를 두 개 이상 사용할 수 있으며, 환자와 치료자 둘 다 사건에 대한 이야기 속에 등장하는 여러 인물에게 이야기할 수 있다. 대화는 강도를 적절히 조절해 나가는 방식으로도 진행될 수 있다. 따라서 환자들은 한 의자에서는 그들의 두려움을 이야기하고 다른 의자에서는 그들의 분노를 표현하는 식의 내적 대화를 할 수 있게 된다. 환자가 내적으로 느끼는 두 가지 감정을 충분히 표현할 수 있도록 두 의자를 오가며 대화를 진행하는 것이 중요하다. 환자가 분노와 두려움 둘 다를 인정하며 이야기하고 싶을 때는 제3의 의자를 추가할 수도 있다. 이러한 방식을 통해 환자는 자신의 감정으로부터 적절한 거리를 둘 수 있게 된다.

대인관계에서의 폭력인 경우, 한 의자는 가해자를 나타내고 다른 의자는 환자 자신을 나타내도록 할 수 있다. 여기서 치료자는 말하고 환자는 듣는다. 치료자는 가해자에 맞서서 그들이 했던 행동이 잘못되었다는 것을 명백하게 말한다. 또한 환자에게 그들이 잘못한 것이 아니라는 점을 확실하게 강조한다. 이것을 진행하기 전에, 환자가 이 사건에 대해 가지고 있는 책임을 명확하게 하는 것이 도움이 될 수 있다. 치료자가 "당신이 옷을 어떻게 입었든 얼마나 많이 술을 마셨든 상관없어요. 그 사람은 당신을 만지거나 다치게 할 권리가 없습니다."라고 이야기한다면, 치료자는 환자

의 부적응적 인지와 스키마에 도전하는 것이다. 이것은 모방하기
(modeling)의 한 형태로서 스키마 치료에서는 재양육(reparenting)
이라고도 한다. 환자는 치료자의 도움을 받아서 치료자가 했던 것
처럼 제3의 의자에 앉아 있는 자신을 보살피고 지키면서 가해자에
게 맞설 수 있다.

더 높은 강도로 나아가서, 환자는 반대편 의자에 있는 가해자를
직면할 수 있다. 나는 외상에 대한 치료를 할 때 종종 환자가 의자
뒤에 서 있도록 하는데, 이것이 더 강력한 자세로서 환자를 움직이
도록 하기 때문이다. 치료를 진행하면서 환자와 함께 가해자의 의
자를 얼마나 멀리 둘지를 결정한다. 즉, 가해자와 환자 사이의 거리
가 얼마나 될지를 정하는 것이다. 몇몇 환자는 자신을 해한 대상과
같은 방에 함께 있는 것을 굉장히 두려워하는데, 이럴 때는 다른 의
자들을 사용하여 둘 사이에 보호막이나 '벽'을 만들 수 있다. 이러
한 세팅에서는 환자가 굴딩과 굴딩의 모델에서 말하는 5단계를 밟
을 수 있게 된다.

외상이 가족이나 장기간 맺어 온 관계 속에서 생겼다면 치료가
더욱 복잡해질 수 있다. 환자는 학대와 고통의 기억들뿐만 아니라
애정과 행복의 기억들도 함께 가지고 있을 수 있기 때문이다. 이것
은 환자에게 굉장한 혼란을 주며, 환자가 명확한 목소리를 가지는
데 어려움을 겪게 한다. 나는 이러한 상황에서 세 의자 모델을 사용
하는 것이 도움이 되었다. 환자가 한 의자에 앉고, 몇 피트 떨어진
곳에 왼쪽으로 각도를 45도 정도로 틀어서 다른 의자의 위치를 잡
고, 나머지 하나는 비슷한 거리에 오른쪽으로 각도를 45도 정도로
틀어서 위치를 잡는다. 한 의자는 고통과 학대의 기억들을 상징하
고, 다른 의자에는 사랑과 행복의 기억들을 담는다. 이 방법을 사용

하면 환자가 갈등이나 죄책감을 덜 느끼게 되고, 더 명확하게 이야기를 할 수 있기 때문에 환자들에게 안도감을 줄 수 있다.

엥글, 보이틀러와 댈럽(Engle, Beutler, & Dalup, 1991)은 반대편 의자에 앉은 할머니와 직면했던 한 여성의 사례를 발표했다. 그녀의 어린 시절에 할머니는 그녀를 심하게 학대했다. 이 대화에서 환자는 할머니를 직면하고 다음과 같이 이야기했다. "할머니는 정말 못된 사람이에요. 나는 할머니가 싫어요. 할머니를 사랑하지만 할머니가 미워요. …… 할머니와 여기 같이 있는 것이 싫어요. 당신은 계속 나에게 죽는 것과 죽음, 죽음, 그걸 매일 정말 매일 이야기했죠. …… 할머니가 나를 창녀라고 불렀던 것이 너무 화가 나요. …… 나는 창녀였던 적이 없어요! 당신은 늘 '너는 임신하게 될 거야.'라고 이야기했지만, 나는 그런 짓을 한 적이 없어요. 하지만 당신은 늘 나에게 못나고 난잡한 년이라고 말했죠. 당신이 나를 믿어 주지 않았던 것이, 나를 그저 어린아이로 대해 주지 않았던 것이 너무나 원망스러워요. 나를 무덤으로 끌고 가서 죽은 시체를 보게 했던 게 화가 나요. …… 원망스러워요……."(Engle, Beutler, & Dalup, 1991, pp. 180-182)

이 이야기에서 환자가 할머니와 함께 살 때 분노를 표출하는 것이 허용되지 않았다는 것을 추측해 볼 수 있다. 더불어 치료의 시작점에서 환자는 할머니에 대해 분노와 사랑의 양가감정을 느끼고 있었는데, 가까운 관계가 있는 대상에게서 학대를 받은 경우 피해자는 가해자에 대해 크게 상충된 감정을 느끼게 된다는 것을 보여 주는 좋은 예이다. 이러한 현상은 가해자에게서 보호받으며 함께 즐거운 시간을 보낸 기억과 함께 끔찍하고 괴로웠던 기억이 공존하기 때문일 수도 있고, 환자가 외상적 유대감을 경험했기 때문일 수도 있다.

　마지막으로, 환자가 가해자와 대화를 진행할 때 중요하게 다뤄야 하는 기술적 측면이 있다. 환자가 역할 바꾸기에 동참하여 가해자 입장이 되어 보는 과정을 진행할 때마다 환자가 가해자에게 더 깊은 동정심을 느낄 가능성이 있다. 이 과정은 유용할 수도 있고 문제가 될 수도 있다. 우리는 환자들에게 무슨 일이 일어났는지 자유롭게 이야기하고, 자신의 분노와 고통을 자유롭게 표현하길 원하기 때문에, 환자가 가해자에게 공감하는 마음을 갖는 것은 이 과정을 방해할 수도 있다. 이 때문에 나는 환자들에게 가해자 입장에서 말하는 것을 추천하지 않으며, 다른 치료자들에게도 그렇게 하는 것을 삼가라고 조언한다. 그럼에도 이 방법을 고려하는 치료자들이 있다면 마음에 새겨 두어야 할 두 가지 지침이 있다. 첫 번째로, 이것이 치료자가 남은 치료 기간 동안 환자에게 지속적인 영향을 미칠 치료상의 개입이라는 것을 기억해야 한다. 그러므로 이 치료적 개입은 생각 없이 또는 그저 물 흐르듯 진행되는 것이 아니라

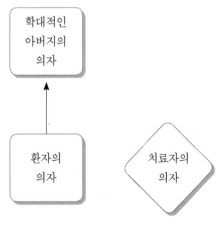

[그림 3-1] 정서적 학대에 대한 대화

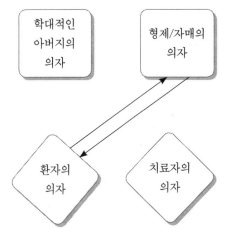

[그림 3-2] 정서적 학대를 당한 형제/자매와의 대화

의식적인 알아차림과 함께 이루어져야 한다. 두 번째로, 환자가 이 것을 진행하기 원한다면 그 전에 환자가 반복해서 그 이야기를 말하며 감정의 순환을 겪도록 기다려 주는 것이 신중한 행동일 것이다. 이 작업을 마친 후에도 만약 여전히 이 요법이 환자에게 이득이 된다는 판단이 든다면 그 후에도 이런 방식으로 진행할 것을 추천한다.

정서적인 학대에 맞서기

다음 대화에서 환자는 정서적으로 잔혹하고 학대적이었던 아버지를 직면한다. 이것은 환자가 아버지에게 그가 무슨 짓을 저질렀는지에 대해 이야기하는 일방적인 대화이다. 치료자는 환자가 말하고 있는 내용의 감정적 강도를 높일 수 있도록 돕는다.

정서적 학대에 대한 대화

환자: 지난 몇 달간 아버지 밑에서 자랐던 경험이 정말 끔찍했다고 선생님께 말씀드렸지요. 그런데 정말 실상이 어땠는지는 말씀드린 적 없었을 거예요. 저는 아버지에게 너무 큰 분노를 느끼고 있고 이제는 그걸 마주할 때라고 생각해요.

치료자: 그렇게 하기로 용기를 내주셔서 감사합니다. 만약 하실 의향이 있으시다면, 한 가지 접근 방법은 당신의 아버지와 심상 속에서 대화를 해 보는 것입니다. 우리가 할 수 있는 방법은 그가 바로 여기 있는 의자에 앉아 있다고 상상해 보는 겁니다. 당신은 그에게 이야기를 걸 수 있고, 그를 마주 보고 어릴 때는 하지 못했던 이야기들을 할 수 있습니다.

환자: 좋아요. 해 볼게요.

치료자: (치료자는 환자가 자신의 아버지와 마주 보게 하기 위해 의자를 옮긴다. 치료자는 환자의 옆에 비스듬한 각도로 앉는다. 치료자는 환자와 그 아버지를 둘 다 볼 수 있다; [그림 3-1] 참조) 저 의자에 그가 앉아 있다고 상상해 보세요. 그의 모습이 떠오르면 보이는 것을 자세히 이야기해 주시겠어요? 그는 어떻게 생겼죠? 나이가 얼마나 들어 보이나요? 무슨 옷을 입고 있죠? 얼굴 표정은 어떤가요?

환자: (환자는 치료자의 말에 따라 떠오르는 것을 묘사한다.)

치료자: 그에게 이야기해 보세요. 무슨 일이 일어났는지, 그가 무슨 일을 저질렀는지 그리고 당신이 그 일에 대해 어떻게 느끼는지에 대해서 이야기해 보세요.

환자: 나는 아버지와 함께 사는 것이 싫었어요. 당신은 역겨웠어요. 그리고 나와 두 동생에게 너무나 잔인했어요. (잠시 멈춤)

치료자: 당신이 무엇인가를 느끼고 있는 것처럼 보이네요.

환자: 맞아요.

치료자: 잠시만 좀 쉴게요. 심호흡 하시고, 조금 있다가 다시 시작하지요.

환자: (잠시 멈춤) 나는 당신이 가족 식사라고 말하는 그것이 싫었어요. 당신은 우리 모두가 함께 먹어야 한다고 주장했고, 당신이 허락할 때까지는 누구도 테이블을 떠날 수 없었어요. 당신은 삶, 정치, 종교 그리고 당신 머릿속에 들어 있는 미친 생각이라면 뭐든지 우리에게 가르치려고 했지요. 우리는 당신이 이야기를 마칠 때까지 모두 거기 앉아 있어야만 했어요.

치료자: (천천히) 우릴 포로로 잡았어요.

환자: 맞아요. 당신은 우릴 포로로 잡은 거예요. 나는 때때로 우리가 식사를 마친 뒤에도 한 시간 동안이나 거기 꼼짝 못하고 있었던 것을 기억해요. 당신이 고함치며 열변을 토하는 동안 우리 앞에 있는 빈 접시를 보고 있었던 것도 기억나요. 당신은 어린아이들에게 너무나 못되게 굴었어요. 아이들이 조금이라도 꼼지락거리거나 피곤해하면, 당신은 아이들에게 가서 소리를 지르고는 얼굴에 대고 손가락질을 하곤 했지요. 당신은 아이들을 겁먹게 만들었어요.

치료자: 아버지에게 그가 학대하는 사람이었다고 이야기해 보세요.

환자: 당신은 우리를 학대했어요. 끔찍하고, 비열하고, 비겁한 학대자!

치료자: 그에게 다시 한번 이야기해 보세요.

환자: 당신은 ○○ 학대자일 뿐이에요! (잠시 멈춤) 그리고 당신이 우리에게 붙여 준 별명 모두 다 끔찍했어요. 존을 '멍청이'라고 불렀지요. 나는 이제야 존이 일종의 학습장애를 앓고 있었던 것이라는 걸 알았지만, 존은 학교생활이 힘들었을 거예요. 하지만 당신은 존을 항상 '멍청이, 멍청이, 멍청이'라고 불렀어요. 더 심한 것은 다른 사

람들 앞에서도 그렇게 불렀다는 거예요. 우리가 아는 사람이든 전혀 모르는 사람이든 나는 너무 부끄러워 죽고 싶은 심정이었어요.

　그리고 수지를 항상 '미운 오리 새끼'나 '못생긴 애' 혹은 그냥 '못난이'로 불렀지요. 당신은 개의치 않고 그녀를 놀리고 체중이 많이 나가는 것에 대해서 비난했어요. 정말 가끔 함께 아이스크림 가게에 갔을 때, 난 당신이 더더욱 싫었어요. 당신은 너무 저질스러웠어요. 수지만 빼고 모두에게 아이스크림을 사 줬지요. 수지는 겨우 다섯 살이었어요. 당신은 가게에 있는 많은 사람 앞에서 한바탕 잔소리를 하고, 걔가 너무 뚱뚱해서 어떤 것도 사 줄 수 없다고, 살을 빼야만 사 줄 거라고 이야기했어요.

　수지가 너무 슬퍼 보였어요. 울고 싶었지만 눈물을 꾹 참았지요. 당신은 우리에게 아이스크림이 얼마나 맛있는지 계속 물어봤어요. 나는 정말 수지에게 내 아이스크림을 주고 싶었지만, 그렇게 하는 것이 상황을 더 나쁘게 만들 것이고, 당신이 미친 듯이 화를 낼 것이라는 걸 알았지요. 나는 정말 아이스크림을 토해 내고 싶은 마음과 그걸 당신에게 던져 버리고 싶은 마음 사이에서 너무나 괴로웠어요. 이 나쁜 사람!

치료자: 나는 정말 그걸 당신 얼굴에다 짓이겨 버리고 싶었어요.

환자: 나는 그걸 당신 목구멍에다 밀어 넣고 싶었어요. (잠시 멈춤)

치료자: 당신을 부르던 말도 있었나요?

환자: 그는 나를 '잘난 척쟁이'라고 불렀어요. 너무 싫었어요. 내가 똑똑했던 건 다행이었어요, 그렇기 때문에 거기서 나올 수 있었으니까요.

치료자: 그에게 한 번 이야기해 보세요.

환자: 내가 똑똑했던 것, 아니 적어도 학교 성적이 좋았던 것은 정말 다행이었어요. 결국 그게 당신과 당신의 구역질나는 짓거리에서 도망치

도록 해 줬거든요. 당신이 '잘난 척쟁이'라고 비꼬아 말했던 건, 지금 생각해 보면 당신이 아무리 애를 써도 나보다 영리해질 수 없다는 걸 알고 질투해서라는 걸 이제야 깨달았어요. 당신은 나를 두 가지 방법으로 괴롭혔지요.

난 거의 늘 잘 해 왔지만, 항상 당신에겐 충분하지 않았어요. 모든 게 완벽해야 했으니까요. 내가 B+를 받으면, 당신은 나에게 더 열심히 하라고 일장 연설을 늘어놓았지요. 내가 똑똑하긴 했지만 천재는 아니잖아요. 나에게 일부 수업은 어려웠고, 맨날 공부만 하기보다 다른 것들도 하고 싶었단 말이에요.

당신은 학교 방문 날에 나를 부끄럽게 만들곤 했어요. 선생님들이 나를 모범생이라고 칭찬할 때면 당신은 자신이 얼마나 우수한 학생이었는지, 내가 잘했던 것이 다 자신을 닮아서 그런 거라고 이야기했지요. 나는 당신을 하나도 닮지 않았어요.

치료자: 그걸 더 크게 이야기해 보세요.

환자: 나는 당신을 하나도 닮지 않았어요!

치료자: 다시, 천천히.

환자: (천천히) 나는 당신을 하나도 닮지 않았어요.

치료자: (잠시 멈춤) 이런 상황에서 엄마는 뭘 하고 있었나요?

환자: 엄마는 아빠에게 완전히 쥐여 살았어요.

치료자: 그 일에 대해 그에게 이야기해 보세요.

환자: 뭔가 잘못된 일이 있으면 당신은 말을 전혀 하지 않았지요. 그게 엄마를 힘들게 했어요. 엄마는 그걸 정말 견디기 힘들어했다고요. 당신은 방에 들어가 나오지도 않았어요. 그 짓을 며칠씩이나 하면서 엄마와 우리에게 무언의 압력을 주었지요. 엄마는 돈이 하나도 없었고, 어린 자식들 때문에 자포자기의 심정이었을 거예요. 엄마는

우리가 전혀 잘못한 일이 없어도 우리에게 와서 당신에게 사과를 하라고 이야기를 했어요. 당신이 그런 식으로 행동했던 것이 엄마에게는 고문과 같았어요.

(잠시 멈춤) 내가 기억하는 마지막 나쁜 기억은 좀 컸을 때의 기억이에요. 나는 항상 내가 좋아하는 사람을 당신과 거리를 두게 하려고 했지요. 그런데 한번은 내가 친구와 함께 있는 것을 당신이 보게 되었어요. 내가 그 친구에게 당신이 얼마나 이상한 사람인지 경고했지만, 그녀는 예의 있게 행동하며 당신이 이야기를 시작하게 두었지요. 그 순간 당신은 내 어린 시절 수치스러운 기억에 대해 이야기하기 시작했어요. 당신은 그녀에게 나의 몸에 대한 불쾌한 이야기도 했어요. 어떻게 그럴 수가 있어요? 안 그래도 나는 이미 모든 게 어렵고 어색했는데…… 그런데 어떻게 그렇게 나를 수치스럽고 부끄럽게 할 수가 있어요?

나는 그날 당신에 대한 분노가 한층 더 높아졌다는 것을 알았지요. (잠시 멈춤)

치료자: 거기서 나오게 된 것에 대해서 한번 이야기해 볼까요.

환자: 고등학교 졸업 후에 저는 집에서 나왔어요. 먼저, 저는 제 남자/여자친구의 가족들과 함께 살려고 했죠. 그들은 제가 끔찍한 상황에서 살고 있다는 것을 눈치챘고, 저에게 같이 지내게 해 주었어요. 그러고 나서 대학에 진학했는데, 아버지가 한 푼도 보태 주지 않았죠.

저는 수지와 존을 남겨 두고 가는 것에 너무나 죄책감이 들었어요. 어떻게 해야 할지 몰랐죠. 동생들은 아직 어렸고, 저는 그 애들을 돌볼 수 없었어요. 스스로 여기를 탈출하려 했죠.

치료자: (치료자는 일어나 세 번째 의자를 가져와서 환자의 몇 피트 앞,

아버지가 앉아 있는 의자의 오른쪽에 놓는다; [그림 3-2] 참조) 이 의자가 당신이 집을 떠났던 때에 남았던 동생들을 상징하는 거라 여기시기 바랍니다. 당신이 직면했던 딜레마에 대해서 그들에게 한번 이야기해 보세요.

환자: (새로운 의자를 바라보며) 너무나 미안해. 나는 어떻게 해야 할지 몰랐어. 나는 거기서 나와야만 했어. 나에게 기회가 왔고, 그걸 잡았어야 했어.

치료자: 나는 그 기회를 잡고 싶었어.

환자: 나는 그 기회를 잡고 싶었어. 나에게 다른 기회가 올지 알 수 없었어. 나는 너희를 떠나고 싶지 않았어. 너희가 그걸 알아주었으면 좋겠어. 너희를 데려갈 수 있었다면 분명히 그렇게 했을 거야. 나는 겨우 열여덟 살이었고, 할 수 있는 게 없었어.

치료자: 그들에게 다시 한번 말하세요. 내가 할 수 있었다면 너희를 데려갔을 거야.

환자: 내가 할 수 있었다면 너희를 데리고 함께 갔을 거야.

치료자: 다시 한번 말하세요.

환자: 내가 할 수 있었다면 너희를 데리고 함께 갔을 거야. 나는 그렇게 하고 싶었어. 하지만 그렇게 할 수가 없었지. 너희를 거기 두고 떠나는 것이 정말 싫었어. 너무나 죄책감이 들었어. 지금도 여전히 죄책감이 들어. (잠시 멈춤)

치료자: 환자분이 의자를 바꾸어서 수지와 존이 앉아 있는 의자에 가서 앉아 보세요. 이제부터 동생들의 입장에서 이야기해 봅시다. 동생들을 한 의자에 앉혀도 되겠어요? 아니면 그들 각자에게 의자가 필요하다고 생각하시나요?

환자: 한 의자를 같이 써도 될 것 같아요.

치료자: 좋습니다. (동생들의 의자를 가리킨다.) 저쪽으로 가 보시겠어요?

환자: 알겠어요. (환자는 이동해서 동생들의 의자에 앉는다. 치료자는 원
래 있던 자리에 그대로 있는다.)

치료자: 수지와 존, 오늘 함께해 주어서 고마워요. 나는 ○○와 함께 여러
분 세 명이 아버지로 인해 겪었던 끔찍한 어린 시절의 경험에 대해
치료를 해 왔습니다. 환자분은 여전히 열여덟 살 때 여러분을 두고
떠난 것에 대해 큰 죄책감을 느끼고 있어요. 환자분에게 그것에 대
해 이야기해 보시겠어요?

환자(동생들 역할): ○○, 속상해하지마. 죄책감 느끼지 마. 우리는 언니/
누나가 떠나야 했다는 것을 알고 있었어. 언니/누나가 거기서 벗어
났어야 했다는 것을 알아. 우리를 사랑했다는 것도 알아. …… 하지
만 언니/누나가 할 수 있었던 것은 아무것도 없었어. 아버지는 너무
나 강했어.

치료자: 다시 한번 이야기해 주시겠어요? ○○가 진짜 그 말을 꼭 들어야
할 것 같네요. 환자분에게 다시 한번 '언니/누나가 할 수 있었던 것
은 아무것도 없었어. 아버지는 너무나 강했어.'라고 이야기해 주시
겠어요?

환자(동생들 역할): 언니/누나가 할 수 있었던 것은 아무것도 없었어. 아
버지는 너무나 강했어. 언니/누나는 벗어나기 위해 옳은 일을 한
거야.

치료자: 한 번 더 해 보세요.

환자(동생들 역할): 언니/누나는 옳은 일을 한 거야. 속상해하지 마. 속상
해하지 않았으면 좋겠어. 죄책감도 느끼지 마. 아버지는 너무나 강
했어. 언니/누나가 할 수 있는 것은 아무것도 없었어.

치료자: 잘 했어요. ○○는 여전히 매우 마음 아파하고 있어요. 그/그녀는

자신이 당신들을 사랑했고, 지금도 그러하다는 걸 알기 바라요. 그것에 대해 환자분에게 말해 줄 수 있겠어요?

환자(동생들 역할): 걱정 마, 우리는 언니/누나를 사랑해. 언니/누나는 자신을 구하기 위해 옳은 일을 한 것뿐이야.

치료자: 괜찮다면 이렇게 한번 말해 보세요. 우리는 언니/누나가 잘 살아가고 행복하기를 바라. 죄책감을 느끼지 마. 우리는 언니/누나를 사랑해.

환자(동생들 역할): 그래. 우리는 언니/누나를 사랑해. 행복하게 살아. 죄책감을 느끼면서 인생을 낭비하지 마. 나쁜 사람은 아버지야. 행복하게 살아. 여한 없는 삶을 살아. 언니/누나는 옳은 일을 했어. 언니/누나는 우리를 사랑했고, 우리가 어렸을 때 할 수 있는 만큼 우리를 보호해 줬잖아. 그것에 대해 감사하고 있어. 고마워. 너무 고마워. 우리는 언니/누나를 사랑해. (잠시 멈춤)

치료자: ○○에게 더 하고 싶은 이야기가 있나요?

환자(동생들 역할): 아니요, 다 이야기한 것 같아요.

치료자: (잠시 멈춤) 다시 이 자리로 돌아와 볼까요. (환자는 원래의 자리로 돌아온다.) 여기 잠시 앉아서 마음이 가는 것들을 자유롭게 받아들여 보세요. (치료자는 환자가 잠시 멈추어 그 경험을 내재화하는 동안 지켜본다.) 동생들에게 이야기하고 싶은 것이 있나요?

환자: (동생들의 의자를 향해 돌아보며) 고마워. 기분이 한결 나아지고 가벼워졌어. 그렇게 말해 줘서 고마워. 내 어깨의 무거웠던 짐을 덜어 주었구나. 너무 고마워.

치료자: 그들에게 하고 싶은 이야기가 더 있나요?

환자: 아니요. 이제는 괜찮아요.

치료자: 우리의 원래 자리로 돌아가서 한번 이야기해 봅시다. (환자와 치

료자는 원래의 자리로 돌아와 앉는다.) 지금 거기 앉아 있으니, 어

떤 기분이 느껴지나요? 어땠어요?

환자: 정말 긴 여행을 하고 온 것 같은 기분이에요. 많은 감정이 느껴져요.

치료자: 당신을 놀라게 만들 정도의 경험들은 무엇이었나요?

환자: 아버지에게 그처럼 이야기할 수 있어서 기뻤어요. 저는 정말 한 번

도 화를 표현하거나, 아버지에게 그렇게 맞서 본 적이 없었거든요.

솔직히 말하면, 이야기를 하다 보니 제가 예기치 못했던 이야기들

도 나왔어요.

치료자: 당신을 향한 동생들의 사랑에 감명받았습니다.

환자: 맞아요. 너무 좋았어요. 저는 그 일에 대해 동생들에게 이야기하는

것이 두려웠어요. 동생들이 저를 비난할 거라 걱정했죠. 이제 동생

들에게 이야기할 용기를 조금 더 얻은 것 같아요.

치료자: 잘된 일이네요

환자: 네.

되돌아보기

이 대화는 학대적인 부모에게 초점을 맞추며 시작되었다. 대화
의 목적은 객관적인 태도로 과거에 대해 이야기하고, 환자가 상처
입은 어린아이에서 건강한 어른으로 거듭나도록 힘을 실어 주는
것이었다. 그 과정에서 학대의 경험과 더불어 다른 대상들에 대한
죄책감이 환자로 하여금 이 상황을 더욱 복잡하게 느끼게 했다는
것을 알 수 있었다. 언제나 그런 것은 아니나 꽤 흔히 일어나는 일
이다. 앞의 사례에서 보듯이, 이는 환자가 치유되기 위해서 집중적
으로 다룰 필요가 있는 부분이다. 이것은 외상 치료의 복잡한 특성
을 잘 나타내 주고 있다.

고통스러운 관계 작업하기

 단순히 학대적 관계를 넘어 많은 환자는 문제적이고, 좌절스러우며, 귀찮고, 불안을 유발하는, 실망스러운 관계를 가진 대상과 지속적인 교류와 관계를 가지고 있다. 환자들은 필요에 의해서든 선택에 의해서든 이러한 관계들을 지속하기로 마음먹을 수도 있다.

 앞에서 이야기했던 것처럼, 학대자의 역할을 연기하고 재연하며 그들의 입장에서 말해 보는 것은 환자에게 공감을 일으킬 가능성이 매우 높기에 문제가 될 수 있다. 하지만 어려운 관계나 문제적인 대상과는 공감을 높이는 것이 도움이 될 수 있다. 공감은 환자가 넓은 대화 구조 내에서 자유롭게 화, 좌절감, 실망감, 낙심, 애착, 무망감을 표현하여 상대가 겪고 있는 것들을 더 잘 이해함으로써 얻을 수 있다.

 나의 워크숍에서 가장 강력한 순간들은 치료자가 '치료하기 어려운' 환자들과 대화 기법을 사용할 때 일어난다. 이 방법은 치료자가 역전이(countertransference)를 통해 자유롭고 편안하게 이야기할 수 있게 해 주며, 잠시 동안 '치료자'의 부담을 내려놓게 해 준다. 환자의 입장에서 자유롭게 의견을 말함으로써 평소에 치료 내에서 공유되지 않았을 이야기를 소통할 수 있다. 치료자가 허심탄회하게 이야기를 하면 환자에 대해 화가 났던 감정이 누그러지고 그들이 처한 상황에 대해 더 잘 이해하게 되는 경우가 종종 있다. 또한 그 환자와 추후에 있을 치료에 더욱 의욕적으로 임할 수 있다.

 이중자기 기법은 환자와 치료자의 원활한 의사소통을 돕는 데 효과적이다. 기존의 사이코드라마에서 비롯한 **이중성**(Dayton, 1994,

2005), 이중자기는 환자가 여러 가지 다른 입장에서 접근하고 이야
기할 수 있도록 하기 때문에 의자기법에 매우 적합하다고 볼 수 있
다(Kim & Daniels, 2008; Walters & Swallow, 2009. 5.).

　대개 치료에 있어서 역할은 크게 치료자, 환자, 치료하기 어려운
사람으로 나뉘는데, 다음의 사례에서는 조력자(facilitator), 치료자,
환자의 역할을 이용할 것이다. 조력자는 환자와 치료자의 대화를
조율할 것이다.

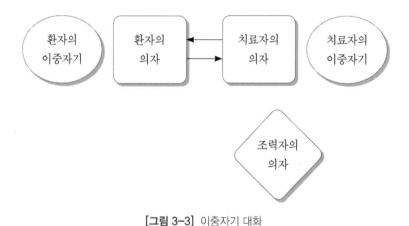

[그림 3-3] 이중자기 대화

이중자기/역전이 대화

조력자: 우리 지난주에 트레버라는 환자에 대해 이야기 나누었었죠? 어떻
　　　게 되고 있나요?

치료자: 여전히 굉장히 어려운 시간을 보내고 있어요. 불편하고 치료 과
　　　정이 중간에 막혀 버린 것 같은 기분이 들어요.

조력자: 트레버에 대한 치료 방법으로 대화를 하는 것에 대해서 토의한

적이 있는데 어떻게 생각하세요?

치료자: 이번 주 내내 대화를 해야 하나 말아야 하나 생각해 봤어요. 한편
　　　　으로는 좋은 생각이지만 다른 한편으로는 매우 불편하기도 합니다.
　　　　내 자신을 그렇게 드러내 놓고 싶지는 않아요. 내가 평가받을 것 같
　　　　고. 당신이 나를 나쁜 치료자로 생각할까 봐 겁이 나요.

조력자: 처음부터 몇 가지를 확실히 해 둡시다. 어떤 치료자에게나 환자
　　　　에게 도움을 주지 못해 좌절하고, 불안하고, 심지어 두렵게 만드는
　　　　환자들이 있지요. 치료하는 사람이라면 한 번쯤은 어려운 환자가
　　　　치료를 아예 취소해 줬으면 하는 감정을 겪어요. 갇혀 있는 기분이
　　　　들고 불행하다고 느끼기도 합니다. 지금 하는 치료가 어려운 것이
　　　　며, 지금 느끼는 어려움은 지극히 정상적이라는 것을 꼭 알았으면
　　　　좋겠어요. 불쾌하기는 하지만 정상적인 일이죠.

치료자: 그 말을 들으니 안심이 되네요. 이 상황에 대해 너무 기분이 상
　　　　하고, 내가 직업을 잘못 택한 건 아닐까 하는 생각도 합니다. 내가
　　　　도와주어야 하는 사람에 대해 이런 식으로 생각하면 안 된다고 느
　　　　껴요.

조력자: 그게 힘든 일이죠.

치료자: 정말 그래요.

조력자: 그래도 치료를 계속하고 싶은 마음이 든다면 의자 두 개를 사용
　　　　하는 구도로 배치해 볼까 해요.

치료자: 좋아요. 한번 해 보죠.

조력자: 가능한 한 자유롭고 심도 있는 대화를 나눠 주시면 좋겠습니다.
　　　　여기서 이야기하시는 것들은 개인적인 이야기입니다. 환자에게 직
　　　　접 하실 말이 아니죠. 이것은 트레버를 치료하기 위한 대화의 예행
　　　　연습이 아닙니다. 이곳에서는 자유롭고 진솔하며 안전하게 말할 수

있습니다. 이걸 확실히 말씀드리고 싶어요.

치료자: 고마워요. 그렇게 확실히 짚어 주시니 기쁘군요. 조금 더 편해졌어요.

조력자: (조력자는 의자들이 마주 보도록 두 개의 의자를 배치한다. 조력자는 치료자 편에 앉을 것이다. 조력자는 치료자가 환자를 연기할 때에도 위치를 바꾸지 않을 것이다; [그림 3-3] 참조) 이 의자에 한번 앉아 보세요. (의자들 중 하나를 가리킨다. 환자는 그 의자로 이동한다.) 그리고 저기에 트레버가 앉아 있다고 상상해 보세요. 최대한 저기 앉아 있는 트레버를 떠올리려고 노력해 보세요. 준비가 되시면 트레버를 저에게 묘사해 주세요. 어떤 옷을 입었는지, 나이는 얼마인지, 어떤 표정을 지었는지, 당신이 그를 보았을 때 어떤 감정을 느끼는지 등을 말씀해 주시면 좋겠어요. 당신이 그를 명확하게 보지 못하거나 의자에서 그의 낌새만을 느낄 수 있어도 괜찮습니다.

치료자: (오랜 멈춤) 의자에 앉아 있는 트레버가 보입니다. 30대 후반 정도예요. 청바지에 티셔츠를 입고 단화를 신고 있네요. 약간 짜증이 난 듯하고 초조해 보입니다.

조력자: 당신은 그에 대해 어떻게 느끼고 있죠?

치료자: 좌절감을 느껴요.

조력자: 그에게 당신의 좌절감에 대해서 한번 말해 보세요.

치료자: 트레버, 당신과의 치료 작업은 정말 좌절스러워요.

조력자: 당신과의 치료 작업이 나에게는 정말 좌절스러워요.

치료자: 맞아요. 당신과의 치료 작업이 나에게는 정말 좌절스러워요. 당신은 나와의 치료에 협조하려 하지 않아요. 나는 당신을 좋아지게 하려고 노력하고 있는데, 당신은 치료를 마치 장난처럼 대하고 있

어요.

조력자: 공평하지가 않군요…….

치료자: 맞아요. 공평하지 않죠. 나는 여기서 이렇게 애를 쓰고 있는데 당신은 나를 조롱하고 진지하게 받아들이려 하지 않는 것도 정말 공평하지 않아요. 나는 잘해 보려고 노력 중이고 당신을 더 좋아지게 하려고 하지만, 당신은 이에 응하려 하지 않아요. 정말 스트레스 받아요.

조력자: 당신이 받고 있는 스트레스에 대해 더 이야기해 보세요.

치료자: 나는 정말 잘 해내고 싶고 좋은 치료자가 되고 싶기 때문에 정말 스트레스를 받아요. 그리고 내가 보고를 해야 하는 지도감독자 때문에도 스트레스를 받아요. 이 환자가 썩 좋아지지 않는다는 사실이 부끄러워요. 이게 나를 정말 난처하게 만들어요.

조력자: 트레버에게 이에 대해 말해 보세요.

치료자: 당신은 나를 난처하게 만들고 있어요. 나는 그게 싫어요. 그리고 당신이 그렇게 행동하는 게 싫어요.

조력자: 당신이 진퇴양난에 빠져 옴짝달싹 못하고 있다는 것처럼 들리네요.

치료자: 저는 지금 옴짝달싹 못하고 있고 갇혀 있는 것 같아요.

조력자: 갇혀 있다. 좋아요. 그 문장을 몇 번 더 이야기해 봅시다.

치료자: (천천히) 나는 갇혀 있는 것 같아. 나는 갇혀 있어.

조력자: 당신과 지도감독자 사이에서 갇혀 있는 기분이고, 그것이 정말 싫어.

치료자: 맞아, 나는 정말 그게 싫어. 당신들 사이에서 꼼짝도 하지 못하는 게 정말 싫어. (잠시 멈춤)

조력자: 트레버에게 그가 당신을 화나고 기분 나쁘도록 한 사건들을 이야기해 보세요.

치료자: 당신이 나를 조롱한다고 생각해요. 나는 치료 시간에 당신이 나를 진지하게 여기고 있지 않다고 느껴요. 당신은 지루한 듯 보이고, 때로는 내가 한 말로 나를 놀리기도 하지요. 그리고 나는 당신이 대기실에 있는 다른 환자들 앞에서 그 말을 했을 때 정말 너무 기분이 나빴어요.

조력자: 그가 무슨 말을 했나요? 그에게 말해 보세요.

치료자: 당신이 다른 환자들 앞에서 나에 대해 그런 농담을 했을 때 나는 정말로 부끄러웠어요. 나는 전문가답게 행동했고, 그 말에 대해서 아무렇지 않은 척했지만, 당신은 내 마음에 큰 상처를 줬어요. 나는 그게 정말로 싫었어요.

조력자: 나는 그렇게 한 당신이 싫었어요.

치료자: 맞아요. 나는 그렇게 한 당신이 싫었어요. 당신은 내 마음 깊은 곳에 상처를 줬어요. 나는 그 기분도 싫고, 그렇게 한 당신도 싫어요.

조력자: 어떤 기분을 느끼고 있나요?

치료자: 괴로워요.

조력자: 이렇게 한번 해 보세요, 나는 당신이 가서 다시 돌아오지 않았으면 좋겠어요.

치료자: 좋아요. 당신이 가서 다시는 오지 않으면 좋겠어요. 당신은 나를 불행하게 만들어요. 내 다른 환자들은 좋아지고 있지만, 당신과 치료하는 것은 항상 힘들어요. 나는 당신을 보고 싶지 않고, 당신과 치료를 하고 싶지 않아요. 난 당신이 싫어요. 그저 가 버렸으면 좋겠어요.

조력자: 이렇게 한번 말해 보세요. 자신의 말로 바꿔도 돼요. 당신을 보면 화가 나고 기분이 나빠요. 당신은 나를 좌절시키고, 내 마음에 상처를 입히고, 나는 그저 당신이 싫어요.

치료자: 그래, 당신을 보면 너무 기분이 나빠져요. 당신은 나를 부끄럽게 만들어요. 당신은 나를 수치스럽게도 해요. 이건 불공평해요. 나는 열심히 일하고 있고, 내가 하는 일이 쉬운 일은 아니에요. 나는 이걸 잘 하기 위해서 계속 노력하고 있어요. 당신은 내 사례들을 봐주는 지도감독자에게 나를 무능력한 사람으로 보이게 만들어요. 나는 그게 싫고, 당신이 싫어요.

조력자: (잠시 멈춤) 이야기하고픈 다른 것들은 없나요?

치료자: 아니요, 이제 됐어요.

조력자: (잠시 멈춤) 이제 당신은 자리에서 일어나서 의자 뒤에 서도록 하세요. 당신이 의자 뒤에 서서 이 일들이 어떻게 보이는지 그리고 어떻게 느껴지는지를 이야기해 보시기 바랍니다. (조력자 또한 자리에서 일어난다.)

치료자: (의자 뒤에 선 채로) 와, 여기 위에서는 꽤나 다르게 보이네요.

조력자: 두 사람 사이에 무슨 일이 벌어지고 있는 것처럼 보이나요?

치료자: 제일 먼저 느껴지는 건 트레버가 여기서는 훨씬 작게 보인다는 거예요. 그가 더 약해 보이고, 약간 애처로워 보이기도 하네요. 이 거리에서는 모든 것이 다르게 보여요.

조력자: 그 의자에 앉아 있는 당신 자신과 트레버 사이에는 무슨 일이 벌어지고 있죠?

치료자: 많이 긴장된 분위기 같네요. 내 자신을 보면, 내가 정말로 열심히, 정말 열심히 일하는 것 같아요. 많이 힘들어 보여요.

조력자: 당신이 의자에 앉아 있는 동안에는 말하지 않았던 트레버와 했던 당신의 치료에 대해 당신이 생각하고 느끼는 것들을 이야기해 보길 바랍니다. 당신이 말하기 두려워하는 것들도 말해 보세요. 나는 당신이 실제 상황에서 트레버에게 이야기하기를 바라는 것이 아닙니

다. 그저 여기서 하기를 바라는 거죠. 이곳에서 하는 것은 안전하니까요.

치료자: 이제 당신이 나를 정말 압박하고 있군요.

조력자: 그래요.

치료자: (잠시 멈춤) 이 이야기를 그에게 결코 이야기하지는 않겠지만 트레버, 나는 당신과 치료를 하는 것이 정말 넌덜머리가 나요.

조력자: 좋습니다. 한 번 더요.

치료자: 나는 당신과 치료를 하는 것이 정말 넌덜머리가 나요. 당신은 모든 걸 망치고 있어요. 당신은 정말이지 내 모든 걸 망치고 있어요. (잠시 멈춤)

조력자: 더 이야기하고 싶은 것이 있나요?

치료자: 아뇨, 충분해요.

조력자: 당신의 앞에 있는 의자에 다시 앉아 보세요.

  (치료자와 환자가 의자에 앉아 있다.)

조력자: 이제 맞은편에 있는 의자로 이동해 보세요.

치료자: (치료자는 '환자'의 의자로 이동한다.)

조력자: 이제 당신은 트레버가 '되는' 겁니다. 그의 입장에서 한번 이야기해 보세요.

환자 역할의 치료자: 오, 그건 문제가 있어요, 그가 하는 일은 나와 싸우는 것이 전부인걸요.

조력자: 나는 당신이 그의 '진실'을 이야기해 봤으면 합니다. 나는 당신이 그의 마음에 담긴 말들을 해 줬으면 좋겠어요. 그가 이야기하지 않은 혹은 아직 이야기하지 않았던 것들을요. 느끼는 대로 해 보세요.

환자 역할의 치료자: 좋아요, 해 볼게요. (잠시 멈춤) 나는 여기 있고 싶지 않아요. 나는 여기 있는 것이 싫어요. 당신과 이야기하고 싶지 않

아요.

조력자: (환자 역할의 치료자에게) 왜 이야기하고 싶지 않은지 말해 보세요.

환자 역할의 치료자: 당신은 내가 정말로 솔직하기를 바라는군요.

조력자: 그래요. 솔직하게요. 정말로 트레버의 진심을 이야기하길 바라요. 그가 하고자 하는 이야기를 듣고 싶어요.

환자 역할의 치료자: 좋아요. (잠시 멈춤) 나는 여기 있고 싶지 않아요. 나는 여기 있는 것이 수치스럽기 때문에 당신과 치료를 하고 싶지 않아요. 여기 앉아 있어야 하는 것과 당신이 나를 보고 있는 것이 다 부끄러워요. 나는 여기 있고 싶지 않아요.

조력자: 트레버, 이것이 힘든 일이라는 것을 알지만, ○○(역주: 치료자의 이름)에게 왜 당신이 부끄럽고 치료를 하는 것이 힘이 드는지를 이야기해 주세요.

환자 역할의 치료자: 내가 치료를 하러 와서 당신을 보고 있으면, 내가 얼마나 모든 것을 망쳐 버렸나 하는 기분이 들어요. 내 삶이 이렇게 될 거라곤 생각도 해 보지 않았어요. 나는 당신이 있는 곳에 앉아 있어야 했어요. 내가 성장하는 것을 지켜봐 주고 사랑해 주었던 사람들이 있었어요. 물론 문제들도 있었지만, 나에겐 나를 사랑해 주던 사람들이 있었어요. 나는 그들을 실망시켰어요. 그 사람들은 내가 무언가를 해내기를 바랐지만 나는 잘못된 길로 가 버렸어요.

조력자: 트레버, ○○는 자신이 뭔가 잘못하고 있거나 자신이 나쁜 치료자라고 생각하고 있어요. 당신도 그렇게 느끼나요?

환자 역할의 치료자: 아니요. ○○는 좋은 사람이에요. 나는 단지 여기 있는 게 그리고 ○○가 나를 보는 게 싫어서 이러는 거예요. 나는 치료자들에게 상담을 받는 게 싫어요.

조력자: 치료자에게 그것에 대해 이야기해 보시겠어요? 나는 그/그녀가
정말 그걸 알 필요가 있다고 생각해요.

환자 역할의 치료자: 좋아요. …… 들어 보세요. 이건 당신 때문이 아니에
요. 수치스러워서 그런 척하는 것뿐이에요. 내 자신을 지키기 위해.
당신이 나를 도와주려 한다는 것을 알아요. 단지 나의 약점을 보이
고 싶지가 않았을 뿐이에요. 나는 진료실에 와서 그저 필요한 업무
만 하고 가고 싶어요. 내가 마약을 하던 때, 그 세계에 있을 때, 나
는 떳떳하지 못한 온갖 일들을 했어요. 당신이 그것들에 대해 물어
볼까 두려워요. …… 당신이 내게 무슨 일이 일어났는지 안다면 나
에게 선입견을 가질 것이라고 생각해요. …… 그렇게 되기를 원하
지 않아요. 당신에게 평가받고 싶지 않아요.

조력자: 그/그녀에게 다시 한번 이야기해 보세요. 그/그녀가 잘 이해하지
못한 것 같아요. 그/그녀는 이 이야기를 다시 한번 들을 필요가 있
어요.

환자 역할의 치료자: 당신 때문이 아니에요. 당신 때문이 아니에요. 나 자신
을 지키려고 그런 거예요. 당신은 괜찮아요. 그저 여기서…… 나 자
신을 드러내는 게…… 나에 대해 이야기하는 게 부끄러울 뿐이에요.

조력자: (잠시 멈춤) 그/그녀에게 이야기하고 싶은 것이 더 있나요? 더 알
아야 할 사항이 있을까요?

환자 역할의 치료자: 아니요. 이 정도면 됐어요.

조력자: (잠시 멈춤) 이제 다른 쪽에서 했던 것처럼 그 의자 뒤에 한번 서
보세요. ('환자'는 일어나 의자 뒤에 선다. 조력자 또한 일어난다.)
거기서 무엇이 보이나요?

환자 역할의 치료자: 음, 거리를 두고 상황을 볼 수 있어요. ○○가 나를
도우려 하고 있고, 나는 그를 가까이 오지 못하게 하네요.

조력자: 좋아요, 이제 당신이 앉아 있을 때와 ○○에게 이야기를 할 때는 공유하지 못했던 생각들과 감정들에게 말을 건네 보세요.

환자 역할의 치료자: (잠시 멈춤) 정말 슬퍼요. 내 삶이 너무나 슬프게 느껴져요. 내가 모든 것을 망친 것 같고 돌아갈 방법이, 정말 돌아갈 방법이 없을 것 같아요. 죄책감이 너무나 커서 견딜 수가 없어요. 나는 너무 부끄럽고, 그래서 당신이 날 보는 게 싫어요. (잠시 멈춤) 그게 다인 것 같네요. (잠시 멈춤)

조력자: 할 말이 더 있나요?

환자 역할의 치료자: 아니요, 없어요.

조력자: (잠시 멈춤) 좋아요, 이 의자에 다시 앉아 보세요. ('환자'는 의자에 다시 앉는다. 조력자도 의자에 다시 앉는다.) (잠시 멈춤) 이제 이 의자로 다시 돌아와 보세요. (치료자의 자리를 가리킨다.) 그리고 다시 당신 자신으로 돌아오세요.

치료자: (반대편 의자로 돌아간다.)

조력자: 어떤 감정이 느껴지나요? 트레버를 연기해 보니 어땠죠?

치료자: (조력자에게) 내가 트레버 역할에 몰입하고 난 후부터는 정말 강렬한 시간이었어요. 어느 정도 알고는 있었지만, 저기에 앉아서 직접 이야기해 보니 트레버와 정서적으로 더욱 연결된 것 같아요. 그가 여기 와서 치료에 참여하는 것이 그에게는 얼마나 힘든 일인지에 대해서 더 깊게 이해하게 되었다는 생각이 드네요.

조력자: 당신의 치료 작업에 대해서는 어떻게 느끼고 있나요?

치료자: 기분이 좀 더 나아졌어요. 내가 많은 압박을 받고 있구나 하고 깨닫게 되네요. 내 머릿속의 '반드시 해야만 하는' 모든 것으로 나 자신을 압박하고, 지도감독자 때문에도 압박을 받았어요. 이것이 실제로 나에게 도움이 되지 않는 것을 알겠어요.

조력자: 당신이 그를 다음에 볼 때면 뭔가 다르게 치료를 해 볼 수 있을 거라 생각이 드나요?

치료자: 당연하죠! 좀 느긋하게 하고 싶어요. 그와 좀 더 많이 통할 수 있도록 하려고요. 조금 더 동기를 유발할 수 있는 방법이 필요하다는 생각이 들어요. 그에게 뭔가를 하게 하려고 압박해 왔는데, 그가 실제로는 꽤나 두려웠을 수 있겠다는 걸 알았어요. 트레버와 수치심을 주제로 먼저 치료해 볼까 해요. 그러면 치료에 진전이 있을 것 같아요.

조력자: 그에게 직접적으로 한번 이야기해 보시겠어요?

치료자: (환자의 의자를 향해 돌아보며) 트레버…… 당신을 좀 더 다른 방법으로 경험하고 있어요. 이해해요. 당신은 두렵고 수치스러웠던 거군요. 좀 더 천천히, 당신과 더 많이 교감할 수 있도록 해 볼게요. 수치심도 치료할 수 있을 거예요. 당신이 불편하게 느낀다는 점을 이해하고 존중합니다. 우리가 치료를 진행할 수 있다면, 당신이 더 나아지고 행복해질 수 있을 거라고 확신합니다. 나는 포기하지 않을 거예요. 내가 조금 마음을 느긋하게 가지고 이 상황을 다르게 접근할 필요가 있다는 것을 알겠어요.

조력자: 아주 좋았어요. 트레버에게 지금 더 이야기하고 싶은 것이 있나요?

치료자: 아니요, 충분하다고 생각해요.

조력자: 지금 거기 앉아서는 어떤 기분이 드나요?

치료자: 마음이 조금 더 느긋해졌고, 희망이 생긴 것 같아요. 이제 무언가 해낼 수 있을 것 같네요. 덜 절망적이에요.

조력자: 당신은 지도감독자에게 당당해질 거라고 이야기했죠. 도움이 필요한가요? 아니면 당신이 해 볼 수 있겠어요?

치료자: 해 볼 수 있을 것 같네요. 이 상황에서 내 생각을 주장할 필요도 있다는 걸 알았어요. 그렇게 한번 해 보려고요. 지도감독자와는 괜

찾을 것 같아요.

조력자: 좋습니다. (잠시 멈춤) 이제 다시 일어나서 그 의자 뒤로 다시 가서 서도록 하세요.

(치료자는 일어나서 의자 뒤로 가서 선다. 조력자도 똑같이 그렇게 한다.)

조력자: 이제 그 상황이 어떻게 보이죠? 그들 둘을 보니까 어때요?

치료자: (잠시 멈춤) 여기 서 있으니까 큰 차이를 느낄 수 있네요. 나와 환자 사이가 덜 긴장되어 보여요.

조력자: 당신 자신은 어떻게 보이죠?

치료자: 내가 확실히 더 편안해 보여요. 여기 서 있으니 환자와 내가 에너지를 서로 주고받는 것이 느껴져요. 더 신나는 분위기가 느껴져요.

조력자: 그에 대해서는 어떻게 느끼고 있죠? 그와의 치료를 다시 시작하는 것에 대해 어떻게 생각하나요?

치료자: 놀랍게도, 트레버에게 더 공감이 가요. 그는 여전히 골칫거리지만 그의 고통이 더 잘 느껴집니다. 힘의 균형이 이동한 것 같아요. 내가 더 강해졌다는 느낌이 듭니다. 그는 예전보다 약해 보이고 고통 속에 있는 것 같아요. 이제 그를 치료할 마음이 듭니다.

조력자: 대단하네요. 큰 변화예요. 당신이 그렇게 했을 때 진짜 뭔가 바뀌었군요.

치료자: 네, 정말 뭔가 바뀌었어요.

조력자: (잠시 멈춤) 이제 상황에 변화를 줘 봅시다. 이제 당신은 앞에 앉아 있는 치료자에게 이야기를 해 봅니다. 당신이 당신 자신에게 지지자 혹은 친구가 되어 주는 것이지요. 당신 스스로에게 긍정적으로 대하면서 내가 말했던 것들을 당신의 언어로 바꾸어 이야기해 보세요. 이해되나요?

치료자: 해 볼게요.

조력자: 당신이 트레버를 치료하는 것 때문에 힘든 시간을 보내고 있지만, 나는 당신이 좋은 치료자라는 것을 잘 알고 기억하기를 바라요.

치료자: 아, 좀 어렵네요. (잠시 멈춤) 좋습니다. 이 환자를 치료하는 것은 굉장히 힘든 일이고, 나는 당신을 이해해요. 하지만 당신이 다른 환자들과는 매우 성공적인 치료를 해 왔다는 걸 잘 알고 있다고 말해 주고 싶어요. 이 환자와는 평소와 좀 다른 상황에 있다는 걸 알고 있어요. 그는 까다로운 환자이고, 당신은 좋은 치료자예요.

조력자: 그 부분을 다시 한번 이야기해 보세요.

치료자: 그는 까다로운 환자이고, 당신은 좋은 치료자예요.

조력자: 당신이 그/그녀의 어깨에 손을 얹고 있다고 상상해 보세요. 그/그녀가 당신을 정말로 느꼈으면 좋겠어요. 나는 당신이 이렇게 따라 했으면 좋겠어요. 혹은 자신의 말로 바꿔도 돼요. '나는 당신을 사랑해, 존경해 그리고 존중. 당신은 정말 좋은 치료자야. 그가 협조하고 있지 않지만 나는 당신 편이야. 나는 잘 알고 있어. 당신이 얼마나 열심히 하려고 하고, 얼마나 치료가 잘 되길 원하는지. 당신이 날 받아들이고 내가 당신 편이라는 걸 알았으면 좋겠어.'

치료자: 다시 말하지만…… 어렵네요. 내 자신에게 그런 이야기들을 하는 것이 어려워요

조력자: 당신 안에 '비판자'가 있는 것은 알아요. 하지만 우리는 '지지자'가 필요합니다.

치료자: 좋아요. (바로 앞의 의자에 앉아 있는 상상 속의 '자신'의 어깨에 손을 올린다.) 내가 당신을 좋아한다는 것을 알아줬으면 좋겠어.

조력자: 당신을 사랑한다는 것을.

치료자: 당신을 사랑한다는 것을. 당신이 치료자로서 일하는 것이 얼마나

힘든 일인지 내가 이해하고 있다는 걸 알아주면 좋겠어. 그 긴 시간 동안 당신이 환자들을 도우려 치료 기법들과 해결책을 찾기 위해 얼마나 씨름해 왔는지 알아.

조력자: 나는 그런 당신이 대단하고 존경스럽다고 생각해.

치료자: 그래. 나는 그런 당신이 대단하고 존경스럽다고 생각해. 솔직해지자. 그가 치료에 협조하지 않는 거야. 그가 당신에게 힘든 시간을 안겨 주고 있다고.

조력자: 이런 환자를 치료한다면 누구든지 어려움을 겪을 거야, 심지어 당신의 지도감독자일지라도.

치료자: 그래. 그는 정말로 구제불능이야. 심지어 우리의 지도감독자라도 그를 치료하지 못할 거야. 이건 어려운 사례이고, 때로는 우리가 치료하지 못할 수도 있어. 당신이 이것을 이해하고 받아들였으면 해. 이것이 진실이라는 것을 알았으면 해. 당신이 아무리 공을 들여 치료를 한다 해도, 때로는 그들을 나아지게 할 수 없는 경우도 있어. 하지만 이것이 당신의 능력을 반영하는 것이 아니라는 것도 알았으면 해. 내가 당신의 편이라는 것을 알아줘. 나는 당신이 겪어 왔던 그리고 겪고 있는 일들을 누구보다 잘 알고 있고, 당신이 나를 받아들여 주면 좋겠어.

조력자: 나를 받아들여 주면 좋겠어, 내가 당신을 도와줄 수 있게. 어려운 상황이 생기면 내가 당신을 도울 수 있게 나를 받아들여 주면 좋겠어.

치료자: 내가 당신을 도울 수 있게, 상황이 힘들어질 때 내가 당신을 도울 수 있게 나를 받아들여 줬으면 좋겠어.

조력자: 그리고 당신이 마음을 느긋하게 가지고 한숨 돌렸으면 좋겠어.

치료자: 당신이 마음을 느긋하게 가지고 한숨 돌렸으면 좋겠어.

조력자: (잠시 멈춤) 지금 거기서 어떤 기분을 느끼나요?

치료자: 더 편안하고, 의자에 앉아 있는 내 일부분과 더 가깝게 연결되어 있다고 느껴요.

조력자: 그/그녀는 어떤 것 같아요?

치료자: 그/그녀는 내가 말했던 것을 받아들이고 있어요. (다른 의자를 가리키며) 그는 어긋나게 행동하고 있지만, 우리는 할 수 있는 최선을 다하고 있어요.

조력자: 자기 자신에게 한 번 더 말해 보세요. 다시금 그/그녀를 지지하고 확신을 주세요.

치료자: 알겠어요. …… 방금 정말 잘했어. 나는 당신이 지금 중요한 한 걸음을 떼었고 이걸 끝까지 해결해 낼 수 있을 거라고 생각해.

조력자: 당신은 정말 좋은 치료자야.

치료자: 당신은 좋은 치료자야, 정말 좋은 치료자. 그걸 잊지마.

조력자: 나는 당신이 그걸 잊지 않았으면 좋겠어.

치료자: 나는 당신이 그걸 잊지 않았으면 좋겠어. 때로는 어려워질 수 있지만, 그건 이런 환자들의 경우만 그런 거니까.

조력자: 나는 당신 편이야.

치료자: 나는 당신 편이야. 나는 당신을 사랑하고 존경해. 당신에게 변화가 왔고, 앞으로 더 좋아질 거라 생각해.

조력자: 내가 말하고 있는 것을 받아들였으면 좋겠어.

치료자: 내가 말하고 있는 것을 받아들였으면 좋겠어. 잠깐 이완하고 심호흡을 해 봐. 우리는 괜찮을 거야. …… 그리고 그 또한 괜찮아질 거고. (잠시 멈춤)

조력자: ○○에게 이야기하고 싶은 것이 더 있나요?

치료자: 아니요, 이제는 충분해요.

조력자: 이제 다시 한번 그 의자에 돌아가서 앉도록 하세요.

(치료자는 의자에 앉는다.)

조력자: 잠깐 시간을 드릴게요. 당신 안의 지지자가 방금 말했던 것을 받아들여 보세요. 무엇이든 좋습니다.

치료자: (잠시 멈춤) 일부는 받아들일 수 있을 것 같아요. 처음에는 어려웠지만, 지금은 어느 정도는 받아들일 수 있을 것 같네요.

조력자: 당신의 치료 시간에 그것들을 적용할 수 있을까요?

치료자: 네, 해 볼 수 있을 것 같네요.

조력자: 좋습니다. 이에 대해 마무리를 하기 위해 의자들을 원래의 위치로 옮기도록 합시다.

마무리

조력자와 치료자는 의자를 원위치로 돌려놓는다. 그리고 마주 앉아서 방금 했던 치료 내용을 기반으로 트레버에게 사용할 구체적인 전략을 탐색해 본다.

되돌아보기

이중자기(self-doubling) 기법을 통해 환자가 동시에 2차원 이상의 치료를 경험할 수 있도록 한다. 이 기법은 환자들이 자신을 드러내고 감정을 공유하는 법을 가르쳐 준다. 환자의 페르소나에서 더 나아가 자신의 매우 사적인 생각과 감정을 안전한 방법으로 표현할 수 있다. 앉은 자세에서 서 있는 자세로 신체적 전환을 하는 것은 자세뿐 아니라 인지적·정서적 관점의 변화를 가져온다. 궁극적으로 환자의 고통이 경감되고 상대에 대한 공감 능력은 늘어난다. 내가 이 이중자기 기법의 사용을 어려운 관계 개선에서는 권하지만 학대에 대한 치료에서는 권하지 않는 것이 바로 이 때문이다.

4장 / 외적 대화: 자기주장과 행동시연

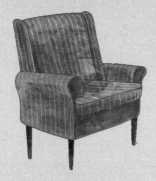
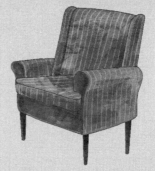

🌱🌱 행동시연(behavioral rehearsal)의 형태인 자기주장 훈련(asserti-veness training)은 전형적인 미국식 치료 방법이다. 이 치료의 목적은 환자들이 "자기표현적이면서 다른 이들을 존중하는, 직접적이고 개방적이며 진솔한 의사소통"을 할 수 있도록 힘을 실어 주는 것이다(Fodor & Collier, 2001, p. 223). 놀랍게도, 이는 미국에서 살아가는 이들이 가장 중요시하는 가치를 반영하여 나타내는 것이다. 콜스(Kohls, 1984)는 『미국인들이 따르는 가치(The Values Americans Live By)』라는 그의 수필에서 열세 가지 핵심 가치 목록에 '동등함/평등주의'뿐만 아니라 '직설적임, 개방성, 정직'을 포함시키고 있으며, 이 덕목들은 자기주장 훈련의 핵심적인 원칙들이다. 자기주장 훈련은 일반적으로 정신치료에 있어서 행동적인 요소의 전통에 주요한 공헌을 하였으며, 의자기법에는 특히 지대한 영향을 끼쳤다. 초기에 울프(Wolpe, 1982)가 '행동주의적 사이코드라마'라 명명했고, 역할 연기로도 알려져 있는 이 기법은 1970년대에 특히 성행했다. 『당신은 완벽하게 옳다(You're Perfect Right)』(Alberti & Emmons, 1986)라는 책이 당시에 베스트셀러였는데, 이 접근법을 대중화시키는 역할을 하였다. 시간이 지나도 이 접근법은 대부분의 환자의 요구를 충족시키고 있다.

자기주장의 관점에는 일반적으로 이 기법이 감정적 · 심리적으로 타인들과 상호작용하는 가장 건강한 방법이라는 믿음이 내재되어 있다(Fodor & Collier, 2001). 대안적인 의사소통 방식으로는 공격적 · 수동적 · 수동-공격적 방식이 있다. 공격적 방식은 직접적으로 무례하게 타인의 영역을 침범하는 것이고, 수동적 방식은 자기

표현을 억누르면서 나 자신에게 무례하게 굴도록, 나의 사적인 영역을 침범하도록 허용하는 것이다. 그리고 수동-공격적 방식에서는 간접적으로 공격성을 드러내게 된다.

물론 현실에서 수동적이거나 수동-공격적 혹은 공격적인 방식으로 행동하는 것이 적절할 때가 있다. 예를 들어, 깡패처럼 나를 억누르는 강한 힘과 마주했을 때는 수동적 혹은 수동-공격적 행동이 적어도 초기에는 적절한 반응 방법일 것이다. 지정학적 측면에서, 정면에서 마주치기는 너무 강력한 군대를 대할 때는 수동-공격적인 반응으로서 게릴라식의 전투가 나타날 수 있는 것이다.

반대로, 사랑하는 이를 누군가 공격하는 상황에 직면할 때는 생명과 내 몸을 보호하기 위하여 직접적이고 의도적이며 공격적인 형태로 행동하는 것이 최선이다. 자기주장과 공격성의 결합은 전사의 전형을 나타내는 것이다.

> 한국전쟁에서 보병 전투부대의 사령관이었던 프랭크 리드(Frank Reed) 대령은 "전쟁의 첫 번째 법칙은 전쟁 상황에 놓일 때 당신이 전쟁 상황이라는 것을 아는 것이다."라고 이야기했다. 그다음에는 행동할 용기와 올바르게 행동할 판단력이다. 당신이 하는 어떤 것이든 효과적이어야 하며 과도하지 않아야 한다. 마지막으로, 행동은 여기서든 다른 곳에서든 반복하지 않아도 되도록 명확하고 결단력 있어야 한다. 판단, 규제, 용기 그리고 능력이 있어야 한다(Redmoon, 1994, pp. 23-24).

자기주장과 자기강화의 문제를 가진 환자들과 치료 작업을 하는 것은 수많은 철학적·실용적·역량적 문제를 다루는 것을 포함한다. 그 순서와 치료의 강도는 환자마다 다르지만, 대부분의 경우에 어느 정도는 각자 이런 차원들을 다룰 필요가 있을 것이다.

자기주장과 관련된 더 필수적인 주제들 중의 하나는 환자와 치료자가 그것을 뒷받침하는 철학을 수용할 필요가 있다는 것이다. 이것은 모든 사람을 위치와 직업, 배경과 상관없이 본질적으로 동등하고 존경받을 가치가 있다고 보는 것을 포함한다. 여기에는 또한 각 개인이 다른 이들의 권리를 침해하지 않는 한 자신을 자유롭게 표현할 권리를 가지고 있다는 생각도 포함되어 있다. 이것이 이성적이고 민주적으로 보이지만, 결코 직관적인 것은 아니다. 자기주장을 할 수 있도록 가르침을 받은 사람은 매우 드물고, 그것이 일반적인 학교 정규 과정에 포함된 내용도 아니다(몇몇 약물 예방 프로그램에서는 포함되어 있을지도 모른다). 우리 문화에서의 몇몇 도덕적 법칙은 고르지 않은 평등(예: 황금률)을 조장하지만, 권위에 대한 복종의 중요성이 더 흔한 메시지이다. 다른 문화에서 온 환자들을 치료할 때, 특히 강력한 가족 간의 유대감과 권위에 대한 복종이 중요한 가치인 문화에서는, 철학적인 작업이 더 중요할 수도 있다. 두 가치관 사이에서 갈등하는 미국 이민자들의 첫 세대들은 어떤 환경에서는 자기주장적이 되기를 원하고 다른 환경에서는 전통을 따르고 싶어 할 수 있다. 치료자들은 자기주장과 관련된 문헌들(예: Alberti & Emmons, 1986)을 참조하여 환자들에게 그것을 가르치려 하기 전에 그들 자신의 갈등과 염려를 해결하는 것이 현명한 일일 것이다.

두 번째 주제는 안전성과 결과에 대한 것이다. 모든 조건이 같다면 자기주장적 행동은 더 나은 대인관계적인 결과를 낳아야 한다. 그러나 우리가 권력과 관련된 주제로 치료 작업을 한 이래 파생된 결과가 있을 수 있다. 프레드릭 더글러스(Frederick Douglass)는 "요구 없는 권력은 아무것도 아니다."라고 했고, 또한 "투쟁이 없으면 진보는 없다."라고도 했다(Newman, 1998, pp. 346-347에서 인용). 이는 치료자와 환자가 주어진 상황에서 자기주장적 행동을 취하는 것의 위험성과 이득을 확실히 탐색해야 한다는 것을 의미한다. 대부분 그 위험은 작은 것이지만, 그렇지 않을 때도 있다. 정확히 하자면, 환자가 위험을 감수하거나 자신이 원하는 것을 얻기 위해 큰 위험을 감수하지 말아야 한다는 것은 아니다. 단지 자신이 하고 있는 것이 무엇인지 명확히 알아야 한다는 것이다. 비슷한 맥락에서, 개입의 목적이 타인의 유해한 혹은 통제하려는 행동을 변화시키는 것이라면, 개입의 초반에는 그 행동이 증가하게 될 수도 있다.

세 번째 주제는 자기주장에 대한 평가이다. 현재 드러나는 문제는 무엇인가? 자기표현이 전반적인 문제인가 또는 특정 상황들과 관련된 것인가? "예" 혹은 "아니요"라고 이야기하는 것, 요청하는 것 혹은 다른 사람들에게 한계를 두는 것에 대한 문제인가? 네 번째의 요소는 실제적인 자기주장 행동 그 자체를 포함한다. 이것은 '나-진술(I-statements)'과 '조건적 진술(conditional statements)'의 두 가지 중요한 형태를 가지고 있다. 나-진술의 사용을 배우는 것은 이야기해야 할 것을 식별하고, 눈을 맞추고, 단호한 목소리를 내고, 열려 있으면서 자신 있는 태도 그리고 인내심을 가지는 것을 포함한다. 환자에게 이것을 반복적으로 가르치는 것이 매우 중요하다. 의도된 메시지를 받을 '상대방'을 반대편의 의자에 위치시킬 수 있다. 목표는 환자가 메시지를 전달하는 동안 편안함과 통합됨을 느끼는 것이며, 이는 치료 중 혹은 치료 밖에서의 연습 없이는 이루어지지 않을 것이다.

조건적 진술은 '만일 ~하다면'의 절을 포함한다. 이 형식은 다른 사람이 현재 문제가 되는 행동을 하고 있는 상황에서 사용하기에 가장 적절하다. 예를 들어, 한 여성은 그녀의 어머니에게 "엄마, 톰과 아이들을 데려올 거예요. 하지만 엄마가 그들 앞에서 나를 계속해서 비난하는 것은 기분이 좋지 않아요. 우리는 그 부분을 함께 상의했고, 이런 결론에 도달했어요. 우리는 엄마가 우리 삶의 일부분이 되기를 바라지만, 우리가 함께 있는 동안 계속 저를 비난하고 수치스럽게 만든다면, 우리 넷은 즉시 떠나 버릴 거예요. 그리고 4주 동안은 다시 보지 않을 생각이에요. 그래서 엄마가 우리를 존중해 준다면 우리는 여기에 머물러서 좋은 시간을 보내겠지만, 저를 비난한다면 우리는 떠날 거예요. 엄마의 선택에 달렸어요."라고 말할 수 있다.

적어도 처음에는 환자들이 이러한 행동을 협박으로 여길 수도 있다. 과학적인 측면에서 보면, 우리는 돌발 상황이나 다른 이들의 행동에 의해 촉발될 결과를 만들어 내고 있는 것이다. 환자가 이것을 이해하도록 돕는 데는 몇 회기가 걸릴지도 모른다. 또 다른 주제는 이 방법이 효과적이기 위해서는 그들의 말을 행동으로 뒷받침하는 결심이 필요하다는 것이다. 준비 과정은 그 제안에 동의하고, 소통할 방식을 만들어 내고, 그것을 말하는 연습을 하고, 원래 계획했던 말과 돌발 상황에 대처하는 말과 행동들을 반복해서 연습하는 것을 포함한다. 다시 말하자면, 조금이라도 자연스럽게 느껴지는 수준이 되기까지 반복적인 연습을 하는 것이 핵심이다.

다른 경우, 한 사람의 '목소리'를 발달시키는 데는 일련의 과정이 필요하다. 여기에서는 낮은 단계의 공포 상황에서 높은 단계의 공포 상황까지의 단계가 만들어지고, 이들 각각에 대해 의자기법을 이용해서 연습을 거치고 나서 그것을 실제 상황에 적용해 보게 된다. 예를 들어, 환자에게 길을 묻게 하거나, 10달러 지폐를 바꿔 줄 것을 요구하게 하는 방법으로 시작할 수 있으며, 그 후에는 여성에게 데이트를 신청하거나, 매력적으로 보이는 남성에게 말을 걸어 보는 것으로 옮겨 간다. 더 높은 단계의 불편감을 주는 방법으로 사장에게 봉급을 인상해 줄 것을 이야기해 볼 수도 있다. 마스트로(Mastro, 2004)는 사람들이 실제 생활에서 종종 불안감을 느끼기 때문에 치료 회기에서 실제보다 조금 더 강력하고 강압적으로 행동하는 것이 도움이 될 것이라고 지적했다.

울프와 포더(Wolfe & Fodor, 1975)는 자기주장적 행동을 차단하거나 방해하는 과정들에 대해 흥미를 느꼈다. 그들은 특히 여성에게 초점을 맞추었지만, 그들의 통찰은 모든 환자에게 적용 가능하다. 그들은 환자들에게 행동시연에 참여했을 때 경험했던 생각들, 감정들, 심상들을 관찰하고 보고하도록 요청했다. 어떤 이들에게는 이 과정이 자신이 무엇인가 잘못하고 있다는 생각, 이것이 제대로 되지 않을 것이라는 공포감, 결과가 끔찍할 것이라는 염려 그리고 다른 이들에게 해를 끼치는 심상들을 야기할 수 있다. 이 모든 것은 말로 표현하고 언급되어야 한다. 여기서 중요한 점은 자기주장을 하지 못하는 것은 행동의 결핍뿐만 아니라 믿음과 감정의 억제 때문에 야기된다는 것이다.

마지막으로, 자기주장은 건강한 어른 모드나 내적 지도자(inner leader)를 강화하는 중요한 방식이다. 펄스는 "자신을 표현하는 적합한 자아 언어(ego-language)를 적용할 때마다 자신의 인격 발달을 돕게 된다."라고 말했다(Naranjo, 1968, p. 131에서 인용). 여기서 그는 우리에게 일반적인 언어, 특히 실존적 언어의 중요성을 상기시키고 있다. 자기주장에 대한 치료 작업에서 우리(치료자들)는 환자가 "나는 ~를 원한다." "나는 결정 중이다." "나는 그렇다고 말하고 있다." "나는 아니라고 말하고 있다." "당신이 한 행동 때문에 기분이 나쁘다."와 같은 구문들을 말하고 또한 생각하게 되기를 바란다. 우리의 목표는 이러한 말들로 치료를 시작하여 궁극적으로 그 사람 마음의 모든 부분에 그 말들을 연결시키는 것이다.

한 20대 초반 여성이 그녀의 남자친구가 그녀의 생각과 화장법 등에 대해서 비판적이었던 것이 기분 나빴다고 보고했다. 그녀는 특히 남자친구가 그녀의 음악 취향을 비판했을 때 매우 괴로워했다. 우리는 그를 반대편의 의자에 앉히고 그녀가 그에게 자신은 이런 행동을 좋아하지 않으며 그러니까 그만해 주면 좋겠다는 것을 말하도록 연습시켰다. 나는 그녀에게 나-진술을 사용하면서 좀 더 명확하고 직접적으로 큰 목소리로 이야기하게 하고, 이 주제에 대해서 자신의 권리를 주장하도록 권유했다. 그 치료가 끝난 후 그녀는 집으로 돌아가 그를 만났다. 그는 사과했고, 그 행동을 멈추는 데 동의했다. 이것은 우리가 함께 했던 치료 중에 일어난, 그녀에게 굉장히 큰 사건이었고, 그녀는 그들의 관계가 더 나아지게 되었다는 것을 느꼈다. 여기에서 이 여성이 삶의 다른 영역에서는 자기주장을 할 수 있었던 여성이라는 것을 아는 것이 중요하다. 그녀가 직접적인 대화를 어려워했던 것은 개인적인 인간관계에서만 그랬다. 그녀의 남자친구는 매우 영리하면서도 고집이 셌는데, 이것이 관계를 더 벅차게 만들었다. 다시 한번 평가의 중요성을 말하고 있는 것이다.

자기주장 대화

이 장의 대화는 맥케이와 맥케이(McKay & McKay, 2008. 2. 17.),
리브스(Reeves, 2006. 1. 5.)의 치료 작업에서 발전시킨 것이며, 봉급
인상을 요구하는 내용을 담고 있다. 치료의 첫 번째 부분은 환자와
치료자가 설득에 성공하기 위해서 기반을 다지는 부분이며, 두 번
째 부분은 의자기법을 사용하여 환자의 목소리를 강화하고 가다듬
는 것을 담고 있다.

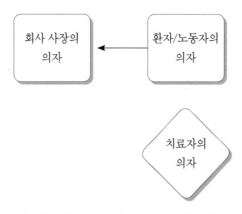

[그림 4-1] 자기주장/봉급 인상에 대한 대화

봉급 인상을 요구하기

치료자: 지난주에 당신은 경제 사정이 걱정된다는 말을 했고, 당신 회사
　　　　의 사장에게 봉급을 인상해 달라고 요구하고 싶지만 두렵다고 이야
　　　　기했죠. 여전히 그런 마음인가요?

환자: 네, 아직 그래요.

치료자: 이야기를 한번 들어 봐도 될까요?

환자: 저는 2년 동안 이 일을 해 왔고, 이제 봉급 인상을 원해요. 제가 생각하기에 충분히 일을 잘해 왔고, 직장에서 저 정도의 경력을 가진 사람들은 이미 봉급이 인상되었다고 알고 있어요. 문제는 제가 그걸 요구하기가 겁이 난다는 거예요. 생각은 하고 있어요. 심지어 제가 닉의 사무실―닉은 사장 이름이에요―쪽으로 걸어간 적도 있는데, 매번 겁을 먹고 그만두곤 해요. (잠시 멈춤)

치료자: 몇 가지 좀 더 명확히 해 봅시다.

환자: 좋아요.

치료자: 닉은 당신 회사의 사장님이죠. 그가 실제로 당신의 봉급을 올려 줄 수 있는 권한을 가지고 있나요? 그의 결정으로 가능한가요?

환자: 네. 그가 회사의 주인이거나 주인들 중의 하나일 거예요. 제 봉급 인상에 관여하고 있죠.

치료자: 좋아요. 그에게 봉급 인상에 대한 실제적인 질문을 하는 방법을 알아보기 전에 당신이 업무에서 얻은 성과에 대해 명확히 알고 있는 것이 중요하다고 생각해요. 또한 당신의 마음속에 방해가 될 수 있는 요소들이 있지는 않은지 알고 싶네요.

환자: 무슨 말인지 잘 알겠어요.

치료자: 좋아요. 당신이 봉급 인상을 요구할 때 당신이 그런 대접을 받을 만하다는 것을 입증할 필요가 있어요.

환자: 맞아요.

치료자: 지난 2년 동안 당신이 회사에서 해 온 일들은 무엇인가요?

환자: 이전에 이야기했듯이, 저는 소프트웨어 엔지니어이면서 고객 서비스 담당, 영업 일을 함께 해 왔어요.

치료자: 그 일들을 어떻게 해냈나요?

환자: 제 일의 일부 일상적인 부분은 고객들의 지속적인 요구를 근본적으

로 충족시키는 것이에요. 우리는 고객들의 소프트웨어나 웹상의 문제를 해결해 주죠. 이것이 제 일의 큰 비중을 차지하는 부분이고 저는 불평 없이 그 일을 잘 처리해 왔어요.

치료자: 다른 것은요? 뛰어나게 잘 해낸 부분이 있을까요?

환자: 몇 가지가 있죠. 애프토니아라는 회사가 새로운 제품군을 출시했는데 출시 직전에 소프트웨어상에 문제가 생기기 시작했어요. 문제가 제때 해결되지 않았으면 그들이 엄청난 돈을 쓰게 되었을 거예요. 아마 수백만 달러쯤 될 거예요. 그쪽에서 오후 5시 10분 전에 저에게 전화를 했고, 저는 몇 시간 동안 그들의 엔지니어와 함께 문제 해결을 위해 작업을 했죠. 그 문제를 해결하느라 그 사무실에 새벽 4시까지 있었어요. 우리는 결국 일을 해결했고, 출시가 제때 이뤄졌지요.

치료자: 정말 대단한데요!

환자: 그렇죠. 애프토니아 회사 사람들은 정말 만족해했어요. 그들이 닉에게 그 일에 대해서 장문의 편지를 보냈죠. 그는 저에게 잘 해냈다고 말했어요.

치료자: 좋아요. 또 다른 일은요?

환자: 릭이라는 사람과 관련된 일이에요. 그는 베슬 랩에서 일하고 있었죠. 우리는 1년 정도 같이 일을 했어요. 우리는 사이가 아주 좋았고, 함께 했던 일도 잘 해냈죠. 그는 그 후에 글로벌 익스펜션 펀드로 직장을 옮겼어요. 우리 관계가 돈독했기 때문에, 그는 자신의 회사의 웹과 IT 관련 작업을 일부 우리에게 맡기도록 설득했어요. 매년 수백만 달러 정도의 가치가 있었으니 우리 회사에는 굉장히 큰 계약이었는데, 우리 둘의 관계가 아니면 그 건이 성사되지 않았을 거라 생각해요.

치료자: 다른 일은요?

환자: 평소에도 일을 잘 해내고 긍정적인 피드백을 듣는 편이지만, 제가 거기서 근무한 이래로는 그 두 가지가 제가 해낸 가장 큰 일이네요.

치료자: 성과 이외에 책임에 대한 것을 살펴보는 것도 중요할 것 같네요. 지난 2년 동안 추가적인 책임이나 직책을 맡았나요?

환자: 캐런이라는 프로젝트 디렉터 일을 맡았던 분이 있어요. 그녀는 다른 집단들을 잘 조율해서 프로젝트를 늘 제시간에 끝냈어요. 꽤나 강압적인 사람이죠. 어쨌든 우리는 레드우드 투자라는 회사와 큰 프로젝트를 함께 하게 되었어요. 일이 진행되는 중에 그녀가 3개월 간 출산휴가를 떠나게 되었는데 회사 측에서 그녀 대신에 저에게 일을 의뢰했어요. 저는 모든 일을 조율해 냈고, 그 프로젝트를 궤도에 오르게 했어요. 그녀가 돌아왔을 때 꽤나 만족해했고, 레드우드 측에서도 긍정적인 피드백을 받았죠. 저는 봉급이 올라가거나 새로운 직책을 맡지는 않았지만, 그 일을 잘 해냈어요. 닉이 그걸 알아야 해요.

치료자: 당신의 봉급이 인상되는 데 방해가 될 수 있는 일들이 있을까요?

환자: 음, 어느 날 늦은 오후에 6월에 떠나기로 계획 중인 휴가에 대해 생각하고 있었어요. 카약 탐험과 관련된 웹사이트를 보기 시작했죠. 잠깐 동안 거기 완전 빠져 있었는데, 나중에 누가 내 뒤에 서 있던 것을 알게 되었죠. 저는 뒤를 돌아봤고, 닉이 뒤에 서서 저를 보고 있었던 것을 발견했어요. 그가 얼마나 거기 있었는지는 몰라요. 하지만 정말 어색한 순간이었어요. 곧 퇴근 시간이기는 했지만 아마 닉의 기분이 썩 좋지는 않았을 거예요.

치료자: 맙소사, 다른 일은요?

환자: 회사에서 여는 연말 파티는 큰 행사예요. 회사에서 일한 첫해에는

중요한 가족 일 때문에 참석하지 못했어요. 그게 그리 달갑지는 않았겠죠. 하지만 지난해에는 참석했어요.

치료자: 좋아요. 음, 봉급 인상을 고려하는 데 있어서 당신에게 방해가 될 중요한 요인은 없는 것처럼 들리네요.

환자: 제가 겁을 내고 있고, 닉을 약간 무섭게 여긴다는 사실 외에는 없어요.

치료자: 다른 주제들에 대해서 치료해 왔던 것처럼, 우리의 목표 중 하나는 당신의 자기주장을 하는 목소리, 그러니까 건강한 어른 모드를 발달시키고 강화하는 것입니다. 당신이 말할 때 '나는 ～하길 원한다.' '나는 ～하기로 결정할 것이다.' '나는 ～하길 고대하고 있다.' '나는 ～할 권리가 있다.'와 같은 구문들을 사용하길 바랍니다.

환자: 알겠어요.

치료자: 먼저, 이것부터 이야기해 볼까요. 나는 봉급이 인상되기를 원해요. 나는 더 많은 돈을 받기를 원해요.

환자: 저는 봉급이 인상되기를 원해요. 저는 더 많은 돈을 받기를 원해요.

치료자: 저는 열심히 일해 왔고 잘 해 왔어요.

환자: 저는 열심히 일했고 잘 해 왔어요.

치료자: 저에게는 봉급 인상을 요구할 수 있는 충분한 권리가 있어요.

환자: 저에게는…… 저에게는…… 봉급 인상을 요구할 수 있는 충분한 권리가 있어요. 이건 좀 더 어렵네요.

치료자: 당신은 업무를 잘 해냈죠?

환자: 네.

치료자: 회사에 충분한 이득을 가져다주었죠?

환자: 그렇죠.

치료자: 당신은 봉급 인상을 요구할 권리를 가지고 있나요?

환자: 네.

치료자: 그렇다면 다시 말해 보세요.

환자: 저에게는 봉급 인상을 요구할 권리가 있어요.

치료자: 좋아요. 그럼 지금 당신은 얼마만큼의 인상을 원하고 있나요?

환자: 음, 아기가 태어났기 때문에 우리 지출이 더 늘어나고 있고, 인터넷에서 보니 제가 다른 소프트웨어 엔지니어들보다 봉급을 적게 받고 있는 것 같아서 봉급에서 10퍼센트 정도 인상되었으면 좋겠어요. 그 정도가 제가 바라는 다예요. 너무 많다고 생각하시나요?

치료자: 당신이 업무를 정말 잘해 왔고, 그동안 급여 인상 없이 꽤 오랜 시간 동안 그곳에서 일해 왔으니, 제가 볼 때 10퍼센트 정도는 괜찮아요. 문제는 그가 협상을 하려 할 것이니 당신은 만족할 만한 수준보다 더 많은 인상을 요구해야 한다는 것입니다.

환자: 그런 건 생각을 못 했네요. 10퍼센트에 대해서 생각하는 것도 꽤나 긴장이 돼서요. 많은 금액인 것 같아요.

치료자: 저는 당신이 15퍼센트를 요구해야 한다고 생각합니다.

환자: 15퍼센트요?! 너무 많아요. 12퍼센트는 어떨까요?

치료자: 좋아요. 12퍼센트요.

환자: 그 정도면 좋습니다.

치료자: 이제 저쪽과 마주 볼 수 있도록 의자를 좀 옮겨 보겠습니다. 닉이 저 의자에 앉아 있다고 상상해 보시길 바랍니다. 정말 그를 보고 있는 것처럼 느껴 보세요. …… 그가 감지되기 시작하면 당신이 무엇을 보고 있는지, 그가 무슨 옷을 입고 있는지 그리고 그의 얼굴 표정에서 어떤 것이 드러나고 있는지를 묘사해 보세요.

(환자는 한 의자로 이동하고, 다른 쪽에 있는 '닉'과 마주 앉는다. 치료자는 자신의 의자를 환자의 옆에 비스듬하게 위치시킨다; [그

림 4-1] 참조)

치료자: (잠시 멈춤) 저기 앉아 있는 그를 볼 수 있나요?

환자: 네.

치료자: 당신이 그를 볼 때 지금 보이는 것, 경험하고 있는 것을 저에게 이
　　　야기해 주시겠어요?

환자: 그는 잘 차려입고 있어요. 웃고 있고요. 그는 저와 대화를 하고 싶
　　　긴 하지만 어딘가 중요한 일을 하러 가야 하기 때문에 짧게 끝내기
　　　를 원하는 것처럼 약간은 조급해 보이네요. 종종 그렇거든요.

치료자: 그의 모습을 보면 당신은 어떻게 느끼죠?

환자: 봉급 인상을 정말 원하기 때문에 어느 정도는 결심이 서 있지만 굉
　　　장히 불안하기도 하네요.

치료자: 이제 당신이 그에게 봉급 인상에 대한 이야기를 해 보세요. 우리
　　　가 이야기했던 자기주장적인 언어를 사용해 보기를 바랍니다. ‘저’
　　　라는 단어를 사용하고, 당신의 요구, 목표, 행동들에 대해서 이야기
　　　하세요.

환자: 안녕하세요! 닉, 당신에게 봉급 인상 건에 대해 이야기하고 싶어요.
　　　당신도 알다시피, 저는 여기서 2년간 일해 왔고 최근에 아기가 태어
　　　나기도 했기 때문에, 그러니까 제가 필요한 것은……

치료자: 잠깐 제가 끼어들겠습니다. 봉급 인상은 욕구에 기반한 것이 아
　　　니에요. 그건 당신의 업적에 기반한 것이지요. 핵심으로 다시 돌아
　　　가 봅시다.

환자: 알겠어요.

치료자: 제일 핵심적인 생각들. 제 말을 따라서 말해 보세요. 저는 여기서
　　　2년간 열심히 일해 왔습니다. 잘 해내기도 했고요. 고객들과 좋은
　　　관계를 쌓아 왔죠. 우리가 중요한 계약을 따내는 데 중추적인 역할

을 했어요. 캐런이 자리를 비웠을 때 그녀를 대신해서 일을 맡기도 했죠.

환자: (천천히) 저는 여기서 2년간 열심히 일해 왔습니다. 잘 해내기도 했고요. 고객들과 좋은 관계를 쌓아 왔죠. 우리가 중요한 계약을 따내는 데 중추적인 역할을 했어요. 캐런이 자리를 비웠을 때 그녀를 대신해서 일을 맡기도 했죠.

치료자: 다시 말해 보세요, 이번에는 더 강하게 이야기해 봅시다.

환자: (더 강하고 자신감 있는 목소리로) 저는 여기서 2년간 열심히 일해 왔습니다. 잘 해내기도 했고요. 고객들과 좋은 관계를 쌓아 왔죠. 우리가 중요한 계약을 따내는 데 중추적인 역할을 했어요. 캐런이 자리를 비웠을 때 대신해서 일을 맡기도 했어요.

치료자: 한 번 더요.

환자: 저는 여기서 2년간 열심히 일해 왔습니다. 잘 해내기도 했고요. 고객들과 좋은 관계를 쌓아 왔죠. 우리가 중요한 계약을 따내는 데 중추적인 역할을 했어요. 캐런이 자리를 비웠을 때 대신해서 일을 맡기도 했어요.

치료자: 이제 저 의자에 앉아 있는 닉에게 더 직접적으로 그의 이름을 넣어서 이야기해 보세요.

환자: (천천히) 닉, 당신도 알다시피 저는 여기서 2년간 일해 왔고, 이제 봉급이 인상될 때가 되었다고 생각하고 있습니다. 저는 일을 잘 해오고 있다고 생각해요. 고객들도 저를 좋아하고, GEF와 관계도 쌓을 수 있도록 했고요.

치료자: 거기서부터 시작하는 겁니다. 당신이 좀 더 직접적으로 이야기하면 좋겠네요, '아마도'와 '~라고 생각합니다.'라는 말은 빼세요. 당신은 열심히 일했고, 관계들을 쌓아 왔고, 계약을 따는 데 일조했어

요. 캐런이 한 일을 대신 하기도 했죠.

환자: 맞아요. 다시 한번 해 볼게요. ······ 닉, 저는 당신과 봉급 인상에 대해 이야기를 하고 싶어요. 저는 여기서 2년간 일을 했어요. 꽤나 잘해 오고 있다고 느껴요. 고객들도 저를 좋아하고, 계약을 따는 데도 도움이 되었죠. 그리고 캐런이 떠나 있는 동안 대신 일을 맡아서 했어요.

치료자: 좋아요. 그렇게 다시 한번 해 보세요. 하지만 이번에는 더 구체적으로, 그 회사의 이름도 포함해서 이야기하세요.

환자: 닉, 당신과 봉급 인상에 대해 이야기하고 싶어요. 저는 여기서 2년간 일했고, 아주 잘 해내고 있다고 생각해요. 당신도 알다시피, 저는 정기 고객으로부터 긍정적인 피드백을 받았고, 애프토니아가 그들의 출시와 관련된 문제가 발생했을 때 그들을 구해 주었죠. 릭과 함께 했던 작업들 때문에 GEF와의 계약을 따낼 수 있었고, 캐런이 없을 때 제가 대신 그 자리를 채웠잖아요. 저는 회사에 많은 공헌을 했다고 생각하며, 저의 급여 인상을 고려해 주셨으면 좋겠습니다.

치료자: 지금 얼마나 자신 있게 말했나요?

환자: 대략 75퍼센트 정도인 것 같네요.

치료자: 한 번 더 해 보세요.

환자: 닉, 당신과 봉급 인상에 대해서 이야기하고 싶네요. 저는 제가 이 회사에 많은 이익을 가져다주었다고 믿어요. 저는 여기서 2년간 일했고, 제 모든 고객과 끈끈한 관계를 유지하고 있어요. 더욱이 애프토니아가 출시와 관련된 문제가 생겼을 때 저는 그들을 구해 냈고, 우리의 가장 큰 계약 건인 GEF와의 계약도 따낼 수 있었어요. 마지막으로, 캐런이 없을 때 제가 그 일을 대신 맡아서 팀을 조율했어

요. 저는 제가 훌륭하게 잘 해 왔고, 회사를 위해 많은 일을 해냈다고 믿어요. 제가 더 높은 봉급을 받을 수 있도록 이야기를 해 봤으면 좋겠네요.

치료자: 좋아요, 저는 설득되었어요. 저 의자에 앉아 있는 닉은 어떤가요?

환자: 그는 웃고 있어요. 그건 좋은 신호인 거죠.

치료자: 그리고 당신은 어떻게 느끼고 있나요?

환자: 점점 더 해 볼 만하다는 생각이 드는 것 같네요.

치료자: 좋습니다. 해야 할 일이 하나 더 있어요. 당신이 실제로 닉과 이야기하는 것은 아니지만, 당신의 자신감 향상을 돕기 위해 여기서 한번 해 봅시다.

환자: 좋습니다.

치료자: 우선 자리에서 일어나서 의자 뒤로 이동하세요. 거기서 닉을 바라보세요. 당신이 이걸 하는 동안 손을 사용해도 좋아요. 당신이 그에게 "저는 열심히 일했어요. 저는 일도 잘 해냈어요. 봉급 인상을 얻어 냈어요."라고 매우 크게 이야기해 보면 좋겠어요.

(환자와 치료자 둘 다 일어나서 의자 뒤로 가서 선다.)

환자: 저는 열심히 일했어요. 잘 해내기도 했고요. 봉급 인상을 얻어 냈어요.

치료자: 더 크게 이야기하세요.

환자: 저는 열심히 일했어요. 잘 해내기도 했고요. 봉급 인상을 얻어 냈어요.

치료자: 다시, 더 크게 이야기해 보세요.

환자: (큰 목소리로) 저는 열심히 일했어요! 잘 해냈어요! 봉급 인상을 얻어 냈어요!

치료자: 같이 한번 말해 봅시다.

환자와 치료자: (함께 큰 목소리로) 저는 열심히 일했어요!! 잘 해냈어
요!! 봉급 인상을 얻어 냈다고요!!

치료자: 한 번 더요!

환자와 치료자: (함께 더욱 큰 목소리로) 저는 열심히 일했어요!! 잘 해냈
어요!! 봉급 인상을 얻어 냈어요!!

치료자: 좋습니다. ······ 앉아 봅시다······. (원래의 의자를 가리킨다. 그들
은 원래의 자리로 돌아가 앉는다.) 지금은 어떻게 느끼시나요?

환자: 뭔가 끓어오르네요. 더 당당해진 것 같아요.

치료자: 좋네요. 이제 실행에 옮길 준비가 되셨나요? 아니면 우선 한 치료
회기 더 진행하며 준비를 좀 더 해야 할까요?

환자: 아니요, 준비가 된 것 같아요. 집에 가서 계속 연습할 거예요. 다음
주쯤 그와 미팅을 잡을 수 있을지 알아봐야겠어요. 더 확고해진 기
분이에요.

치료자: 더 확고하게 들려요.

환자: 맞아요, 만반의 준비가 됐어요.

치료자: 성공하시길 바라고 있겠습니다.

되돌아보기

이 대화는 기본적인 틀에 맞추어 진행되었다. 기초적인 토대가
만들어지고 요청하는 것을 예행연습해 보았다. 치료 중에 환자는
직접 일어나서 말해 보도록 요청받는다. 우리가 살펴보았던 것처
럼, 일어서는 행위는 많은 것을 깨닫게 한다. 신체를 자유롭게 해
주며, 이로써 환자가 더 크고 힘 있게 말할 수 있도록 한다.

마지막에 환자와 치료자가 함께 말하는 장면이 있었다. 마스트
로(2004)의 저서에 따르면, 이는 환자가 억제된 태도를 극복하고 더

강력하게 말할 수 있도록 돕는 방법이다. 여기서 그들은 더 이상 취약하고 외롭지 않으며, 치료자의 목소리는 그들의 힘을 끌어올릴 수 있다. 치료자의 목소리는 환자의 목소리와 일치해야 하지만, 환자의 목소리를 덮어 버려서는 안 된다.

자기주장과 행동시연 II

만일 같이 해 볼 대상이 있다면, 이제 역할을 바꾸어 즉흥적으로 새로운 대화를 만들어 해 볼 수도 있다. 당신 자신의 삶이나 당신의 환자의 경험에서 나온 각본을 자유롭게 사용하기 바란다. 당신이 치료 작업을 해 볼 수 있는 추가적인 내용들은 다음과 같다.

1. 봉급 인상을 요구하기
2. 부모에게 당신의 배우자를 비난하는 것을 멈추도록 요청하기
3. 부모에게 당신의 양육 방식에 관해 부정적인 부분들을 이야기하는 것을 멈추도록 요청하기
4. 배우자(파트너)에게 당신에 관한 부끄러운 이야기를 공공연하게 이야기하는 것을 멈추도록 요청하기
5. 형제에게 아무리 필요한 상황이라도 당신의 집/아파트로 이사 올 수는 없다고 이야기하기

앞선 대화에서의 기본적인 틀을 대부분 적용할 수 있을 것이다.

5장 / 내적 대화: 다중성과 내적 갈등

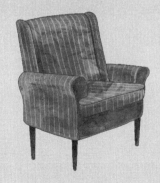
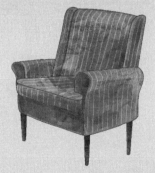

자기(self)의 다중성(multiplicity)은 최근의 정신치료에서 가장 강력한 주제 중 하나이며, 그 대중성과 중요성이 점차 더 커지고 있는 추세이다(Rowan, 2010). 다중성은 내적 대화에 핵심일 뿐만 아니라 내부의 비판자를 치료하는 데 있어 핵심적인 역할을 하기 때문에 의자기법에서는 중심적인 요소이다. 인간이 여러 개의 내적 힘을 지닌 것으로 이해할 수 있다는 믿음은 고대 그리스 혹은 그 이전까지 거슬러 올라간다(Carter, 2008). 현대의 정신치료에서 다중성은 프로이트(1965, 1969)의 성격이론에서 중요한 역할을 했다. 최근에는 정신치료 분야에서 프로이트식의 구조적 모델이 많이 받아들여지지는 않지만, 의자기법은 프로이트의 모델에 대해 새삼 존경심을 갖게 만들었다. 여러 의자를 사용하여 환자를 치료할 때 기쁨, 도덕성, 이성, 회피의 목소리가 나타나고, 다양한 때에 그들의 존재가 드러나는 것을 목격하는 것은 드문 일이 아니다. 비슷한 맥락에서, 리처드 슈워츠(Richard Schwartz, 1987) 박사는 다음과 같이 기술했다. "프로이트의 가장 위대한 업적은 이드(Id), 자아(Ego), 초자아(Superego) 사이의 갈등에 대한 그의 서술로 다양한 자기탐색을 위한 문을 연 것이다."

정신분석적 전통 안에서도 환자의 내적 세계가 수많은 내적인 힘으로 구성된 것으로 보았던 이론가들이 있었다(Bauer, 1986; Mitchell & Greenberg, 1983). 예를 들어, 인간 잠재능력 운동(human potential movement)을 탐구하고 정신역동적 구조 안에 게슈탈트 기법을 활용하였던 정신분석가인 애플바움(Applebaum, 1993)은 '부분 치료 작업'이 대상관계와 일치하였고, 환자가 품어 왔던 내재화된 관계

들과 경험들을 탐색하기 위한 방법이었다는 것을 입증했다. 그는
부분들을 인식하는 것과 자기를 통합하고 다시 균형을 맞추기 위
하여 각 부분들을 말로 표현하는 것의 두 가지 방법 모두 치유의 힘
이 있음을 강조했다. "향상된 자기인식과 암시에 따른 큰 평정심과
효용성들이 "내사(introjects)를 거부하기보다는 받아들임으로써 나
타난다. 한 사람이 용서하고 적응하고 그렇지 않으면 그것을 다룰
수 있는 전체적으로 갈등이 덜한 형태로 통합하는 것처럼 말이다."
(Applebaum, 1993, p. 486)

　조지 허버트 미드(George Herbert Mead, 1934)와 상징적 상호작
용론자들(symbolic interactionists; Stryker 1981; Stryker & Serpé, 1982)
의 저서에서는 내재화와 성격의 발달에 대한 좀 더 사회적인 관점
을 이야기한다. 맥콜(McCall, 1977)은 이 저서에 대한 논평에서 '자
기'의 사회적인 기원과 성격에 대한 이러한 관점의 자기반영적(self-
reflective) 그리고 자기평가적(self-evaluative) 측면을 강조했다. 발
달의 과정을 통해 한 개인은 중요한 인물들(가족 구성원, 선생님, 친
구들, 영적 지도자 등)을 내재화시키고, 그 인물들을 자신의 삶의
'청중'으로 만든다. 박(Park)은 이것이 행동(behavior)이 아닌 '품
행(conduct)'의 토대라고 주장했다. 그는 "품행은 '다른 사람이 그
의 활동에 대해 하는 말이나 말할 것 같은 내용들을 의식하고 있을
때 나오는 행동의 형태'이다."라고 명확히 말했다(Park, 1931, p. 36:
McCall, 1977, p. 275에서 재인용). 즉, 이러한 내면화된 집단의 사람
들에게 인정을 받기 위해 우리가 특정한 방식의 덕목들이나 활동
을 보이는 특유의 상황이 있다는 것이다. 이는 사람들이 자기 스스
로에 대해 생각하고, 자기가 스스로에게 청중의 역할을 하며, 자신
의 행동들에 대해서 평가한다는 것을 의미한다(McCall, 1977).

물론 여기에는 여러 가지 내재화된 '집단'이 있을 수 있는데, 이들 각각은 개인의 삶의 여러 가지 측면과 관련이 있다. 그들은 영감을 줄 수도 있지만 파괴적일 수도 있다. 타타르스키(Tatarsky)는 내면의 공격으로 경험되는 '위원회'의 비난에 대처하기 위한 수단으로 때로 마약을 사용하는 환자에 대해서 기술하기도 했다(Tatarsky & Kellogg, 2011).

이 모델은 이상적인 '위원회'를 머릿속에 그리고 그것을 의자기법을 통해 시연하고 구현하는 가능성을 열어 주었다. 다정하고 지지적인 내적 청중을 의식적으로 창조하는 작업은 환자가 알고 있는 인물뿐만 아니라 역사적인 인물 또는 가상의 인물 모두를 포함할 수 있다. 클라리사(Clarissa)는 부모로부터 극단적으로 가학적인 감정과 때로는 신체적인 학대를 받은 여성이다. 그럼에도 불구하고 그녀는 성공적인 학업과 예술가의 길을 밟아 왔다. 다양한 치료자와 오랜 시간 동안 치료를 해 왔지만, 그녀는 여전히 어느 정도 마음의 상처를 안고 살았으며, 스트레스를 심하게 받을 때면 자기처벌적인 상태에 빠져들곤 했다.

치료 회기 중에 한번은 그녀에게 현재 살아 있는 사람이든 아니면 이미 사망한 사람이든 그녀를 굉장히 사랑하고 아껴 주었던 사람들의 이름을 이야기해 보도록 요청했다. 그녀는 네 여성의 이름을 이야기했다. 나는 그녀 앞에 네 개의 의자를 놓고, 돌아가며 각 대상이 가지고 있는 그녀를 향한 사랑과 존경심에 대해 말로 표현하게 했다. 그녀는 이어서 그들에게 대답했고, 우리는 그녀의 영혼을 치유할 수 있게 하는 대화를 할 수 있었다. 나는 그녀에게 자신 앞에 놓인 의자에 앉은 여성을 '보도록' 하고 이 장면을 내재화하고 그녀가 간직할 수 있도록 격려했다.

롭슨(Robson, 2000)은 성범죄를 저지른 청소년들과의 치료에서 몇몇 유용한 내재화 전략을 활용했다. 먼저, 그녀는 '새로운 나'와 '예전의 나' 사이에 구분을 만들었다. 치료를 시작하면서 그녀는 남을 이용하고 싶어 하는 '나쁜' 목소리의 본질을 명확히 하고, 그 소년을 안전하게 지켜 주고, 위험에 초점을 맞추어 인식하게 하며, 긍정적인 행동을 하도록 힘을 북돋아 주는 역할을 하는 '좋은' 목소리를 만들어 냈다. 위험성이 큰 상황들에 대처하는 데 있어, 그녀는 "우리가 특별히 그런 상황에서 도움을 줄 수 있는 가능한 지지적인 인물이나 역할 모델들이 있는지에 대해 물어본다. 어떤 아이가 자기 삶에서 그런 좋은 역할 모델을 한 번도 경험해 본 적이 없다면, 본받을 만한 더욱 창의적인 역할 모델들을 찾아 준다. 아이들은 슈퍼맨, 오비완(역주: 〈스타워즈〉의 등장인물)이나 〈인디애나 존스〉와 같은 영화 또는 TV의 인물들을 선택할 수도 있다."라고 이야기했다(Robson, 2000, p. 151).

정신역동적인 면에 영향을 받은 접근들로 돌아가 보면, 가장 의미 있는 진보들 중의 하나는 교류분석(transactional analysis)이다. 에릭 번(Eric Berne)의 치료 방법인 교류분석은 폴 페던(Paul Federn)의 정신분석적인 생각에 영향을 받았다. 교류분석에서는 초자아, 자아, 이드가 부모, 성인, 아이로 다시 개념화된다(Harris, 1969). 이러한 개념들의 의인화는 각 요소들을 더욱 연관성 있고 세밀한 방법으로 이해할 수 있도록 했다. 예전엔 일종의 성적이며 공격적인 짐승처럼 그려졌던 이드가 공포와 고통, 충동성과 같은 감정들이 허락된 한 아이로 변화한 것이다(Harris, 1969). 이 강력한 모델은 궁극적으로 많은 치료자에게 영향을 미쳤다.

펄스에게 지대한 영향을 끼친 융은 부분들을 이용했던 또 다른 중요한 치료자이다. 여기서 우리는 페르소나(persona)와 그림자(shadow)뿐만 아니라 원형들(archetypes)과 같은 개념 또한 이용한다. 현재 융 학파의 적극적 상상(active imagination) 의자기법이 그에 상응하여 포함되어 있다(Douglas, 2005). 펄스는 에살렌 연구소에서의 시간 동안에 자기의 다중성에 대해 분명하게 강조했고, 이와 관련하여 그의 치료는 두 가지 핵심적인 목표를 가지고 있었다. 첫 번째 목표는 '부분들'을 인식하게 함으로써 각 개인이 가지고 있는 에너지와 잠재적 능력들에 접근하게 하는 것이다. 두 번째 목표는 자신과 세상의 욕구나 욕망에 창조적이고 성공적으로 반응할 수 있는 방식으로 자기를 체계화하는 것이다(Polster & Polster, 1973). 펄스(1992)가 "건강이란 우리라고 하는 모든 면의 조화에 대한 적절한 균형이다."(p. 26)라고 말한 것처럼 말이다.

페던의 개념화에 기반한 또 다른 치료에는 잭 왓킨스(Jack Watkins)와 헬렌 왓킨스(Helen Watkins)가 창시한 자아상태치료(ego-state therapy)가 있다. 놀랍게도, 그들은 내적 세계를 가족과 유사한 체계인 것으로 여겼다. 헬렌 왓킨스(1993)는 다음과 같이 기술했다. "자아상태치료는 가족치료와 집단치료의 기법들을 사용하여 한 개인 안에 '자기의 가족'을 구성하는 다른 자아상태들 사이에서의 갈등을 해소하는 것이다."(p. 236) 그들의 유용한 발견들 중 하나는 내적인 '부모'의 상태가 진짜 어른의 모습은 아니라는 것이다. 이는 아이가 가진 부모에 대한 관점을 반영하는데, 그것이 환자가 아이였을 때 내사된 것이기 때문이다. 관련된 맥락에서 보면, 이는 어린 시절에 받은 학대는 개인의 정신세계 안에서 아이를 지속적으로 학대하는 부모로서 내재화되고 재연될 수 있다는 것을 가리킨다.

스키마 모드 치료는 원래 경계성 인격장애와 자기애성 인격장애
와 같은 심각한 성격적 문제로부터 나오는 고통을 다루기 위해 개
발되었다(Rafaeli et al., 2010; Young et al., 2003). 또한 이 모델은 반
사회성 인격장애뿐만 아니라 모든 축II 장애와 치료 저항성 축I 장
애들을 치료하는 데 사용되어 왔다. 영(Young)은 스키마 모드 치료
에서 부모 모드, 아이 모드, 어른 모드, 대처 모드들을 기술하려는
시도를 했다. 예를 들어, 여기에는 두 가지 주요한 역기능적 부모
모드가 있는데, 요구하는 부모 모드와 처벌하는 부모 모드이다. 요
구하는 부모 모드는 계속적으로 높은 기준을 만족시키는 것에 대
한 중요성을 강조하며, 동시에 이러한 기준이 충족되지 않았을 때
아이 모드에게 불인정과 비난이 공존하는 메시지를 던진다. 이러
한 내적 목소리는 정신치료를 받는 환자들 사이에서 꽤나 흔한 편
이다. 한편, 처벌하는 부모 모드는 경계성 인격장애와 자기증오를
수반하는 다른 임상적 징후에서 보이는 전형적인 특징이다. 처벌
하는 부모 모드는 더욱 무자비한 형태의 아동 학대와 연관되어 있
으며 환자를 향한 증오가 너무 강해 환자를 해하거나 심지어 죽이
려 할 수도 있다. 이와 관련하여 처벌하는 부모 모드는 자살이나 스
스로를 해치려 하는 행동에서 중요한 역할을 할 수 있다(Firestone,
Firestone, & Catell, 2002).

그 반대편에 있는 것이 아이 모드들이다. 취약한 아이 모드는 부
모 모드의 공격을 받는 입장이며, 고통, 공포, 낙담, 슬픔, 외로움과
같은 모든 감정을 가지고 있다. 충동적인 아이 모드는 즉각적인 만
족을 원하는 부분이며, 성난 아이 모드는 고통 때문에 분풀이하기
를 원하는 부분이다. 그리고 만족하는 아이(행복한 아이) 모드는 아
동기의 행복한 측면을 상징한다.

정신역동적 패러다임에서 방어(defense)를 사용하는 것에 여러 방면으로 일치하며, 스키마 치료는 인격장애를 가진 환자들의 치료에 있어 대처 기전(coping mechanism)의 역할을 특히 중요하게 강조한다. 이 대처 기전은 다양한 형태를 가진다. 첫 번째는 굴복(surrender)이다. 이는 환자가 내재화된 부적응적 스키마들과 처벌하는 부모 또는 요구하는 부모 모드로부터 오는 비난들을 기본적으로 그대로 받아들이는 것이다. 환자는 종종 '나는 사랑스럽지 않다고 느껴.' '나는 다른 사람들과 근본적으로 달라.' '나는 실패자야.'와 같은 생각들을 진실로 여기고 받아들이게 된다(Young & Brown, 2003). 겉으로는 그들이 '수동적이고, 의존적이고, 때로는 매달리며' 갈등 회피적이고, 다른 이들에게 순종적으로 보일 것이다(Young, 2003).

치료적으로 이들은 스키마 중심 치료 혹은 더 전통적인 형태의 인지치료를 사용하여 치료한다(Beck & Weishaar, 2005). 여기서 치료는 그들의 기원을 탐색하고, 스키마의 타당성을 지지하는 증거뿐만 아니라 논박하는 증거를 찾아보는 과정을 포함한다. 의자기법은 스키마 혹은 믿음의 형성에 기여했을 수 있는 외상적이거나 힘든 관계의 경험을 다시 써 나가는 데 사용될 수 있다. 이는 또한 감정적인 요소를 더 포함하는 형태의 인지 재구조화를 만들어 내는 하나의 방법으로 사용될 수도 있다. 앞에서 말했듯이, 골드프리드(1988; Samoilov & Goldfried, 2000)는 인지치료에서 특히 의자기법의 사용을 선호했는데, 의자기법이 믿음의 재구성을 촉진하는 데 도움을 주는 신경생물학적 각성의 수준으로 이끈다고 느꼈기 때문이다. 치료 면에서 환자와 치료자는 우선 기존의 스키마를 명료하게 하고, 그 후에 대안을 고안할 수 있다. 그다음에 환자는 두 개의 의자를 오가며, 한쪽에서는 오래된 스키마를 말로 표현하고 다른 한쪽에서는 건강한 대안을 표현한다. 이를 통해 새로운 스키마가 더욱 편안하고, 친숙하고, '자연스러워'지며, 역기능적 믿음이나 스키마의 주도권이 도전을 받게 된다. 일반적으로 이러한 재구조화 과정이 지속적인 영향을 끼쳐서 깊게 뿌리내린 새로운 믿음들로 자리 잡기 위해서는 몇 번의 회기를 통한 대화 작업뿐만 아니라 수많은 연습이 필요하다.

예를 들어, 영은 아이비(Ivy)라는 자기희생 스키마(self-sacrifice schema)를 가진 여성과 치료 작업을 했다. 자기희생 스키마란 그녀가 자신의 욕구보다 타인의 욕구를 우선시하여 좌절감과 우울한 감정이 들게끔 하는 것을 의미했다. 이것은 친구인 아담(Adam)과의 관계에서 특히 활성화되었다. 그녀는 그의 모든 문제를 들어 주려 했지만, 그녀 자신에 대해 이야기하려 할 때는 차단당하는 느낌을 받았다는 것을 깨달았다. 그녀의 딜레마는 자신의 문제들과 걱정들에 대해서 이야기를 시작하는 것이 받아들여질지에 대한 것이었다.

치료 회기에서 아이비는 아담을 돌볼 필요가 있다고 말하는 자기희생 스키마와 스스로의 욕구 또한 충족될 수 있는 균형 잡힌 관계를 원한다고 말하는 건강한 측면 사이에서 대화를 진행했다. 변화 과정의 일부로 그녀는 스키마에게 화가 나기도 했다. 대화가 끝난 후, 심상 작업을 통해 어린 시절에 그녀의 어머니를 돌보아야 했던 기억들을 떠올렸는데, 이 장면이 스키마의 기원이었다. 그녀는 더 나아가 어머니와 대화를 하고 어머니에게 "엄마를 돌보는 것은 나에게서 너무 많은 것을 빼앗아 갔어요. 저 자신을 생각조차 할 수 없게 만들었어요."라고 말하여서 그 스키마를 보내 주기 위한 단계를 밟아 나갔다(Young et al., 2003, p. 148).

　회피성 대처 모드(avoidant coping modes)에 만성적으로 의존해 온 환자들은, 어떤 면에서는 그들의 핵심적인 스키마들에서 비롯된 고통을 피하려 애쓰고 사는 사람들이라 할 수 있다. 대체로 이러한 모드들에서는 ① 사회적 회피, ② 개인적 자율성에 대한 과도한 강조, ③ 심리적 철퇴, 멍해지는 느낌, 환상 혹은 '심리적 탈출의 내적인 형태', ④ '쇼핑, 성 행위, 도박, 위험 추구 행동, 신체 활동' 등을 통한 강박적인 자극의 추구, ⑤ '알코올, 마약, 폭식, 과도한 자위 등과 같은 신체와 관계된 중독들을 통한' 중독적 자기위안 등이 나타날 수 있다(Young, 2003). 이러한 환자들은 처음에는 그 기저에 있는 고통들보다는 이러한 대처 방식들에 대한 의존으로 생기는 문제들 때문에 치료를 받으러 올 것이다.

　대처의 세 번째 형태는 과잉보상(overcompensation)이다. 삶에서 이 대처 방식을 주된 방법으로 하여 지내 온 사람이 있다면 행동하는 것이 '너무 과한' 편이며, 자신의 방식에 매우 완고한 모습을 보인다. 이 대처 방식은 ① 타인을 비난하고, 공격하고, 비판하기, ② 타인을 지배하기, ③ 높은 성취와 이목을 끄는 방법을 통해 다른 이들에게 인상을 남기기, ④ '은밀한 조종, 유혹, 부정행위 혹은 속이기'에 의존하기, ⑤ 협조하기를 거부하고 수동-공격적이거나 반항적인 행동을 통해 다른 이들을 깎아 내리기, ⑥ 질서와 통제에 대해 과도하게 또는 강박적으로 강조하기 등으로 나타날 수 있다(Young, 2003).

　이러한 전략들이 자기애성, 강박성, 반사회성 인격장애와 같은 축II 장애들뿐만 아니라 대인관계에서 일어날 수 있는 다양한 문제에 있어서 핵심적인 요소로 작용할 수 있다. 치료적으로 볼 때, 이 모델은 치료자로 하여금 환자들의 문제 행동이나 불쾌한 행동들을 수치심, 공포 혹은 고통을 느끼거나 그것들에 노출되는 것을 막기 위한 시도로 다시 그려 볼 수 있게 하여, 환자를 향해 더 깊은 연민을 가질 수 있도록 하기 때문에 중요하다. 이런 방식들은 또한 힘든 성장 환경에서 대처하고 생존하려는 방식으로 '창의적 적응'을 하는 것으로도 이해될 수 있다(Perls et al., 1951). 문제는 보통 그런 행동의 부정적인 결과가 그 행동을 통해 얻게 되는 이득들보다 더 크다는 것이다.

마지막으로, 건강한 어른 모드가 있다. 이 모드는 다음과 같은 역할을 하는 내적 지도자이다. ① 요구하는 혹은 처벌하는 부모 모드의 공격으로부터 취약한 아이 모드를 막아 주고, ② 취약한 아이 모드를 양육하며, ③ 성난 아이 모드를 억제시키며, 그/그녀가 자신의 욕망과 욕구를 자기주장적이고 더욱 효과적인 방식으로 표현하도록 도와주고, ④ 그들이 목적의식을 가지고, 유용하고 의미 있는 방식으로 세상을 살아가도록 돕는다.

모드 작업의 핵심은 건강한 어른 모드를 강화하는 것이고, 이 목표를 달성하기 위해서는 모든 범위의 의자 대화 기법이 필요할 수도 있다(Lobestaal, 2008). 예를 들어, 건강한 어른 모드는 부모 모드와 대화하여 취약한 아이 모드를 보호할 수 있고, 그 취약한 아이 모드는 건강한 어른 모드에 의해 직접적으로 양육될 수 있으며, 회피 혹은 과잉보상 모드의 이득과 손실을 의자기법을 이용하여 논의할 수 있다(Kellogg, 2009a).

정서중심치료(emotion-focused therapy)로 돌아가 보자. 엘리엇과 그린버그(Elliot & Greenberg, 1997)는 의자기법을 다양한 목소리를 다루는 치료로 이해했다. 그들은 치료를 환자의 각기 다른 부분들이 서로 대화를 나누는 과정일 뿐만 아니라, 억압된 목소리들이 이야기를 풀어내도록 하고, 문제되는 목소리들은 도전받고 억제되며, 동시에 새로운 목소리가 만들어지는 것으로 보는 정신치료의 대화적인 이해를 제안했다. 그 후에 치료는 일련의 복잡한 대화로 이어지는데, 이는 의자기법에 잘 들어맞는 모델이다.

이야기 치료(narrative therapy)에서 착안하여, 앨런과 앨런(Allen & Allen, 1995)은 각각 다른 내적 부분들이 자신만의 이야기를 가지고 있다고 주장했다. 각 부분들은 인터뷰를 받을 수 있고, 그들의 과거에 대한 이야기를 할 수 있으며, 그들의 희망, 공포, 욕망, 목표들을 탐색하는 대화를 할 수도 있다. 전통적인 이야기 치료에서는 "각 사람들은 하나 이상의 이야기를 가질 자격이 있다."(p. 329)라고 강조한다. 이것은 자기에 대한 더 큰 복합성을 자아내며, 새로우면서도 더 독립적인 정체성을 획득하거나 만들어 낼 가능성으로 이끈다. 비슷한 맥락에서 징커(Zinker, 1977)는 "나는 이 모든 과정을 자기개념을 확장하면서 자기 스스로의 더 많은 공간을 만들어 내는 것으로 본다."(p. 203)라고 기술했다.

내적 갈등

균형 있고, 적응 가능하며, 조화된 자기가 게슈탈트 치료의 목표들 중의 하나였지만, 치료 자체는 내적 갈등에 대해 주된 초점을 맞추는 경우가 많았다. 라트너(Latner, 1973)는 이것들이 "우리가 누구인지, 우리가 무엇을 하려 하는지, 어떻게 그것을 할 것인지에 대한 투쟁"(p. 154)에 관한 것이라고 말했다. 그 당시 초기 게슈탈트 치료자들이 인간의 내면 세계의 창조에 관여했다고 느낀 몇 가지 고전적인 과정이 있었다. 이것들은 도움이 될 수도 혹은 문제가 될 수도 있었고, 각기 의자기법의 과정으로 받아들여지게 되었다. 특히 관련 있는 두 가지는 내사와 반전이었다(Perls et al., 1951).

펄스가 저술한 내사의 과정은 그가 가지고 있는 구강기 과정에 대한 관심과 연결되어 있다. 아이들의 삶은 자라면서 다른 사람들과의 관계들과 경험들로 채워지고, 성장의 과정에서 그들은 이 관계들의 심상과 그것이 담고 있는 메시지를 동화/흡수(assimilate)하거나 통합할 것이다. 동화하면서 개인들은 그 내용들을 곱씹을 수 있게 된다. 즉, 그 내용을 검사하고, 분해하고, 무엇이 자신에게 유용하고 의미 있는지를 식별하며, 관련이 없거나 해로워 보이는 것들은 무시하거나 거부할 수 있다. 이것은 곧 진정한 통합과 스스로에 의한 참된 소유로 이끄는 적극적인 참여의 과정이다. "동화된 것은 통째로 취해지는 것이 아니라 우선 완전히 파괴된 후 변형되어 개체의 필요에 따라 선택적으로 흡수된다."(Perls et al., 1951, p. 190)

동화와는 반대로, 내사는 그 내용이 통째로 삼켜져야만 하는 과정이다. 개인이 스스로 선택할 수 없다. 그들은 의문을 가지거나, 구분하고, 선택하는 것도 허용되지 않는다. "아이는 자신의 다정한 부모에게서 받은 무엇이든 동화시키는데, 그것이 성장하는 동안 자신의 욕구와 잘 들어맞기 때문이다. 하지만 개체의 욕구와 반대됨에도 불구하고 증오스러운 부모 또한 내사되고, 통째로 받아들여야 한다."(Perls et al., 1951, p. 190) 이 관점은 확연히 대상관계 이론가들의 관점과 겹쳐지며(Greenberg & Mitchell, 1983), 여기에는 어떤 은유적인 힘이 있는데, 특히 더 심각한 병리와 과거의 외상 경험들을 가진 이들의 경우에 더욱 그렇다.

펄스와 굿맨(Goodman)은 몇 가지 조금 더 연관성 있는 발견을
해냈다. 첫 번째는 내사 자체가 일종의 '끝내지 못한 문제'를 포함
한다는 것이다. 즉, 이 과정에 어떤 외상적인 요소가 있을 수 있다
는 말이다. 두 번째는 아이들이 살아남기 위해서는 반드시 내사를
해야 한다는 사실을 어떻게 포착하는 가이다. "자기는 정복당했다.
포기의 과정에서 자기는 너덜너덜해지면서도 살아남기 위해 **정복**
자와 동일시하며 자신에게서 등을 돌리는 것으로 이차적인 온전함에
만족한다."(Perls et al., 1951, p. 203). 물론 그들의 치료적인 해답은
이러한 경험들에 직면하고 맞서는 것이다.

만약 내사가 내적인 삶을 만들어 내는 첫 번째 방법이라면, **반전**
은 두 번째 방법이다. 반전은 내사를 기반으로 하며 발달 중인 인간
의 열정적이고 자발적이면서도 표현적인 행동들과 규칙, 가치, 가
족과 사회적 환경의 관례 사이의 갈등에서 나온다. 아이를 양육하
는 환경의 직접적 혹은 간접적인 측면을 통해 아이는 심리적인 면
에서 이 메시지들을 내재화하기 시작하는데, 이는 라이히(Reich)
학파의 입장에서 본다면 근육적 수준(muscular level)이라 할 수 있
다. 이러한 점에서 이 과정은 프로이트(1965)가 초자아의 형성에서
기술했던 부분과 비슷하다.

펄스와 라이히는 이러한 자기수정(self-correction)과 자기억제
(self-restraint)는 만약 제대로 돌보아진다면 근육계에서 느껴질 수
있다고 말했다. "참는 것은 처벌받을 만한 충동의 표현에 관여하
는 근육들에 반대 작용을 하는 근육들을 긴장시키는 것으로 달성
된다."(Perls et al., 1951, pp. 146-147) 언어적으로 "저는 제 자신에
게 물어요." 또는 "저는 제 자신에게 말해요."라고 하는 것처럼, 이
것은 자기의 한 부분이 다른 일부분에게 작용하는 형태를 취한다

(Perls et al., 1951). 다른 예로는 "저는 제 자신을 평가/판단해요." "제 어려움은 제가 글을 쓰면서 동시에 스스로 채점을 한다는 것이에요." "저는 제 감정을 닫고, 제 자신이 감정을 느끼게 허락하지 않아요."(p. 318)와 같은 것들이다(Greenberg, 1979: Kellogg, 2004, p. 318에서 재인용).

엔스(Enns, 1987)는 이 내용들을 여성인권주의자 치료(feminist therapy)에 대한 논의에서 좀 더 자세하게 다뤘다. 그녀의 관점은 여성들 또한 여러 기관과 매체로부터 무엇이 허용되는지와 무엇이 그렇지 못한지에 대한 메시지를 받는다는 것이다. 그녀의 치료는 여성들이 자신의 내적 욕구와 가치를 깨닫도록 도와서 자신의 삶에 진정한 비전과 해법을 찾을 수 있도록 하는 것이다. 물론 이 모델은 사회로 인해 유발된 자기경멸로부터 고통받는 많은 이에게 적용될 수 있다. 이 모든 사례에서 의자기법은 내적인 부분들과 목소리들을 명료화하고, 그들이 서로 접촉할 수 있게 해 주며, 그들이 창조적인 해법을 찾도록 돕는 데 있어 핵심 역할을 할 수 있다. 이에 대해서는 9장에서 더 자세하게 논의할 것이다.

펄스는 환자들의 증상은 종종 갈등의 징후였다고 주장했다. 치료 전략은 한쪽을 두둔하고 다른 한쪽은 공격하는 것이 아니라, 둘 다를 존중하면서 이를 환자의 부분들로 보게 하는 것이었다. 이러한 것들을 인식하고 인정하며 말로 표현하게 되면서 치유적인 조우가 가능하게 된다. 이렇듯 개인의 경험을 인식하고 책임을 가지는 전략은 우리로 하여금 변화의 역설적 이론의 더 넓은 구조로 연결시킨다(Beisser, 1970). 앞에서 논의했던 것처럼, 변화의 역설적 이론은 고전적·현대적 게슈탈트 치료에서 핵심적인 개념으로 사용되어 왔다(Yontef & Jacobs, 2008). 이 원리의 본질은 "변화는 한 사

내적 갈등 155 • • •

람이 자신이 아닌 것이 되려고 노력할 때가 아니라 자기 자신이 될 때 일
어난다. ······ [변화는] 진정한 자신이 되기 위해 시간과 노력을 들일
때—자신의 현재 위치에 완전히 몰입할 때—일어난다."(Beisser,
1970, p. 77) 또 다른 이해의 방법으로는 "저항에 의해서는 결코 아
무것도 극복할 수 없다. 그것에 더 깊게 들어가야만 그것을 극복
할 수 있다. ······ 그것이 무엇이든, 당신이 그 안으로 충분히 깊게
들어간다면, 그것은 끝내 사라지고 동화되어 버릴 것이다."가 있
다(Naranjo, 1993, p. 138). 의자기법에서는 그린버그의 치료 방법
중 **촉진적**(facilitating) 접근과 이것이 명백하게 겹치는 부분이 있다
(Greenberg et al., 1989).

의사 결정하기

결정을 내리고, 우선순위 중 하나를 선택하고, 여러 가치 중 한
가지에 가치를 두는 것은 인간으로 산다는 것이 어떤 것인지를 여
실하게 보여 준다(Yalom, 1980). 결정하는 것은 어려우며 정의를 내
리는 것이다. 이러한 상황에서 대화 기법을 이용한 개입은, 수반된
감정들에 접근하고 다양한 관점의 상대적 특징을 분명히 하며 관
여된 다른 가치들을 식별하면서 작용하고 있을 수 있는 역사적이
며 정신역동적인 힘들을 이해하는 한 가지 방법으로 유용할 수 있
다(Mackay, 2002).

강력하면서도 복잡한 일련의 대화 안에서 글리코프-휴즈
(Glickauf-Huges)와 동료들은 두 가지 일자리 사이에서 결정을 내
리기 위해 애쓰고 있는 한 환자의 사례를 보고했다(Glickauf-Huges,
Wells, & Change, 1996). 그 환자는 두 가지 직업 중 하나를 선택해야

하는 상황에 직면해 있었다. 더 명망 있는 직장은 현재 애인이 사는 도시와는 다른 곳에 위치해 있었다. 다른 직업은 덜 유망해 보였지만, 애인과 같은 도시에 직장이 있었고 더 재미있어 보였다. 그는 그 선택지들을 각기 다른 의자에 놓고 대화를 시작했고, 두 입장을 번갈아 가며 대화를 진행했다. 이내 그에게 더 명망 있는 직장을 원했던 부분은 가족보다 일을 더 중요시했던 자신의 아버지와 연결되어 있다는 것이 뚜렷해졌다. 그의 아버지는 또한 그를 "게으르고 잘 하는 것도 없다."(p. 439)고 비난했다. 이윽고 다른 쪽 의자에서 '그의 진정한 자기'의 목소리가 나타나기 시작했다. 자기의 이런 부분은 자신감을 키우려고 노력함과 동시에 관계들에 대해 깊이 감사하며, 프로젝트를 맡아 일을 하며 느끼는 기쁨이 명성이나 돈보다 더 중요하게 느껴졌다.

그 후의 대화는 그의 아버지와 자신의 대화로 재구성되었다. 환자는 다른 두 의자 사이에 놓인 세 번째 의자에 앉았고, "그의 아버지와 그 자신 사이의 관계를 중재하도록"(p. 439) 요청받았다. 그는 자기 자신을 나타내는 의자와 대화를 시작했다. 그는 그가 언제나 어느 정도 성공적인 삶을 살았음에도 불구하고 아버지의 비난이 계속되었다는 점이 불공평하다는 것을 지적했고, "그는 성공보다 내재적인 즐거움을 더 중요하게 여긴다."(p. 439)는 사실을 확실하게 이야기했다. 아버지에게 말할 때 그는 공감의 자세로 대화를 시작했다. 그의 아버지는 가난한 환경과 알코올 중독으로 가족을 제대로 부양하지 못하는 아버지 밑에서 자랐다. 환자는 그의 아버지가 가졌을 근심과 성공하기 위해 얼마나 애썼을지 느낄 수 있었다.

그 후에 환자는 자신은 아들에게 아주 좋은 아버지 역할을 하고 있다고 말했다. 그는 아버지를 향해 자신은 충분히 책임감 있고 성공적인 삶을 살아가고 있으니 걱정할 필요가 없다고 이야기했다. 그는 또한 단지 성공이 아닌 다양한 가치를 기반으로 결정을 내려도 괜찮다고 단언했다. 대화가 끝나갈 무렵, 환자는 기분이 굉장히 '차분해짐'을 보고했다.

　이 사례에는 몇 가지 흥미로운 기법적 요소가 있다. 환자는 실생활의 결정을 내리는 문제로 시작했지만, 자신이 기저에 있는 두 가치 체계 사이에서 갈등을 겪고 있다는 것을 빠르게 깨닫게 되었다. 환자와 치료자는 그 후에 그 가치 체계의 근원에 대해 파고들었고, 아버지와 아들 간의 대화를 시작하였다. 이 사례에서 그들은 내적 대화에서 외적 대화로 옮겨 갔다. 아버지에 대한 공감의 입장을 취하면서, 그는 결국 그의 아버지가 성공에 중점을 둔 것에 가치가 있을 뿐만 아니라 그것이 두려움에 기인한 것이며, 아버지의 어릴 적 외상적 경험과 연결되어 있다는 것을 알게 되었다. 마지막으로, 세 의자 모델(three-chair model)을 사용함으로써 치료자는 자신이 "관찰하는 강력한 자아"(p. 431)라고 일컫는 것을 만들어 내려 분투했다. 글리코프-휴즈와 동료들이 정신건강의 특징 중의 하나라고 여기는 자기인식(self-awareness)과 자기관찰(self-observation)의 능력을 환자가 개발할 수 있도록 돕는 능력은 의자기법의 큰 장점 중 하나이다.

결정 저울

　선택을 하는 데 연관된 내적인 힘들을 명확하게 하는 한 가지 유용한 방법은 결정 저울(decisional balance; Marlatt & Gordon, 1985)로 시작하는 것이다. 이 기법은 환자가 그 문제에 닻을 내리게 하는 역할을 하며, 얻은 정보는 목소리들(그 정보를 토대로 이어지는 의자 기법 대화)을 명확하게 하는 데 사용될 수 있다. 기술적인 수준에서 결정 저울은 한 결정 사안의 긍정적인 면과 부정적인 면 그리고 대안의 긍정적인 면과 부정적인 면을 명확하게 하는 것을 포함한다. 가장 기본적인 형태로, 한 결정 사안의 긍정적인 면과 다른 대안의 부정적인 면이 하나의 축을 이루며, 반면에 두 번째 선택의 긍정적인 면과 첫 번째 선택의 부정적인 면은 다른 한 축을 만든다. 두 축은 각각의 의자를 배정받을 것이다. 실제 치료에서 치료자는 필요한 모든 주제가 다루어졌거나 또는 적어도 그 후의 대화에서 그 주제들이 고려되는 것을 확실히 하기 위해 작성된 결정 저울 양식을 참고할 수 있다. 때로 분위기가 과열되면 어떤 주제들은 빠뜨리기도 하고 어떤 주제들은 중요하지 않게 보이기도 하지만, 모든 주제는 다 중요하기 때문에 이 양식은 좋은 자원이 된다. 다음에 나오는 대화에서 볼 수 있듯이 두려움과 편안함(혹은 회피적 대처)의 힘들은 환자가 자신의 직업을 유지하기 원하게 만들며, 반면에 고통과 더 온전한 삶에 대한 욕구의 힘들은 환자에게 변화의 동기를 제공하기도 한다.

게슈탈트의 관점에서 치료를 할 때, 치료의 첫 번째 단계는 환자가 두 가지 목소리를 더욱 명확하고 강력하게 표현할 수 있도록 하는 것이다. 환자가 양 측면을 오갈 때 양 측면이 서로 접촉하여 대화를 하면서 내적 균형을 반영하는 창의적인 해결 방법이 떠오르기 시작할 것이라는 것이다.

의사 결정 대화

환자는 자신이 난관에 부딪혔다고 느꼈기 때문에 치료를 받는다. 그/그녀는 4~5년 동안을 한 직장에서 근무해 왔다. 그 일은 애초에 임시직으로 여겨졌고, 더 나은 직업을 구할 때까지만 맡으려고 했던 직책이었다. 그러나 자신이 의도했던 것보다 더 오랫동안 머무르게 되었고, 이 모든 상황이 불안과 우울한 감정을 만들어 내고 있었다.

목소리들을 설정하고 명료화하는 것을 돕기 위한 방법으로 치료자와 환자는 기본적인 결정 저울을 작성하면서 시작할 것이다. 완성된 치료 기반 결정 저울은 〈표 5-1〉에서 볼 수 있다.

대화는 환자와 치료자가 서로를 마주 보면서 시작된다. 환자와 치료자는 대화의 결정 저울 단계에서 계속해서 서로 마주 보는 상태로 대화를 시작할 것이다. 이 단계가 끝나야만 환자는 두 개의 의

표 5-1 결정 저울 작업

결정 저울	
직장을 계속 다니는 것의 긍정적인 면	직장을 그만두는 것의 긍정적인 면
• 편안하다. • 모든 사람을 잘 안다. • 재미와 우정이 있다. • 하루 일과가 익숙하다. • 숙련도가 높다. • 인정받는다고 느낀다. • 내 삶의 방식에 적합하고 다른 흥미로운 부분들이 있다.	• 내가 더 열정을 느끼는 일을 한다. • 더 생동감을 느낄 것이다. • 더 많은 돈을 벌 수도 있다. • 지금 하는 일의 부정적인 면에서 벗어날 수 있다.

직장을 계속 다니는 것의 부정적인 면	직장을 그만두는 것의 부정적인 면
• 급여가 충분하지 않다. • 승진의 가능성이 적다. • 지루하고 좌절감을 느낀다. • 인생을 허비하는 기분이 든다. • 잠재적인 면을 채워 주지 못한다. • 갇혀 있는 것 같은 느낌이 들고 생동감이 없다.	• 떠나는 것이 두렵다. • 다른 일을 할 수 있는 능력이 되는 지에 대한 의문이 든다. • 새로운 일이 맞지 않을 수 있고 어쩌면 더 끔찍할 수 있다. • 삶의 큰 혼란이 올 것이다.

자기법에 참여하도록 초청받게 된다. 중립성을 지키기 위해 치료자는 대화를 진행하는 동안 자신의 의자를 두 의자의 중간에 위치시키는데, 이렇게 하는 이유는 그것이 치료자가 특정한 입장을 취하거나 어떤 결과를 선호하는 것이 아니라는 것을 상징하는 방법이기 때문이다 ([그림 5-1] 참조).

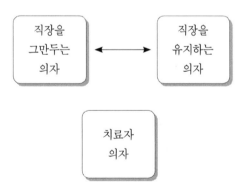

[그림 5-1] 경력에 대한 의사 결정 대화

경력 의사 결정 대화

[환자와 치료자가 서로 마주 보고 앉아 있다.]

환자: 저는 지금 직장 문제 때문에 너무 짜증이 나요. 이 직장에 너무 오래 있었던 것 같고 갇혀 버린 기분이 들어요. 다른 한편으로는 스스로에게 이 문제에 대해 무언가를 하도록 동기를 부여하는 것이 굉장히 힘들어요.

치료자: 제가 하고자 하는 것은 현재 작용하고 있는 힘들에 대해 더 명확하게 감을 잡는 것이에요. 괜찮다면 지금 하고 있는 일의 긍정적인 면과 부정적인 면 둘 다를 함께 알아봤으면 해요. 그 후에 당신이 생각하는 새로운 일을 구하는 것의 긍정적인 면과 부정적인 면을 명확히 알아보면 좋겠어요. 우리가 지금 작용하고 있는 힘들을 명확히 할 수 있다면, 당신이 결정을 내리고 등식의 양쪽에 존재하는 문제들에 대처하는 방법을 더 쉽게 알아볼 수 있을 거예요.

환자: 좋습니다.

치료자: 지금 일을 계속 하는 것의 긍정적인 면은 뭘까요?

환자: 첫 번째 떠오르는 것은 제가 거기서 일하는 것이 편하다는 거예요. 모든 사람을 잘 알고 있고 대부분의 사람과 잘 지내거든요. 프로젝트를 해내면서 때로 재미있기도 하고, 적어도 제가 속해 있는 부서에서는 다들 큰 동료애를 느끼고 있어요. 우리끼리만 아는 유머와 농담을 주고받기도 하고요. 가끔은 가족 같이 느껴져요.

　　그 업무와 일상들을 아주 잘 알 정도로 오래 근무했어요. 이쪽 일이 변화가 별로 없기 때문에 이제는 완전 숙달되었지요. 더 이상 그렇게 많은 노력이나 시간이 필요하지 않아요. 저는 그 일을 잘 해내는 것이 기분 좋고, 회사 안팎의 사람들이 필요한 것이 있으면 저에게 의지할 수 있다고 느끼는 것이 기분이 좋아요.

마지막으로, 그 일이 제 삶의 방식에도 잘 들어맞는다는 거죠. 먼저, 집에서 가까워요. 선생님도 아시겠지만, 저는 이 외에 많은 것에 흥미를 가지고 있고, 이 일은 제가 그런 것들을 할 수 있는 시간을 줘요. 또한 제가 뭔가 하고 싶을 때 시간을 유연하게 사용할 수 있게 해 주죠.

치료자: 그 일을 하면서 행복하지 않은 부분은 뭐가 있나요?

환자: 무엇보다도 먼저 충분한 돈을 벌지 못하고 있어요. 그 직책에서 큰 급여 인상이 없고, 승진할 가능성도 없어 보여요. 회사에는 이 일을 오랫동안 하려는 사람들이 많은 것 같아요. 그들은 나이가 많거나 결혼했거나 아이를 가졌고, 그래서 저는 별로 가능성이 보이지 않아요.

또 더 깊게 들어가면 정말 지루해요. 하루하루 그저 똑같은 것을 할 뿐이죠. 가끔은 정말 좌절감을 느끼고 있는 저를 발견해요.

이 일을 처음 시작했을 때는 제가 인생의 다음 계획으로 나아갈 때까지만 1년 또는 1년 반 정도 임시로 하게 될 거라고 생각했어요. 그런데 조금 힘든 시기를 지나고 있었기 때문에 이런 곳으로 출근한다는 것은 정말 축복이었어요.

여기서 이렇게 오래 일하게 될 줄은 몰랐어요. 이곳에 들어왔다가 다른 일을 하기 위해 그만두는 다른 젊은 사람들을 점점 보게 되었죠. 제가 '나이 든 사람들' 중 한 명이 되고, 송별 파티 자리를 늘 지키고 있게 될까 걱정돼요.

무엇인지는 확실하지 않지만, 저는 항상 제가 삶에서 뭔가 굉장한 것을 할 것이라고 생각했어요. 때로는 제가 정말 갇힌 것 같은 느낌이 들어요. 제 삶을 온전히 살아가고 있지 못하고 있는 것 같아요.

치료자: 떠나는 것의 긍정적인 면은 무엇일까요?

환자: 제가 더 열정을 느끼는 무언가를 할 수 있는 기회가 주어지겠죠. 저
는 좀 더 도전적이고, 제가 더 살아 있음을 느끼게 해 주는 일을 하
고 싶거든요. 아마도 제 삶에서 제가 해야 할 일에 가까운 무언가를
찾을 수 있을지도 모르겠어요.

　어떤 면에서는 제가 이 문제를 피해 왔다고 할 수 있지만, 저는
정말로 돈을 더 벌어야 해요. 매달 말에 제 은행 잔고를 보고 있으
면 말문이 막히죠. 마지막으로, 떠나는 것이 제 현재 업무에서 느끼
는 나쁜 점들, 예를 들어 갇혀 있는 느낌과 기계적으로 하루하루를
사는 느낌에서 탈출하도록 도와줄 거예요.

치료자: 떠나는 것의 부정적인 면에는 어떤 것들이 있을까요?

환자: 아직 아무에게도 한 적 없는 말인데, 솔직히 말하면 세상 밖으로 나
가는 것이 정말 좀 두려워요. 오래되기도 했고, 적어도 이 우물 안
에서 어느 정도는 행복했거든요. 신문에서 직업란을 찾아보면 정말
불안하고 압도되는 느낌이 들어요.

　또 솔직히 말하면, 제가 다른 일을 할 수 있을지 잘 모르겠어요.
만약 다른 일을 구했는데 잘 안 되면요? 해고당할 수도 있는데, 그
렇게 되면 큰 곤경에 빠질 거예요. 비록 지금 충분한 돈을 벌지 못
하고 있지만, 적어도 돈을 벌고는 있잖아요. 만약 직장을 잃게 되면
저는 정말 가난해질 거예요. 노숙자가 될지도 몰라요.

　제가 해고를 당하면 그건 제가 무능력하다는 말이고, 저는 완전
망연자실할 거예요. 다시 회복하기 어려울 거예요. 내 인생에 너무
큰 혼란이 올 거예요. 게다가 전 제가 뭘 하고 싶은지도 잘 모르겠
어요.

치료자: 지금 해 주신 이야기들을 좀 다뤄 보고 싶군요. 여러 면에서 볼

때, 당신의 두 측면이 작용하고 있어요. 당신의 한 부분은 앞으로 나아가 새로운 삶을 만들고 싶어 하고, 다른 한 부분은 여기에 머물기를 원합니다. 나아가기를 원하는 부분은 당신의 현재 직업의 부정적인 부분과 연결되어 있고, 당신이 인식하는 것은 새로운 환경의 긍정적인 부분이죠. 그리고 변화하지 않기를 원하는 당신의 부분은 당신의 현재 상황에 대한 만족감과 새로운 일과 회사로 옮기는 데 대한 염려와 연결되어 있어요.

당신이 말한 것들에 작용하고 있는 힘들을 명확하게 하려고 하는데요, 직장을 그대로 유지하고 싶어 하는 당신의 부분은 현재 편안함을 느끼고 숙련되게 일을 할 수 있고 같이 일하는 동료들을 좋아하지만, 다른 일을 해서 성공할 수 있을지 혹은 심지어 다른 일을 할 수나 있을지에 대해 매우 걱정하고 있습니다. 떠나기를 원하는 당신의 부분은 지루하고 초조하며 돈에 대해 염려하고 있고 갇혀 있는 기분이지만, 당신의 삶이 지금보다는 더 나아야 한다고 믿고 있죠. 제 말이 맞나요?

환자: 맞습니다.

치료자: 해 보실 의향이 있으시다면 이 두 부분 사이에서 일종의 대화 상황을 만들어 보면 좋겠습니다. (의자들 중 하나를 가리키며) 이쪽 의자에서는 현재 상황에 염증을 느끼고 변화하고 싶어 하는 당신의 부분이 되어 이야기를 하고, (반대편의 의자를 가리키며) 이쪽 의자에서는 직장을 옮기고 싶지 않아 하고 현재의 상황에서도 행복해 하는 당신의 부분이 되어 이야기를 해 보시기 바랍니다. 어떤 것들이 드러나는지 보기 위해서 몇 번은 양쪽 의자를 왔다 갔다 하시기 바랍니다. 아무 쪽에서나 시작하시면 됩니다([그림 5-1] 참조).

환자: 떠나기를 원하는 부분에서 시작하겠습니다.

치료자: 이 쪽에 앉아서 그 부분이 되어 이야기를 시작하세요.

환자: (환자는 의자들 중 한쪽으로 이동한다. 치료자는 자신의 의자를 두 의자의 중간에 위치시킨다.) 음, 내가 말한 대로 난 돈을 충분히 벌지 못하고 있고 무언가 바뀔 기미도 보이지 않아. 오랫동안 회사에서 일해 온 사람들이 너무 많아서 내가 승진할 자리는 없는 것 같아. 나는 너무 지루하고 절망스러워. 내 인생을 낭비하고 있는 것 같아. 이제 더 나아가야 해.

치료자: 나는 나아가고 싶어.

환자: 맞아. 나는 나아가고 싶어. 나는 아직 충분히 젊다고 생각하고, 이것이 내 삶의 마지막이기를 바라지 않아. 내가 열정을 가지고 있는 일, 내가 살아 있음을 느끼게 해 주는 일을 하고 싶어. 그리고 정말 돈을 더 많이 벌어야 해. 돈 문제는 정말 심각해, 그런데 지금 직장에서는 이 문제를 해결할 방법이 보이지 않아. 때로는 그것 때문에 너무 기운이 빠져, 그냥 여기서 나가고 싶어.

치료자: 어떻게 느끼세요? 이런 것들을 이야기할 때 내면에서는 어떤 감정들이 올라오나요?

환자: (잠시 멈춤) 쳐지는 기분이 들고 약간은 겁이 나요.

치료자: 이제 이 의자로 이동해서 다른 부분의 입장에서 이야기해 봅시다.

환자: (환자는 의자를 바꿔 앉는다.) 그런 불만을 가지는 것은 괜찮지만, 그리 현실적인 것 같지는 않아. 지금의 직장이 세상에서 최고의 직장은 아니지만, 적어도 네가 뭘 하는지는 알고 있잖아. 네가 새로운 직장에서 이만큼 잘 할 거라는 걸 어떻게 알아? 새 직장에서는 네가 잘 하지 못하는 새로운 것을 배우거나 해야 할 수도 있어. 그건 정말 재앙일 수도 있다고. 지금 당장 재정적으로 충분하지 않다면, 네가 새로운 직장을 구하고는 이내 그 일을 실패한다면 어떻게 될지

를 생각해 볼 필요가 있어. 노숙자 신세가 돼 버릴 수도 있어.

어찌 됐건 지금 상황은 그리 나쁘지 않아. 일이 어떻게 흘러가는지 잘 알고 있고, 무슨 일을 해야 하는지를 알고 있잖아. 동료들도 너를 좋아하고, 너도 재미있게 일을 하고 있잖아. 직장에서 충분히 자리를 잡았고, 고객들도 너를 알고 있고 감사하고 있지. 일도 그리 힘들지 않고, 일 외에도 네가 좋아하는 일들을 할 수 있는 여유도 있어. 취미 생활도 하려면 할 수 있지. 내가 생각하기엔 이건 나쁘지 않은 조건이야. 나는 네가 여기 남아야 한다고 생각해.

치료자: 당신이 방금 했던 이야기를 한 번 더 말해 보세요. 다만, 이번에는 '너'라는 단어보다는 '나'라는 단어를 사용해서 말했으면 좋겠습니다. 해야 하는 일을 그저 일러 주기보다는 이 기분들을 진정으로 '소유하기' 바랍니다. 이 신념들과 걱정들을 완전히 자기 것으로 느끼고, 당신이 할 수 있는 한 많은 감정과 힘을 실어서 그에 대해 이야기해 보기 바라요.

환자: 알겠습니다. 기본적으로 나는 이 일을 그만두는 것이 정말 불안해. 때로 이 일이 지겹다는 것을 알지만, 적어도 내가 해야 할 일을 잘 알고 있어. 새로운 일을 시작해야만 한다고 한 지가 오래되었고 구직 활동을 해 왔어. 내가 그걸 해낼 수 있을지 잘 모르겠어. 실패하고 해고당하고 실직자 신세가 되는 것을 생각하면 정말 미쳐 버릴 것 같아.

어쨌든 상황이 그렇게 나쁘지는 않아. 나는 동료들을 좋아하고, 이 일은 내 개인적인 삶에서 내가 원하는 것들을 할 수 있게 해 주잖아. 머릿속에서 내가 야망을 가져야 한다는 목소리가 들리긴 하지만, 왜 내가 그렇게 해야 하는 거지? 왜 그저 여기 머물면 안 되는 거야?

치료자: 거기 앉아 있어 보니 기분이 어떤가요? 당신의 내부에서 무슨 일이 일어나고 있죠?

환자: 초조하고 걱정이 돼요. 회사를 떠나는 것에 대해서 얼마나 겁을 먹고 있는지가 느껴져요.

치료자: 자리를 다시 바꾸어서, 떠나기를 원하는 부분의 입장에서 이야기를 해 봅시다.

환자: (환자는 의자를 바꾸어 앉는다.) 네가 겁먹고 있다는 걸 알겠어. 이해해. 하지만 나는 여기서 나가고 싶어. 여기에 너무 오래 머물러 있었어. 나는 떠나고 싶다고.

치료자: 이렇게 해 보죠. …… 나는 지루하고 좌절했어. 새로운 미래를 원해.

환자: 나는 지루하고 좌절스러워. 나는 이제 새로운 미래를 원해.

치료자: 나는 돈을 더 벌고 싶어.

환자: 맞아요. 나는 돈을 더 벌고 싶어. 나는 정말 돈을 더 벌고 싶어.

치료자: 이제 다른 의자로 옮겨서, 머무르기를 원하는 부분의 입장에서 이야기를 해 봅시다.

환자: (환자는 다른 의자로 이동한다.) 나는 여전히 겁이 나. 여기는 안전해. 내가 하는 일에도 익숙하니까. 내가 다른 일을 할 수 있을지 모르겠어.

치료자: 여기 있는 것이 안전하고, 떠나는 것은 겁나.

환자: 여기가 안전하고, 떠나는 것이 겁나.

치료자: 왕복하기를 해 봅시다. 두 의자 사이를 왔다 갔다 해 보면 좋겠어요. 한 의자에 가면 그 입장에서 한 문장씩 말해 보는 거예요. 이때 의자 뒤에 서서 이야기를 할 거예요. 아시겠죠?

환자: 알겠어요.

치료자: (치료자와 환자는 둘 다 일어난다. 치료자는 환자의 의자를 몇 발짝 뒤로 옮긴다.) (직장을 떠나는 입장의 의자를 가리키며) 이 의자 뒤로 가서 서 주세요. 그리고 떠나는 것에 대해 힘이 실린 한 마디를 말해 보세요.

환자: (의자 뒤로 가서 서서) 나는 정말 좌절되고 떠나고 싶어.

치료자: 이제 반대편으로 자리를 옮겨서, 남는 것에 대해 강한 한마디를 해 보세요.

환자: 나는 겁나고, 머무르고 싶어.

치료자: 잘하셨어요. 이제 몇 번을 왔다 갔다 해 보세요.

환자: (의자를 바꿔 앉는다.) 나는 절망스럽고, 떠나고 싶어. (의자를 바꿔 앉는다.) 나는 못 하겠어. 나는 머무르고 싶어. (의자를 바꿔 앉는다.) 나는 돈이 더 필요해. 내 삶을 살고 싶어. 떠나고 싶어. (의자를 바꿔 앉는다.) 나는 머무르고 싶어. 나는 머무르고 싶어. 나를 떠나게 하지 마. (의자를 바꿔 앉는다.) 나는 여기가 싫어. 떠나고 싶어. (의자를 바꿔 앉는다.) 못하겠어. 나를 머물게 해 줘.

치료자: 나는 죽어 가고 있고, 떠나고 싶어. 나는 너무나 겁이 나, 그냥 머무르고 싶어.

환자: (의자를 바꿔 앉는다.) 나는 죽어 가고 있고, 떠나고 싶어. (의자를 바꿔 앉는다.) 나는 너무나 겁이 나, 그냥 머무르고 싶어. (잠시 멈춤)

치료자: 다시 한번.

환자: (의자를 바꿔 앉는다.) 나는 죽어 가고 있고, 떠나고 싶어. (의자를 바꿔 앉는다.) 나는 너무나 겁이 나, 나는 너무 무섭고, 그냥 머무르고 싶어. (잠시 멈춤)

치료자: 정말 잘했어요. 한 가지만 더 해 보겠습니다.

환자: 좋아요.

치료자: 여기 중간 지점에 와서 서 보세요. (환자는 두 의자의 사이, 치료
　　　　자의 반대편으로 몇 발자국 뒤에 선다.) 두 의자를 바라보세요. 이
　　　　쪽은 떠나기를 원하는 부분이고, 이쪽은 머무르기를 원하는 부분입
　　　　니다. 당신이 두 의자를 보고, 지금 내면에서 어떻게 느끼고 있는지
　　　　감지해 보세요. 당신의 내면에 있는 힘들에 지금 점수를 매겨 보기
　　　　바랍니다. 50 대 50, 70 대 30, 20 대 80, 이렇게요. 당신이 느끼는 대
　　　　로요.

환자: (잠시 멈춤) 지금 75 대 25로 직장을 옮기는 쪽이 더 우세해요.

치료자: 시작할 때에는 어느 정도였죠?

환자: 그때는 55 대 45 정도였어요.

치료자: 놀랍네요. 확실히 변화가 있었네요.

환자: 그래요. 치료를 시작할 때보다 떠나는 쪽 생각이 훨씬 더 강해진 게
　　　느껴지네요.

치료자: 좋습니다. 원래 자리로 함께 돌아가서 이 내용들을 정리해 보시죠.

마무리

　일반적으로 나는 70 대 30의 비율이 삶의 주요한 변화를 이끌어
내기 위해 최소한으로 필요한 동기의 역치라고 믿는다. 이 환자는
그 역치를 넘었고, 이제부터 치료는 새로운 일을 구하기 위한 계획
을 세우고 전략을 짜는 방향으로 진행될 수 있다. 떠나지 않기를 원
하는 부분이 25의 비율이었던 점을 고려해서, 환자의 두려움과 불
안들에도 특별한 주의를 기울일 필요가 있다.

되돌아보기

　이 대화는 의자기법의 많은 전략과 심층적인 기법들을 포함했

다. 이 회기는 결정 저울을 작성하는 것으로 시작했는데, 이는 일종
의 준비 운동이라고 생각할 수 있겠다(Dayton, 2005; Moreno, 2012).
치료자는 '교통 정리'를 하고 몇 가지의 대사를 제시했고, 단순화와
반복을 통해 그 경험의 감정적 강도를 높였다. 끝부분에서는 일종
의 왕복하기 기법을 사용하였는데, 이는 펄스(1975a, 1992)가 에살
렌에 있을 때 즐겨 사용했던 기법이었다. 마지막으로, 환자는 내부
의 다양한 인지-감정적인 힘들의 강도를 평가하도록 요청받았다.
일반적으로 이 대화는 관계적이기보다는 실존적이다. 환자는 내부
의 두 측면이 서로 대화하도록 하는 것보다는 각 측면에서 강력하
고 진실되게 이야기하도록 격려받는다. 이러한 부분의 효과는 치
료자가 환자에게 '네가 ~해야 한다.'는 말에서 '나는 ~하기를 원한
다.'는 말로 바꾸도록 할 때 명백하게 드러났다. 펄스는 양극성 사
이의 공간에서 창의적인 가능성들이 나타난다고 믿었기 때문에,
환자들이 양극성의 입장에서 이야기하는 것을 선호했다. 이에 대
해서는 7장에서 더 깊게 탐색할 것이다.

의사 결정하기 II

대화의 두 번째 국면에서 이 치료 작업을 더 발전시키기 위해서
는 몇 가지의 선택 사항이 있다. 하나는 두 참여자가 역할을 바꾸어
시나리오에 쓰인 대사를 반복하는 것이다. 또 다른 선택은 같은 내
용을 사용하되, 현재 나타나는 주제를 바탕으로 즉흥적으로 대화
를 진행해 나가는 것이다.

그것을 넘어서면, 그들은 다른 종류의 갈등에 대해서도 대화를
만들어 낼 수 있게 된다. 개인적인 주제나 당신의 환자 혹은 친구들

중의 하나가 씨름하고 있는 문제, 다음에 나오는 시나리오들 중의 하나 혹은 당신이 만든 주제에 대한 것 모두 가능하다. 가능한 주제들을 좀 더 자세히 알아보자.

가능한 시나리오

1. "나는 몇 년간 내 남자친구/여자친구와 사귀고 있어요. 우리는 서로가 아주 편하고, 우리의 삶은 매우 깊게 얽혀 있죠. 우리는 각자의 가족들과도 아주 가깝고, 나는 그/그녀가 나의 가장 친한 친구라고 느껴요. 그런데 나는 우리 사이에 열정과 불꽃이 조금씩 사라지고 있다고 생각해요. 저는 최근에 ○○를 만났고, 그/그녀는 나에게 많은 관심을 보이고 있어요. 인정하기는 싫지만, 저도 ○○에게 많이 끌리고 있어요. 전 이 상황이 혼란스럽고, 제 남자친구/여자친구와 계속 만남을 이어 가야 할지, 아니면 관계를 끝내고 ○○와 만날지 잘 모르겠어요."

2. "저는 지금 아이를 가지고 싶은 마음과 저의 직업/학업적인 경력에 집중을 더 하다가 아이를 나중에 갖기를 원하는 마음 사이에서 깊은 고민에 빠졌어요."

3. "우리 가족은 제가 MBA(경영학 석사 과정)를 시작하기를 원해요. 우리는 큰 가족 사업을 하고 있고, 가족은 제가 회사의 발전과 미래에 있어서 주도적인 역할을 해내기를 기대하고 있어요. 장기적으로 볼 때, 제가 이 일을 맡아서 잘 해내는 것에 많은 사람이 걸려 있죠. 저는 경영학에도 약간의 흥미를 가지고 있긴 하지만 그보다는 글 쓰는 것에 정말 흠뻑 빠져 있어요. 저는 문학 창작으로 MFA(예술 석사 과정)을 밟고 싶어요. 그렇게 하는 것이 재정적으로 정말 어려운 상황이 될 것이라는 걸

잘 알지만, 전 작가가 되려는 열정이 불타고 있어요. 제가 그런 결정을 내린다면 우리 가족은 심하게 화를 내겠죠. 제가 만약 MFA을 시작한다면 우리 가족이 제게 재정적 지원을 해 주지 않을 거라는 것도 알아요. 제가 MBA를 하게 될 때에만 저를 도와주려 할 거예요. 이 문제 때문에 너무 힘이 들어요."

부정적인 스키마의 목소리

6장 /
내적 대화: 내부의 비판적이고

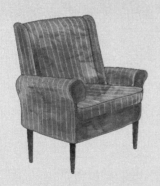
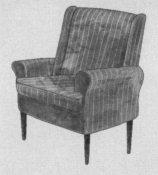

앞에서 이야기했던 것처럼, 넓고 다양한 범위의 치료적 견해를 가진 치료자들과 이론가들은 비판적 또는 처벌적인 '목소리' '자기' 혹은 '부분'의 경험을 정신병리의 발달과 유지에 있어 핵심적인 요소로 이해하기 위해 애써 왔다. 임상적 상황들에서 이 '내부의 비판적 목소리'는 도달할 수 없는 기준을 만들어 내며, '규칙을 어기는 것'에 대해 환자를 가혹하게 처벌하거나 지속적으로 비난하고, 깎아내리며, 힘을 잃게 만드는 언어적 학대의 형태를 띤다.

현대 정신치료의 관점에서 보면, 이러한 경험에 대한 연구와 치료는 초자아에 대한 프로이트(1965, 1969)의 개념화로부터 시작되었다. 카렌 호나이(Karen Horney, 1950)는 '당위성의 폭정(tyranny of the should)'에 대해서 저술했는데, 이는 펄스에게 영향을 끼친 개념으로 보인다. 내부에서의 공격 현상은 게슈탈트 치료(Perls, 1992)뿐만 아니라, 재결정치료(redecision therapy; Goulding & Goulding, 1997), 정서중심치료(emotion-focused therapy; Greenberg et al., 1993; Watson et al., 2007), 절충적 대화(anthetic dialogue; Elliot & Elliot, 2000), 목소리/음성 대화(voice dialogue; Stone & Stone, 1989, 1993), 스키마 치료(schema therapy; Rafaeli et al., 2010; Young et al., 2003), 목소리 치료(voice therapy; Firestone, Firestone, & Catlett, 2002)와 같은 치료들에서 의자기법을 통해 다루었다. 이 주제의 핵심을 포착하여 엘리엇과 엘리엇(Elliot & Elliot, 2000)은 모든 정신적 고통의 중심에 이 핵심적인 고통을 주는 '목소리'가 있다고 믿었고, 이에 대한 치료를 그들이 만든 절충적 대화 치료 과정에서 중점적

으로 사용했다. 이러한 접근 방식들을 검토해 보니 두 가지 주요 쟁점이 드러났다. ① 최대의 효과를 얻기 위해 대화를 어떤 방식으로 구조화하는 것이 최선인가? ② 비판적인 목소리를 통합하는 것이 더 나은가, 아니면 그 목소리를 분리하고 없애는 것이 더 나은가?

　펄스는 그가 승자(top dog; Perls, 1992)라고 지칭한 내부의 비판적인 부분의 발달이 이전에 살펴보았던 내사의 과정들과 밀접하게 연결되어 있었다고 여겼다(Perls et al., 1951). 다시 말하자면, 당시 그에게 굉장히 의미 있었던 구강의 은유를 사용하여, "아이는 통째로 씹지 않은 채 집어삼키거나 목구멍에 밀어 넣는데, 이것은 삼켜졌지만 소화되지 않은 채로 그 개체를 뒤흔든다."라고 이야기했다 (Dublin, 1976, p. 127). 또 그는 "우리는 **사랑**의 대상을 내사하지 않는다. 우리는 자신을 **통제**하고 있는 대상을 받아들인다. 이것은 대개 **증오**의 대상이다."라고 이야기하기도 했다(Perls, 1969b, p. 216). 펄스에게 치료적 목표는 자동적이고 고식적이며 비합리적이라고 여겨졌던 초자아에서 의식적으로 가치 체계를 선택하는 자아로 도덕적인 근원을 이동시키는 것이었다.

　펄스는 환자들이 '승자(top dog)'/'약자(bottom dog)' 대화에 참여하도록 했다. 그의 치료 구조에서 한 부분은 비판하고 괴롭히며, 다른 부분은 순종하고 억압받지만, 궁극적으로 반항하며 항복하지 않는다. 펄스는 대화와 만남을 통해 통합이 가능해지며, 양 부분의 염려와 욕망들을 일정 부분 반영하는 해결 방법이 나타날 수 있다고 느꼈다. 한편, 재결정치료는 대조적인 부분에 초점을 두었다. 굴딩과 굴딩(Goulding & Goulding, 1997; M. Polster, 1987)은 무언가의 기원에 접근할 때 굉장히 학대적이고 증오에 찬 부모의 상을 발견하곤 했다. 여기서 강조하는 것은 그 부분이나 목소리를 분리하고, 빼내거나 대체하는 것이었다. 그 비판하는 목소리는 병리적인 것이며, 어떤 경우에는 치명적이라고 여겨졌다. 치료자인 미리엄 폴스터(Miriam Polster)와의 대화에서, 로버트 굴딩(Robert Goulding) 은 이 딜레마를 이야기했다. "예를 들어, 자살 사고가 있는 환자가 예전에 부모로부터 받았던 메시지를 다루면서 그의 부모 중 한 명 이 잔뜩 찌푸린 얼굴로 화를 내고 있는 장면을 경험합니다. 그가 반 대편 의자에 앉을 때면, 그의 부모가 되어 '네가 죽어 버렸으면 좋 겠어. 너 같은 건 태어나지 말았어야 했어!'라고 말하는데…… 그렇 게 인상을 쓰며 죽이려 들고 파괴적인 부모의 부분을 어떻게 통합 해야 할지 모르겠어요. 저는 제 환자들에게 그 부분에게 작별을 고 하라고 가르칩니다."(Robert Goulding: M. Polster, 1987, p. 323에서 인용)

　그린버그(Greenberg)의 치료 작업은 펄스의 모델에 큰 영향을 받 았는데, 그 또한 비판적인 목소리를 통합하려 했다. 그의 접근에서 는 환자가 한 의자에서 비판적인 목소리를 표현하면서 시작하고, 그 후 다른 의자로 이동하여 비난을 받는 것이 어떻게 느껴지는지 에 대해 목소리를 내게 했다. 즉, 그들은 자신이 느끼는 우울감, 불 안, 절망 혹은 분노의 감정들을 표현한다. 대화를 진행하며 치료자 는 그 비판자가 더 구체적으로 비난하도록 하고, '경험하는' 부분은 그/그녀가 실제로 어떤 기분을 느끼는지 더 명확하게 이야기하도 록 한다. 점차 비판적인 부분은 그의 입장에서 중심이 되는 가치들 을 식별하기 시작할 것이며, 경험하는 부분은 그저 감정을 표현하 는 것에서 그/그녀의 욕구와 필요를 소통하는 것으로 나아갈 것이 다. 다 잘 진행된다면, 이 과정을 통해 비판적인 목소리가 부드러워 지기 시작할 것이고, 마지막에는 두 개의 양극성 사이에서 일종의 통합이 일어나게 될 것이다.

목소리 대화는 할 스톤과 시드라 스톤(Hal Stone & Sidra Stone, 1989, 1993)의 합작품이다. 융 학파와 게슈탈트 치료에서의 치료 방법들과 비슷하게, 목소리 대화 이론가들은 인간이 성장할 때, 그들이 가진 몇 가지의 측면은 수용되고 강화되지만, 다른 부분들은 반대되거나 비난받고 금지되기도 한다고 여겼다. 그 결과, 주된 자기들(primary selves)과 의절한 자기들(disowned selves)이 있는 성격구조가 만들어졌다. 주된 자기들 사이에 갈등이 있을 때 그리고 의절한 자기들이 표현을 추구할 때 고통이 생겨난다. 후자는 특히나 더 고통스러울 수 있는데, 의절한 자기들은 통합되지 않았기 때문이다.

목소리 대화 모델은 두 가지 방식에서 독특하다. 먼저, 하위 성격들과 에너지 패턴들을 그 사람 내부의 독립적인 실체로 본다. 다이아크(Dyak, 2012)는 "목소리 대화에서는 자기들이 실재하는 에너지를 가진 개체이며, 각각은 나름의 사상, 관점, 신념, 신체적 현실, 경험, 욕구, 애착, 기술, 재능 등을 가지고 있다."(p. 222)라고 기술했다. 이는 다른 모드들이 자기의 측면으로 보인다는 스키마 치료와는 대조되는 것이다.

두 번째 중요한 차이점은 치료의 목표이다. 목소리 대화 지지자들은 자아 인식 과정의 중요성을 강조한다(Dyak, 2012; Gaspard & Hoffman, 2009; Stone & Stone, 1989). 치료의 목표는 개인이 언제든지 능동적인 자기를 온전히 인식하게 될 수 있도록 인식의 근원을 만들어 내는 것이다. 명칭을 부여하고 관찰할 수 있는 능력은 특정 에너지 패턴에 의해 개인이 '흡수되어 버리는' 것을 막아 준다. 스톤과 스톤(1989)은 "인식은 목격되는 에너지 패턴들을 평가하거나 판단하지 않고, 사건의 결과에 대한 통제를 필요로 하지 않는 상태로 삶의 모든 측면을 관조하는 능력이다."(p. 9)라고 기술했다. 스톤과 스톤(1989, 1993)은 그들의 목소리 대화 방법론에서 그들 스스로 조사할 가치가 있다고 여겨지는 내부의 비판적 목소리에 대한 광범위한 치료를 한다. 약간의 차이는 있지만, 이 치료에는 의자기법 치료로 통합될 수 있는 몇 가지의 요소가 있다. 그들의 핵심적인 통찰은 내부 비판자의 본질적인 기능이 내부의 아이를 보호하는 데 있다는 것이다. 아이는 커 가면서 공포, 수치심, 굴욕감, 처벌을 경험한다. 내부의 비판적 목소리는 그 아이가 이러한 고통스러운 경험들을 다시 겪게 되는 것으로부터 보호하기 위한 한 가지 수단으로서 발달하게 된다.

결국에 이 비판적 목소리는 행동을 취하기 위해 아이의 부분을 공격하게 될 것이다. 불행히도 이 공격은 때로 너무 무자비하고, 현실과 괴리되어 있으며, 그 목소리에는 부모와 다른 권위적인 대상 그리고 관습으로부터 온 메시지를 담고 있기도 하다. 이 공격은 또한 우울증이나 자살과 같은 다양한 형태의 정신병리를 만들어 낸다. 내부 비판자가 본질적으로 그 사람이 올바르게 행동하지 않기에 무엇인가 끔찍한 일이 일어날 것을 염려하고 있다는 것을 이해하는 것이 중요하다. 즉, 비판적 목소리는 두려움에 기인하는 개체라는 말이다. 개인의 궁극적인 목적 중의 하나는 그들 내부의 아이에게 부모가 되어 주는 것뿐만 아니라 내부의 비판적 목소리에 부모가 되어 주는 것이기도 하다. 이러한 역할을 하게 되면서, 그들은 비판적 목소리가 겪는 경험의 중심에 존재하는 두려움과 외상에 대해 연민을 가질 수 있게 된다.

다양한 치료자들이 쌓아 온 결과물 덕분에(Corstens, Longden, &

May, 2012; Rowan, 1990; Stone & Stone, 1989), 정체성, 사상, 성격, 의도, 관계, 핵심적 메시지와 같은 주제들을 아우르는 면담 구조가 개발될 수 있었다. 비판적 목소리를 구현하고 목소리로 표현하는 환자의 경우, 치료자는 그 환자를 면담하여 관련된 주제들을 탐색할 수 있다. 〈표 6-1〉은 대화 기법 치료에서의 사용을 고려해 볼 수 있는 일련의 스물두 가지 질문의 목록을 담고 있다. 더 간결하게 접근하자면, 사스포타스(Sasportas)는 비판적 목소리(혹은 어떤 내적 존재)와 다음과 같은 핵심적 질문들을 사용하여 연민 어린 마음으로 면담할 수 있다고 이야기했다(Rowan, 2010에서 인용). "원하는

표 6-1   내부 비판자와의 면담 구조

내부 비판자와의 면담 형식	
• 저와 이야기를 해 보겠어요?	• ○○에게 무엇을 주려고 하나요?
• 당신은 누구인가요?	• ○○를 어떻게 힘들게 하고 있나요?
• 이름을 가지고 있나요?	• 가장 두려워하는 것은 무엇인가요?
• 당신은 어떻게 생겼나요?	• 누군가가 당신을 다치게 했나요?
• 언제 처음으로 ○○의 삶에 나타났나요?	• 누군가가 당신을 두렵게 했나요?
• 여기 있는 진짜 이유가 무엇인가요?	• 당신을 사랑했던 사람은 누구인가요?
• 어떤 상황에서 당신이 나타나려 하나요?	• ○○에게 있어 가장 좋은 점은 무엇인가요?
• 원하는 것이 무엇인가요?	• ○○에 대해 당신을 화나게 하는 사람은 누구죠?
• 필요한 것이 무엇인가요?	• ○○에 대해 무엇이 당신을 가장 슬프게 하지요?
• ○○에게 무슨 목적을 가지고 있나요?	• 당신이 거기 없다면 무슨 일이 벌어질까요?
• ○○를 어떻게 도울 생각인가요?	• 만약 ○○가 꼭 알았으면 하는 한 가지가 있다면 그게 무엇이지요?

것이 무엇인가요? 필요한 것이 무엇인가요? ○○(환자의 이름)에게 무엇을 주려고 하나요?"(Rowan, 2010, p. 74) 친근함이 이 만남에 있어 핵심으로 보인다(Zinker, 1977).

연민을 가지고 내부의 비판적 목소리에 접근하는 것을 넘어서, 또 다른 중요한 의도는 그것의 욕망들과 경험들에 대해 심도 깊게 이야기하고, 이를 존중해 주며, 그것이 하려고 했던 좋은 일들에 대한 기회를 제공하는 것이다. 다른 접근들과는 다르게, 그 측면들을 변화시키거나 바꾸려는 시도를 하지 않고, 다른 모드들 혹은 목소리들과 함께하는 대화도 없으며, 자기체계의 나머지 부분에 그를 통합시키려는 시도 또한 하지 않는다.

다시 말하자면, 스톤과 스톤은 자아 인식 과정을 핵심적으로 강조하는데, 이는 환자가 자신이 가진 구별되는 부분들을, 그것들이 활성화되었을 때 연민 어린 마음으로 인식할 수 있다는 의미이다. 내부의 비판적 목소리에 대해서 일종의 '포악한' 진실로 경험하는 것에서, 사실은 그저 두려워하는 일부분으로 인식하는 것으로 옮겨 갈 수 있다. 의자를 이용하면, 환자는 자아 인식 과정을 의미하는 의자에 앉아서 그 옆에 놓인 의자에 있는 비판하는 목소리를 인식하는 경험에 관하여 이야기하고, 장래에 그 목소리를 인식하고 반응하는 방법들에 대해 탐색할 수 있다. 의자를 놓을 때는 두 의자 모두 치료자를 향해 있어야 하며, 두 부분 간의 대화는 일어나지 않는다.

이 목소리 대화를 이용한 접근을 받아들이든 그렇지 못하든 간에, 비판적인 목소리(혹은 다른 부분들)를 호기심과 연민을 가지고 면담하는 것은 치료를 시작하는 데 있어 굉장히 좋은 방법이다. 이 방법은 치료자가 치료를 하는 데 있어 스트레스를 덜 받으면서도 더 많이 배울 수 있게 하며, 환자의 중요한 부분들과 관계를 발달시키게 한다. 다시 말하자면, 모든 부분이 그저 환영받으며, 변화를 강요받지는 않는다. 사실 치료의 결과로 그렇게 될지도 모르지만, 이는 임상적인 변화라고 하기보다는 더 자연스러운 과정이다.

목소리 대화와는 반대로, 목소리 치료는 '인지-정동-행동'에 대한 치료로 알려져 왔다. 로버트 파이어스톤, 리사 파이어스톤과 조이스 캐틀릿(Robert Firestone, Lisa Firestone, & Joyce Catlett, 2002)이 만들어 낸 이 치료 방법은 우리가 이미 다루어 왔던 몇 가지 주제들을 반향하고 재작업하는 창의적이고 역동적인 접근법이다. 이 치료의 맥락상, 그들은 자살의 예방에 특히 초점을 맞추었는데, 자살을 내적으로 공격과 비난을 받은 상태의 결과로 보았다.

대화 치료에서는 모든 사람이 분열 상태에서 살고 있다고 보았다. 이 분열에는 "성장하고 발전하며, 우리의 개인적이고 공적인 목표뿐만 아니라 관계가 가까워지고자 하는 욕망들을 추구하고, 인생에 있어서 의미 있는 것을 찾으려는" 우리의 경향성을 나타내는 자기체계(self system)가 포함되고(Firestone et al., 2002, p. 11), "반대하고, 자기를 파괴하려 시도하는" 힘들을 나타내는 반자기체계(anti-self system) 혹은 비판적인 내부의 목소리 또한 포함된다(Firestone & Catlett, 1998, p. 687).

그 부정적인 목소리들은 부모와 초기의 성장 환경에서 온 메시지를 내재화함으로써 발달한다. 저자들의 기술에 따르면, "비판적인 내부의 목소리는 성격의 방어적이고 비판적인 면의 언어이다. 그 측면은 당신의 개인적 발전을 방해한다. 그 목소리는 당신의 최대 관심사에 반대되는 수많은 부정적인 생각을 가지고, 당신의 자존감을 깎아내린다. 이 적대적이고 판단적인 생각들은 또한 당신에게 다른 사람들에 대해 경계하게 하고, 세상에 대한 부정적이고 회의적인 그림을 만들어 내게 한다."라고 했다(Firestone et al., 2002, p. 16).

실제적인 치료의 관점에서 보면, 환자는 의자에 앉아서 반대편 의자에 앉아 있는 두 번째 사람, 아마도 자기에게 이야기해서 내부 비판자를 말로 표현하게 될 것이다. 즉, 그들은 각 문장을 '당신'이라는 말로 시작하게 될 것이다. 이 방법은 세 가지의 중요한 장점을 가진다. ① 당신이 스스로가 가진 관점의 비판적인 면을 더 현실적인 관점으로부터 분리시키도록 도울 수 있고, ② 이전에 인식하지 못해 왔던 다른 부정적인 생각들과 의식의 표면 밑에 있었던 생각들에 대해 인식하기 시작하도록 해 주며, ③ 이 생각들과 연관되어 있는 감정들을 불러일으키고, 비판적인 내부 목소리의 헐뜯고 빈정거리는 목소리 톤을 인식하도록 해 준다(p. 17). 이 치료 방식의 치유적인 힘은 우선 비판적인 의사소통의 표현과 탐색에 있다. 여기에는 그것이 무엇을 의미하고 어디에서 왔는지에 대한 내용들도 포함될 것이다. 건강한 자기체계에 접촉하게 되면서, 환자는 특히나 그들의 삶을 주장하는 행동을 하기 위한 선택을 내리게 될 것이다. 여기에는 비판적인 목소리를 중단시키는 일들은 행하고, 비판적 목소리가 나타나게 되는 일들은 하지 않는 것이 포함된다.

인상적이고 강력한 그들의 치료 내용을 보면, 파이어스톤과 캐틀릿(1998)은 시인인 실비아 플래스(Sylvia Plath)의 자살을 목소리 치료 모델을 통해 분석하였다. 플래스는 그녀의 글 「악마에게 보낸 편지(Letter to a Demon)」에서 분열된 자기의 경험을 명확하게 묘사했다. 그녀는 '살인적인 자기(murderous self)'와 '좋은 자기(good self)'에 관해서 기술했다. 그녀는 비판적인 부분이 과도한 기준과 완벽주의를 통해 좋은 자기를 죽일 것이라 믿었다(Hughes & McCullough, 1982, pp. 176-177: Firesotne & Catlett, 1998, p. 667에서 재인용). 플래스는 요구하는 '악마'의 목소리를 자신의 어머니와 연결 지었다. 그녀는 완벽주의와 싸워 보려 했지만, 그녀의 어머니가 딸이 글쓰기를 원하는 것을 알았기에, 비극적이게도 그녀가 시도했던 방법은 글쓰기를 거부하는 것이었다. 결국 계속되는 자기비난과 그에 따른 우울증은 그녀를 덮쳤고, 그녀는 스스로 목숨을 끊었다.

  이는 비난의 목소리가 얼마나 위험할 수 있는지를 다시 전면에 드러낸다. 자살 사고가 있는 환자들을 치료할 때는 무엇보다 먼저 대화를 진행하기 전에 환자가 안전한지 혹은 안전한 환경 안에 있는지를 확인해야 한다. 즉, 우선적인 문제에 대한 관리가 치료적 만남보다 우선한다. 진정이 되면 이러한 치료 작업은 그들이 자신의 삶과 삶에 대한 욕망을 되찾는 데 중심이 될 수 있다.

  게슈탈트 치료, 정서중심치료, 인지행동치료를 조합한 모델로 초점을 옮겨 보면, 나는 채드윅(Chadwick, 2003)이 **자기복합성** (complexity of self)의 중요성에 초점을 맞춘 것에 큰 인상을 받았다. 그는 어떤 사람들, 특히 극심한 형태의 정신병리로 고통받아 온 사람들과 미미한 존재감을 가지고 살아온 사람들은 종종 그들이 본질적으로 나쁘고 결함이 있다는 굉장히 강력한 신념을 가지고 살아간다고 주장했다. 이 부정적인 자기개념이 삶 전반에 만연해 있어서, 그들은 직접적인 도전을 받아들이기가 쉽지 않아 보인다. 그는 특히 정신병 증상과 조현병을 가진 환자들의 치료에서 그렇다는 것을 깨달았다. 그의 해법은 환자에게 긍정의 목소리 (affirming voice)로 여길 수 있는 것을 함께 만들어 내는 작업을 하는 것이었다. 이 목소리는 긍정적인 경험들, 과거에 사랑하는 사람들과의 관계들, 환자의 갈망들, 치료자의 긍정적인 신념과 감정들의 혼합으로 만들어질 수 있다. 이 새로운 지지적이며 지도해 주는 목소리가 더 자연스러워지고 통합되기 위해서는 대사를 만들고 연습해야 한다. 치료 구조적으로 환자는 비판적인 부분들을 나타내는 의자와 긍정적인 부분들을 나타내는 의자에 번갈아 앉을 것이다. 전략적으로는 두 의자가 서로 마주 보는 것보다 치료자를 향하게 하는 것이 도움이 될 것이다. 비판자를 직접적으로 직면하기보다는, 대화를 통해 환자의 가치와 잠재성에 대한 확신을 가지게 하는 방향을 추구하도록 한다. 이 방법은 환자의 내적인 세계의 다양성이 증대되도록 도와줄 수 있을 것이다. 그저 부정적인 면만 있는 것보다는 어둠과 빛이 둘 다 존재할 것이며, 이것은 괴롭히는 모드들이 깊게 자리 잡고 있을 때 특히나 도움이 될 것이다.

여전히 남아 있는 한 가지 구조적 혹은 이론적인 문제는 인지행동치료의 주된 초점인 인지 및 신념과 우리가 여기서 초점을 맞추고 있는 내부의 비판적 목소리의 치료 간의 관계이다. 영 스키마 질문지(Young Schema Questionnaire: YSQ-S3; Young, 2005)의 문항들을 살펴보면, 환자들은 '나는 다른 이들에게 사랑, 관심, 존경을 받을 가치가 없다.' '나는 다른 사람들이 하는 일을 해낼 능력이 없다.' '나는 어떤 일을 성취해야 하고 무엇인가 해내야 한다는 지속적인 압박감을 느낀다.' '내가 왜 실수를 했는지는 중요하지 않다. 내가 무엇인가 잘못한 게 있다면, 나는 그 대가를 치러야 한다.'라는 문항에 동의하곤 한다. 인지치료자들은 종종 그 믿음을 지지하거나 반대하는 증거들을 밝히려 노력할 것이다. 이렇게 상반된 형태의 두 가지 증거는 그 후에 그 믿음을 지지하는 증거들을 나타내는 의자와 그 믿음에 도전하면서 긍정적인 관점을 나타내는 의자 간의 논쟁적인 대화에 토대가 될 수 있다. 실제로 이것이 바로 몇 몇 인지치료자가 의자기법을 이용하는 방법이다(Leahy & Holland, 2000). 이 내용들에 기반하여, 드 올리베이라(De Oliveira, 2011)는 이 근거 있는 접근을 그의 심판 기반 인지치료(trial-based cognitive theapy)라는 고도의 예술 형태로 녹여 냈다. 카프카의 소설 『심판 (The Trial)』에서 따온 은유를 사용하여, 의자들을 판사, 배심원, 기소하려는 검사, 피고인의 변호인 그리고 피고인을 나타내기 위해 사용하였다.

기소하려는 검사는 내부 비판자의 은유적인 연결 다리가 될 수 있다. 역기능적 믿음들은 단순한 믿음이 아니다. 때로 그것은 비난/고발일 수 있다. 이후에 치료적인 가능성은 이 문구들이 반영할 수 있는 자기의 한 부분이 다른 부분을 비난하는 이중적 경험들로 재구성될 때 향상된다. 이것은 환자가 "나는 다른 이들에게 사랑, 관심, 존경을 받을 가치가 없어."라고 말하는 대신에 "너는 다른 이들에게 사랑, 관심, 존경을 받을 가치가 없어."라고 말하는 '비판적인 부분'과 고통을 경험하는 '받아들이는 부분'(혹은 스키마 치료에서는 취약한 아이 모드)이 있다는 것을 의미한다. 비슷한 견해에서, 스팅켄스, 리에테어와 라이젠(Stinckens, Lietaer, & Leijssen, 2002)은 내부 비판자가 스키마들이 모여 있는 저장소라고 주장하기도 했다. 한번 이중적인 경험을 하고 나면 대화 기법을 적용할 수 있는 가능성이 반드시 생겨난다.

두려움에 기반한 인지 또한 비슷한 방법으로 접근할 수 있다. 엘리베이터에 대한 두려움을 가진 환자의 경우, 엘리베이터가 위험하다는 생각을 지지하는 증거를 한쪽 의자에 모아 두고, 엘리베이

터가 매우 안전하다는 증거는 다른 쪽 의자에서 논의된다. 이것은 결국 두려워하는 자기의 부분을 나타내는 의자와 온전하고 용감한 삶을 살고 싶어 하는 부분을 나타내는 다른 의자 간의 모드 대화로 이어질 수 있다.

내부 비판자와의 대화

내부 비판자의 집중성을 감안하여, 몇 개의 대본이 이 내적인 힘을 적절하게 다루고, 명료화하며, 도전하거나 통합할 수 있게 사용될 전략들의 예시로서 제공된다. 이 대화들은 다음을 포함한다.

1. 진단적 면담
2. 내부 비판자에 대한 도전/자기다중성
3. 자기친절과 자기연민

내부 비판자와의 대화: 진단적 면담

우리가 살펴보았던 것처럼, 개인의 마음 안의 힘들은 면담을 통해 잠재적인 그들의 희망, 두려움, 욕망, 사상, 목적들이 더 잘 이해될 수 있다. 이 대화는 환자의 핵심적인 믿음과 부적응적인 스키마들에 대한 어느 정도의 탐색이 이루어진 후에 진행할 수도 있고, 임상적으로 적절하다면 그러한 작업을 하지 않은 상태에서 진행할 수도 있다.

치료자들이 묻고자 할 질문들의 관점에서 보자면, 면담 구조는 앞의 〈표 6-1〉에 제시되어 있다. 이것은 제안하는 질문들이며, 치료자는 환자와 함께 이런 문제들을 탐구할 때 나타나는 흥미롭고 강렬한 주제를 자유롭게 따르면 된다.

우리가 살펴본 것처럼, 기본적으로 대부분의 내부 비판적 목소리는 두려움에 의해 더 촉진된다. 즉, 그것은 그렇게 하지 않는다면 무언가 나쁜 일이 벌어질 것이라고 염려하기 때문에 환자를 비난하는 것이다. 문제는 비록 그 의도는 좋더라도 그것이 너무 과해서 환자에게 해를 끼친다는 것이다. 한편, 어떤 비판적 목소리는 환자를 미워하고, 괴롭히고, 때로는 실제로 환자를 죽음으로 몰고 가려 한다. 마지막으로, 어떤 비판적 목소리는 이 두 가지 유형이 혼재되어 있다.

이 패러다임에서 환자는 새로운 의자에 앉아서 내부의 비판적 목소리를 드러내고, 그/그녀의 측면에서 말할 것이다. 그다음 치료자는 반대편의 의자에 앉아 면담을 시행할 것이다. 그런 만남의 의도는 진단을 내리는 것이고, 전반적인 입장은 호기심과 흥미의 대

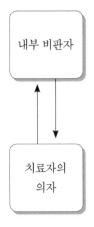

[그림 6-1] 내부 비판자와의 면담

상으로 보는 것이다. 치료의 자연스러운 흐름을 위해 환자를 남자
로 설정하였고 이름은 채드로 하였다.

내부 비판자와의 면담

치료자: 당신은 스스로에 대해 좀 비판적인 부분이 있다고 언급했죠.

환자: 네, 정말 그래요.

치료자: 괜찮으시다면 그 문제에 대해 오늘 한번 다뤄 볼까 합니다.

환자: 좋습니다.

치료자: 우리 둘 다 이쪽으로 한번 옮겨 볼까요. (서로 마주 보고 있는 의
자들을 가리키며) 당신이 마음속의 비판적 목소리가 되어 보는 거
예요. 그리고 저는 그에게 무슨 일이 벌어지고 있는지를 더 잘 이해
할 수 있도록 면담을 해 볼 겁니다.

환자: 흠…… 알겠어요.

치료자: 한번 자리를 바꿔 봅시다. (둘 다 새롭게 배치된 의자로 옮긴다;
[그림 6-1] 참조) 잠시 시간을 드릴 테니, 내부의 비판적 목소리와
접촉할 수 있는지 살펴보세요. 원한다면 눈을 감아도 좋아요. 그 부
분을 불러내려 노력해 보세요.

환자: (잠시 멈춤) 좋아요. 이제 됐어요.

치료자: 안녕하세요! 소개를 먼저 하자면, 저는 채드 씨의 치료자입니다.
당신은 누구신가요?

환자: 저는 내부 비판자입니다.

치료자: 당신이 채드 씨의 삶에서 하는 역할을 더 잘 이해하기 위해서 몇
가지 질문을 할 겁니다. 괜찮을까요?

환자: 네.

치료자: 당신은 이름이 있나요?

환자: 아니요.

치료자: 당신은 어떻게 생겼죠?

환자: (잠시 멈춤) 저는 어두워요. 뚜렷하지는 않지만, 채드 안에 있는 어두운 힘의 일종입니다.

치료자: 채드 씨의 삶에 언제 처음 나타났죠?

환자: 저는 아마 늘 존재했겠지만, 그가 열 살, 열한 살 때쯤부터 존재감이 드러나기 시작했어요.

치료자: 당신은 어디서 왔나요?

환자: 저의 상당한 부분이 그의 아버지로부터 왔고, 일부는 어머니에게서 왔죠. 일부분은 학교와 교회에서 왔고 그리고 또 다른 부분들은 확실하지 않네요.

치료자: 당신이 여기 있는 근본적인 이유가 무엇인가요?

환자: 저는 그를 올바르게 이끌고 싶어요. 그가 더 잘했으면 좋겠어요. 가끔은 제가 그를 싫어하고, 그저 그에게 고통을 주고 싶어 하는 것 같기도 하지만요.

치료자: 어떤 상황이 당신을 나타나게 하지요?

환자: 그가 프로젝트를 진행할 때죠. 저는 그에게 충분하지 않다고 이야기할 거예요. 그가 편안하고 즐거운 상태일 때는, 지금 그럴 때가 아니라며 심하게 비난할 겁니다. 그리고 그가 무엇인가 실패했을 때 제대로 비난하기 시작하죠. 또 저는 그의 과거의 실수, 잘못, 실패에 대해서도 끊임없이 공격해요. 주로 무엇 때문인지 그것들 중 하나를 떠올리게 될 때 공격을 시작해요. 한밤중에도 그를 잠들지 못하게 하고 불면증을 유발하죠.

치료자: 당신이 원하는 것은 무엇인가요?

환자: 좋은 질문이군요. 저도 잘 모르겠어요. 상황에 따라 원하는 것이 달라져요. 대개는 그저 그가 바른 일을 하고, 실수를 저지르지 않게 하는 것이지요.

치료자: 올바른 일이라는 것이 무엇인지 알고 있나요?

환자: 어떤 때는 잘 알고, 어떤 때는 잘 모르겠어요. 하지만 저는 그저 그가 제대로 했으면 좋겠어요.

치료자: 다른 것은 또 없나요?

환자: 저는 그가 실수 없이 정말 잘했으면 좋겠고, 바르게 행동하길 원해요. …… 이 부분은 어머니에게서 온 거죠. 우리를 부끄럽게 하는 그 어떤 일들도 하지 않았으면 좋겠어요.

치료자: 어떻게 하면 그게 가능한가요?

환자: 그가 사람들 앞에서 어떤 틀린 말을 할 때마다 고통을 줘요. 그런 일이 다시 일어나지 않게 하기 위해서죠.

치료자: 또 다른 것은 없나요? 그를 싫어하는 것에 대해서는요?

환자: 맞아요. 그를 괴롭히는 것에서 약간은 즐거움을 느끼기도 하죠. 제 일부는 그를 전혀 좋아하지 않아요.

치료자: 당신에게 필요한 것이 있나요?

환자: 이런 이야기들을 하다 보니 안전이 나에게 얼마나 중요한지를 깨닫게 되네요.

치료자: 채드 씨에 대해서 어떤 목표를 가지고 있나요?

환자: 음…… 저에게는 정해 놓은 규칙이 있어요. 최고가 되어야 하고, 눈에 띄지 말아야 하고, 실수를 저지르면 안 되고, 멍청하거나 부끄러운 일은 절대로 하면 안 되고, 제 자신을 통제할 수 있어야 하며, 모두가 제게 호감을 가져야 하고, 겸손해야 하며, 성공해야 하지만, 돈은 나쁜 것이고…… 그리고 무언가 규칙을 어기려고 하는 것이

감지되면 나는 행동을 취하게 되죠.

치료자: 하지만 구체적인 계획 같은 게 있나요?

환자: 아니요. 저는 그 정도로 세상과 연결되어 있지는 않아요.

치료자: 그럼 그를 어떻게 도와주고 있다고 할 수 있죠?

환자: 그가 잘못된 방향으로 가고 있다는 생각이 들면 그에게 알려 줍니다.

치료자: 그를 어떻게 도와줬나요?

환자: 제가 도움이 됐는지 모르겠어요.

치료자: 그는 뭐라고 이야기할까요?

환자: 그는 아마 제가 그를 긴장하게 하고, 그의 행동에 심각한 문제들을 일으켰다고 이야기할 거라 생각해요. 또한 그가 스스로를 고통스럽게 만들었던 시간들에 대해 제 탓을 할 거 같아요. 제가 그에게 제대로 나타났을 때, 그는 물건들을 내리치기도 했지요. 한번은 다친 곳을 꿰매기도 했어요. 또 몇 번은 그가 제 공격을 허리 통증으로 돌렸고, 며칠간은 제정신이 아니었다는 것도 알아요.

치료자: 그가 말하는 것에 진실된 부분이 있다고 생각하나요?

환자: (잠시 멈춤) 그런 것 같아요. (잠시 멈춤) 별로 상관없지만요.

치료자: 당신은 그에게 어떤 해를 끼치고 있죠?

환자: 저는 그가 올바른 일을 하게 하려는 거예요. 제가 그를 해친다고 생각하고 싶지 않아요.

치료자: 그는 당신의 몇몇 행동이 그의 인생을 정말 방해하고 있다고 느끼는 것 같은데요.

환자: 맞아요. 그렇게 말했죠. 아마도 제가 그를 너무 멀리, 힘들 때까지 밀어붙이나 봐요. 저는 그저 일이 올바르게 돌아가기를 바라는 거예요.

치료자: 그 부분에 대해서 초조해 보이시네요?

환자: 네. 만약 그가 똑바로 하지 않으면 나쁜 일이 일어날 거라고요.

치료자: 당신이 그의 일부분이라는 것을 알아요. 하지만 당신은 어떤 면에서 외상을 가지고 있는 건가요? 두려움과 고통을 경험한 적이 있나요?

환자: 맞아요. 좀 힘든 시간들을 겪었던 것 같아요. 구체적으로 어떤 일들이라고 말하기는 어려워도, 무언가 나쁜 일들이 일어났던 것 같아요. 제 안에는 공포심과 그런 일이 다시 일어나지 않기를 원하는 마음이 있어요.

치료자: 그래서 당신은 그를 안전하게 지키고 싶은 건가요?

환자: 네, 맞아요.

치료자: 잠깐 이야기의 방향을 바꾸어 볼까요. 채드 씨의 어떤 점을 좋아하나요?

환자: 제가 그를 좋아할 필요는 없어요. 저는 그저 모든 일이 똑바로 돌아가기를 바랄 뿐이에요.

치료자: 채드 씨에 대해 마음이 아픈 부분이 있나요?

환자: 한 번에 일을 제대로 하지 못하면 저는 정말 좌절감이 들어요. 너무 화가 나고…… 그리고 걱정도 되고요. 그에게 나쁜 일들이 일어나지 않을까 걱정해요.

치료자: 듣다 보니, 당신이 그에게 조금은 마음을 쓰고 있는 것처럼 보이는데요.

환자: 아마 그럴지도 모르겠네요.

치료자: 당신이 없었다면 무슨 일들이 벌어졌을까요?

환자: 재앙이죠. 모든 것이 무너질 거예요. 그는 나 없이는 살아남을 수 없어요.

치료자: 저와 기꺼이 이야기를 나누어 주어서 감사합니다. 이전보다 당신

을 더 잘 이해하게 되었다고 생각해요.

　　좋습니다. 이제 원래의 우리 자리로 돌아갑시다. (치료자와 환자는 그들의 원래 자리로 돌아간다.) 당신이 비판적인 목소리가 될 때 경험했던 것을 이해하고 싶었습니다.

환자: (원래의 의자에 앉으며) 그가 적대적으로 바뀌기 시작할 때, 저는 그가 얼마나 겁을 먹었는지 느낄 수 있었어요.

치료자: 맞아요. 저도 그 부분이 정말 놀라웠어요. 그는 꽤나 고통스러워 보이더군요.

환자: 맞아요. 우스운 일이었죠. 그가 제게 이렇게 많은 고통을 주었지만, 마지막에 가서는 그에 대해서 약간 안타까운 마음이 들기 시작했어요.

치료자: 당신이 그렇게 말하다니 흥미로운데요. 저도 같은 마음이 들었거든요. 여기서 우리가 알게 된 것은, 당신 안의 매우 겁먹은 일부가 당신의 삶을 통제하려고 하고 있다는 거예요. 저는 당신의 건강한 자기, 당신 내부의 지도자가 당신 삶의 책임자가 될 수 있도록 함께 노력해 보면 좋겠어요. 당신이 어떤 일을 할 때, 그게 당신 내부의 외상과 두려움에 반응해서가 아니라 당신의 가치와 목적, 욕구에 적합해서이기를 바라요. 어떤 경우에는 비판하는 목소리와 같은 방법을 선택할 때도 있겠지만, 당신이 로봇처럼 시키는 대로 하지 않고 그게 당신의 선택이었으면 좋겠어요. 이것이 우리가 나아가야 할 방향에 대한 제 생각입니다. 당신의 생각은 어떤가요?

환자: 좋은 것 같아요. 어려워 보이지만 괜찮은 것 같네요.

치료자: 좋습니다. 짧지 않은 과정일 거예요.

되돌아보기

이 대화에서는 비판하는 목소리의 두 가지 측면이 드러났다. 초반부에는 약간 비열하고 판단적이었지만, 시간이 지나면서 두려움이 핵심적인 역할을 하였음이 드러나기 시작했다. 이 대화는 진단적 면담으로, 비판하는 목소리에 대해 더 많이 알고자 하는 것이 목적이었다. 앞에서 논의한 것처럼, 이 치료의 근본적인 목표 중의 하나는 채드 씨가 비판적인 목소리가 아닌 건강한 성인 모드의 상태에서 살아갈 수 있는 힘을 키우도록 돕는 것이다. 그 목표는 그가 치료자와 함께 비판적인 목소리의 가치를 명확히 하고 그에 의식적으로 개입하여 원하는 것을 선택하고 받아들임과 동시에 도움이 되지 않는 가치들은 대체할 수 있도록 하는 것이다.

내부 비판자에 대한 도전/자기다중성 대화

다음 대화에는 나름의 성공적인 삶을 살아온 이먼이라는 이름을 가진 환자가 등장한다. 꽤나 성공한 삶을 살고 있음에도 불구하고, 그는 여전히 내부 비판자의 공격 대상이 되고 있다. 이 대화의 구조는 정서중심치료, 인지치료, 스키마 치료에서 나온 전략들을 포함하고 있다. 이 대화의 마지막 부분에서는 내적인 다중성에 대한 치료 작업을 진행할 것이다(Chadwick, 2003).

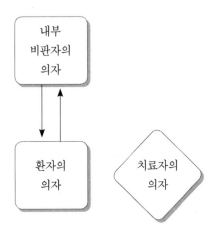

[**그림 6-2**] 내부 비판자와의 대화

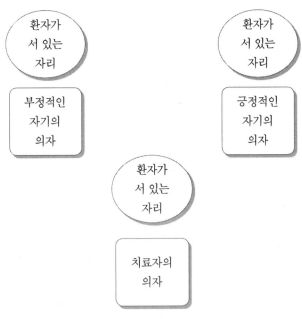

[**그림 6-3**] 내부의 다중성 대화

내부 비판자와의 대화

환자: 말했듯이, 저는 항상 이런 끔찍한 생각들을 해요. 제가 얼마나 형편 없고 쓸모없는 인간인지 이야기하는 생각들 말이에요. 누군가 옆에서 계속해서 제게 소리를 지르고 비난하는 말을 퍼붓는 기분이에요.

치료자: 그런 종류의 목소리들을 내부의 비판적 목소리 혹은 스키마의 목소리로 부르기도 해요. 감정적인 고통을 겪고 있는 많은 사람은 머릿속에 그러한 종류의 생각들을 가지고 있어요. 그들이 형편없다고 말하고, 겁을 먹게 만드는 말을 계속 하죠.

　　의향이 있으시다면, 그것을 치료하고 그것과 싸워 볼 수 있는 한 가지 방법은 그것과 대화를 해 보는 것입니다. 우리는 그 목소리를 저기 있는 의자에 앉히고, 대적해 볼 수 있습니다.

환자: 좋아요. 한번 해 보겠습니다.

치료자: 우선, 저기 앉아서 비판하는 목소리가 되어 보셨으면 좋겠습니다. 이면이 반대편 의자에 앉아 있다고 상상하고, 그 목소리가 당신의 머릿속에서 늘어놓고 있는 모든 종류의 말을 이야기해 보세요. 가능한 한 힘 있고 강력하게 해 주셨으면 좋겠습니다. (치료자는 환자 쪽의 의자 옆에 앉고, 환자는 반대편의 의자에 앉는다; [그림 6-2] 참조)

내부의 비판적/스키마 목소리 역할의 환자: 나는 너를 볼 때 이런 생각을 해. 저런 낙오자가 또 있을까! 얼마나 한심한가! 살면서 뭘 한 거야? 넌 완전한 실패자야. 그리고 이게 사실이란 걸 너도 알고 있잖아.

　　너의 경력을 예로 들어 볼까? 그것도 경력이라고 부를 수 있다면. 너는 아무런 진척도 없이 완전히 정체된 상태이지. 너를 진지하게 받아 주려는 사람은 아무도 없어. 넌 그 똑같은 자리에서 몇 년째 그대로 멈춰 있는 상태이고, 모두들 너를 한심하다고 생각하고 있어.

너의 친구들을 봐, 다들 너보다 한참을 앞서 나가 있어. 그들 모두 좋은 직업을 가졌고, 높은 연봉을 받고 있지. 존을 떠올려 봐. 그 녀석은 대학교 내내 술에 찌들어 있었는데도 지금의 너보다 더 잘 되었잖아. 그렇게 제멋대로 놀던 수지마저 지금 잘나가고 있고, 영업 일을 훌륭하게 하고 있어. 너는 그들이 자신들의 삶에 대해서 이야기하거나, 더 최악으로 너의 삶에 대해 물어보는 게 불편해서 더 이상 만나려고 하지도 않지.

사실 별로 놀라운 일도 아니지. 네가 그리 똑똑하지도, 현명하지도, 빠르지도 못해서 그런 거니까. 세상은 네가 뒷방에서 헛소리하고 있는 동안 너를 지나쳐 버릴 거야.

너의 개인적 삶은 웃음거리야. 대체 누가 너와 함께 있기를 원하겠어? 못생긴 데다 행동도 어색하고, 너와 함께 거리를 걷고 있는 것을 누가 본다면 정말 부끄러울 거야. 더 멋진 남성/여성들이 즐비한데, 누가 너를 선택할까?

네가 계속 상황을 바꿀 거라고 말하고 다니는 걸 알아. 네가 대학원 진학이나 승진을 염두에 두고 있는 걸 알지만 헛수고를 왜 하는 거야? 너는 결코 끝까지 할 수 없을 거고, 더 많은 책임을 질 능력도 없어. 그냥 눈을 낮추고, 안전하게 가면서 네가 실패자라는 사실을 받아들이는 게 나을 거야. (잠시 멈춤)

치료자: 이제는 이쪽 의자에 앉아서 이야기를 해 보면 좋겠어요. 이 비판적인 당신의 부분이 얼마나 많은 정서적 고통을 주었고, 얼마나 많이 괴로웠는지, 이 때문에 얼마나 많은 기회를 놓쳐 버렸는지에 대

해 직접 말로 표현해 봅시다.

환자: (잠시 멈춤) 네가 내 머릿속에 있는 게 너무 지쳐. 너는 나에게 고통을 가져다주고 있어. 너는 나를 우울하게 만들고, 때로는 간절하게도 만들지. 나는 너를 없애기 위해서라면 무슨 일이든 할 거야. 너는 내가 어디를 가든지 그곳에 있고, 나를 불안하고 불편하게 만들잖아. 고등학교와 대학교 때도 너는 나를 괴롭혔지. 너는 내 힘을 빼앗았고, 직장에서도 나를 불안하게 해. 네가 내 머리에 있을 때 그 기분이 너무나 싫어. 너는 나 스스로를 못생기고, 멍청하고, 어색하고, 어리석게 느끼도록 만들어. 너는 절대로 입을 닫질 않지, 입을 닫질 않아. 나는 네가 너무 싫어. 평생 너에 대한 걱정을 하면서 살아야 한다는 게 너무나 화가 나. 그 시간에 할 수 있는 다른 게 얼마든지 있는데. 너는 내 발목을 잡아. 네가 주변에 있으면 나는 마음이 답답하고, 피곤하고, 기운이 빠져.

　　모든 것이 고통스럽고, 모든 것이 다 짐스러워. 너는 내 인생이 쓸모없다고 느끼게 만들지. 나는 그게 싫어. 나는 그게 싫고, 내 삶을 다르게 살고 싶어. 내 삶이 더 나아지기를 원해.

치료자: 다시 돌아가 볼까요. (환자는 다른 의자로 옮겨 앉는다.)

내부의 비판적/스키마 목소리 역할의 환자: 내가 이전에 이야기한 대로 너는 실패했어. 아무도 너를 존중하지 않고, 일을 구할 데도 없어. 너의 친구들은 너보다 앞서 있어. 아무 희망도 없어. 그게 바로 여자들이 너를 싫어하는 이유야.

치료자: 당신이 저기 앉아 있는 이면을 볼 때 어떤 것을 느끼죠?

내부의 비판적/스키마 목소리 역할의 환자: 나는 네가 정말 싫어. 너는 나에게 실망만을 안겨 줄 뿐이야.

치료자: 이제 자리를 바꾸어 여기로 돌아와서 앉아 볼게요. (환자는 자리

를 바꾸어 앉는다.) 방금 비판적인 목소리가 이야기한 것에 대해서 어떻게 느끼세요?

환자 역할의 환자: 음…… 이번에는 화가 나요.

치료자: 비판적인 목소리에게 그것을 말해 보세요.

환자: 너도 알겠지만, 나는 네가 그런 식으로 나에게 말하는 게 싫어. 그런 말은 내게 상처를 주고 과장된 말이야. …… 상처를 주는 말이고, 완전히 사실도 아니야. 아까도 말했듯이 나는 네가 나에게 말하는 방식이 싫어. 이런 기분을 느끼게 만드는 것도 싫고, 네가 내 삶을 고통스럽게 만든 것도, 나를 불행하게 만든 것도 싫어.

치료자: 당신의 머릿속에 이 목소리와 함께 살아가는 것이 끔찍하다는 것을 알아요. 그렇지만 당신은 당신의 삶을 꾸려 왔고, 잘 해낸 일들도 있지요. 저는 당신이 이런 부분들을 쭉 이야기해 보고, 스키마의 목소리가 말한 것에 대해 이의를 제기해 봤으면 좋겠어요.

환자: 너는 나에 대해서 이렇게 끔찍한 이야기들을 하지만 그건 정말 사실이 아니야. 네가 내 머릿속에서 계속 그렇게 소리를 질러대지 않았다면, 나는 내 삶에서 더 많은 것을 이뤄 냈을 거야.

치료자: 그 부분을 다시 말해 보세요.

환자: 네가 그렇게 계속 소리를 질러대지 않았다면, 나는 내 삶에서 더 많은 것을 이뤄 냈을 거야.

치료자: 다시 한번요. 네가 그렇게 나에게 소리를 질러대지 않았다면 나는 더 많은 것을 할 수 있었을 거야.

환자: 네가 그렇게 나에게 소리를 질러대지 않았다면 나는 더 많은 것을 할 수 있었을 거야.

치료자: 제가 보기엔, 비판하는 목소리가 과장되게 이야기하고 있다는 생각이 들어요. 그/그녀가 말하는 것과는 반대되는 당신이 잘 해낸 일

들에 대해서 이야기해 봤으면 좋겠어요.

환자: 좋아요. (잠시 멈춤) 나는 고등학교와 대학교를 졸업했고, 모든 일을 훌륭하게 해낸 것은 아니었지만, 몇 번은 'A' 학점을 받기도 했어. 내가 정말로 잘 해냈던 수업들도 있었고. 에릭슨 교수님이 내가 정말로 화학에 재능이 있다고 말했던 것이 기억나.

　　너는 계속해서 내가 직장에서 실패했다고 말하고 있어. 그건 사실이 아니야. 난 대학교를 졸업한 이후에 훌륭한 직장에 들어갔어. 너도 알다시피 나는 업무를 잘 해냈어. 여러 중요한 프로젝트에도 참여했고 승진도 하고 봉급 인상도 여러 번 받았지. 회사가 넘어가면서 우리 부서가 폐쇄된 건 참 안타까운 일이야. 너는 나를 조롱하지만, 그건 내 탓이 아니었어. 나는 거기서 충분히 잘 해내고 있었어.

　　지금 회사는 다닌 지 몇 년이 됐지. 몇 가지 좋은 가능성이 있었기 때문에 온 거야. 나에 대한 평가는 모두 긍정적이었고, 나는 체스햄 주도권 경쟁에서 중요한 역할을 맡았어. 구조 조정 때문에 상황이 바뀌었고, 내가 처음 들어왔을 때 보였던 장기적인 기회들이 지금은 없어 보이긴 해. 그렇지만 그건 나뿐만 아니라 모두에게 해당되는 상황이야.

　　나는 거기서 벗어나려고 노력하고 있어. 나는 너의 말에 동의할 수 없어. 내 회사 동료들은 나를 우습게 생각하지 않아. 그들은 나를 좋게 생각하고 나를 존중해. 너의 그 모든 거짓말 때문에 마음이 상하지만, 너를 꺼 버릴 수 있을 때 네가 하는 말들이 사실이 아니라는 것을 알게 돼.

치료자: 그것들은 전혀 사실이 아니야.

환자: 맞아요.

치료자: 말해 보세요. 그것들은 전혀 사실이 아니야.

환자: 그 말들이 사실이 아니라는 것을 알아. 그래, 네 말도 맞아, 내 친구들 중 몇 명은 나보다 더 잘나가고 있지. 그중 몇 명은 처음부터 자신이 뭘 하고 싶은지를 알고 있었고, 그것이 큰 도움이 되었어. 하지만 네가 늘 나에게 소리를 질러대는 통에 무언가를 시도하고 진지하게 탐구하는 용기를 가지는 것이 너무 힘들었지만, 나는 계속 노력했어. 이제 더 가까이 다가갈 거야. 나는 멍청하거나 재능이 없는 사람이 아니야. 나는 내 삶을 통해 흥미롭고 가치 있는 일을 할 수 있는 가능성이 있어.

너는 계속해서 나를 원하는 여자는 단 한 명도 없을 거라고 말하지. 그 또한 사실이 아니야. 앨러스트리나와는 4년 동안이나 만났다는 걸 너도 알잖아. 우리는 굉장히 좋은 시간들을 함께 보냈고, 우리 둘 사이는 많이 가까웠어. 내가 브래드 피트처럼 멋지다는 건 아니지만, 그녀는 내 모습 그대로를 좋아해 줬어. 우린 마지막에 사이가 나빠지기 전까지는 많은 좋은 순간을 함께했지. 우리가 장기적으로 봤을 때 잘 맞는다고 할 수는 없지만, 그녀가 나에게 아무도 매력을 느끼지 못할 거라는 말은 거짓말이야. 사실 너도 알다시피 회사에서 에밀리와 나는 서로 호감을 가지고 있어. 내가 그곳에서 일하고 있는 동안 관계를 진전시키고 싶지는 않지만, 내가 새로운 직장을 구하게 되면 그렇게 할 수 있을 거야.

너는 내 대학원에 관한 꿈들에 대해서도 비웃고 있어. 내가 왜 성공하지 못하냐고? 나는 그리 뛰어난 학생은 아니었지만 몇몇 수업에서는 뛰어났어. 그리고 이젠 나도 나이가 더 들었지. 이제 더 감사한 마음으로 더 진지하게 임할 수 있을 거야. 너는 정말 나를 기운 빠지게 해. 나를 그냥 내버려 두고, 내 삶을 평화롭게 살 수 있게 내버려 두는 게 어때?

치료자: 이렇게 해 봅시다. 이건 내 삶이지, 네 것이 아니야.

환자: 좋아요. 이건 내 삶이지, 네 것이 아니야.

치료자: 다시 한번. 이건 내 삶이지, 네 것이 아니야.

환자: 이건 내 삶이지, 네 것이 아니야.

치료자: 이건 내 삶이야. 나는 네 부하가 아니야. 결정권자는 나야.

환자: 이건 내 삶이야. 나는 네 부하가 아니야. 결정권자는 나야.

치료자: 이 부분을 치료하기 위한 한 가지를 더 해 보면 좋겠어요. (치료자는 그들이 서로 옆에 앉고, 치료자의 의자를 마주 보도록 의자들을 움직인다; [그림 6-3] 참조) (왼편에 있는 의자를 가리키며) 이 의자 뒤에 가서 서 보세요. (이먼은 왼편의 의자 뒤로 이동한다.) 이제 이 말들을 해 보세요. (잠시 멈춤) 나는 실패했고, 낙오자야.

환자: 나는 실패했고, 낙오자야.

치료자: 나의 경력은 진전이 없고, 나는 그리 똑똑하지 않아.

환자: 나의 경력은 진전이 없고, 나는 그리 똑똑하지 않아.

치료자: 나는 어색한 사람이고, 여자들은 나를 좋아하지 않아.

환자: 나는 어색한 사람이고, 여자들은 나를 좋아하지 않아.

치료자: 다시 한번 해 봅시다. 나는 실패한 낙오자고, 내 경력은 진전이 없고, 나는 머리가 좋지도 않아. 나는 어색한 사람이고, 여자들은 나를 좋아하지 않아.

환자: 나는 실패했고, 낙오자고, 머리가 좋지도 않고, 여자들도 나를 싫어해.

치료자: 이제 오른편에 있는 의자로 이동해 볼게요. (이먼은 오른편의 의자로 이동한다.) 이번에는 "내가 많은 일을 해냈어."라고 말해 보세요.

환자: 나는 많은 일을 해냈어.

치료자: 다시, 나는 많은 일을 해냈어.

환자: 나는 많은 일을 해냈어.

치료자: 나는 장애물들을 넘어서고 많은 일을 해냈어.

환자: 나는 장애물들을 넘어서고 많은 일을 해냈어.

치료자: 나는 내적인 그리고 외적인 장애물들을 모두 넘어서고 많은 일을 해냈어.

환자: 나는 내적인 그리고 외적인 장애물들을 모두 넘어서고 많은 일을 해냈어.

치료자: 나는 많은 일을 해냈어. 몇 개의 수업도 잘 해냈고, 내 일에서도 분투하고 있어.

환자: (치료 과정에 익숙해지며) 나는 많은 일을 해냈어. 내 몇 수업에서도 잘 해냈고, 직장에서도 열심히 일하고 있어.

치료자: 나를 좋아하는 여성들도 있어.

환자: 맞아, 나를 좋아하는 여성들도 있어.

치료자: 한 번 더.

환자: 나를 좋아하는 여성들도 있어.

치료자: 나는 많은 일을 해냈어. 나는 내 일에서 고군분투하고 있고, 어떤 여성들은 나를 좋아해.

환자: 나는 많은 일을 해냈어. 나는 내 일에서 고군분투하고 있고, 어떤 여성들은 나를 좋아해.

치료자: 반대편 의자로 다시 돌아가 주세요. (이먼은 그의 옆에 있는 의자로 이동하고, 왼편에 있는 의자의 뒤로 가서 선다.) 이제 이렇게 말해 보세요. …… 나는 낙오자고, 실패했고, 머리가 좋지도 않고, 여자들은 나를 좋아하지 않아.

환자: 나는 낙오자고, 실패했고, 머리가 좋지도 않고 그리고 여자들은 나

를 좋아하지 않아.

치료자: 다시 한번 더 크게 말해 보세요.

환자: 나는 낙오자고, 실패했고, 머리가 좋지도 않고 그리고 여자들은 나를 좋아하지 않아.

치료자: 자리를 바꿔 앉아 주세요. (이먼은 옆에 있는 의자로 이동하고, 오른편에 있는 의자의 뒤로 가서 선다.) 나는 투사야. 나는 몇 가지 일을 잘 해냈고, 나는 여성들을 좋아하고 그들도 나를 좋아해.

환자: (웃으며) 나는 투사야. 나는 몇 가지 일을 잘 해냈고, 나는 여성들을 좋아하고 그들도 나를 좋아해.

치료자: 한 번 더 말해 보세요.

환자: 나는 투사야. 나는 여러 일을 해냈고, 나는 여성들을 좋아하고 그들도 나를 좋아해.

치료자: 다시 한번.

환자: 나는 투사야. 나는 여러 일을 해냈고, 나는 여성들을 좋아하고 그들도 나를 좋아해.

치료자: 한 번 더 크게 말해 보세요.

환자: 나는 투사야. 나는 여러 일을 해냈고, 몇몇 여성은 나를 좋아해.

치료자: 다시 한번 큰 목소리로 천천히 말해 보세요.

환자: (더 천천히) 난 투사야. (잠시 멈춤) 난 여러 일을 해냈어. (잠시 멈춤) 나는 여성들을 좋아하고, 그중 몇 명은 나를 좋아해.

치료자: 다른 쪽으로 돌아가 볼게요. (이먼은 옆에 있는 의자로 이동한다.) 이제 그쪽에서의 입장에서 말해 봅시다.

환자: 나는 낙오자고, 실패자야. 나는…… (잠시 멈춤) 내가 뭐라고 말해야 하죠?

치료자: (침묵)

환자: 기억이 나지 않아요. 나는 실패자고 그리고…… 여자들은 나를 좋아하지 않아요. 그건 별로 사실이 아닌 것 같은데요.

치료자: 다시 옆의 의자로 자리를 옮겨 볼게요. (이먼은 옆에 있는 의자로 이동한다.) 그 입장에서 말해 보세요.

환자: 나는 투사야. 나는 많은 일을 해냈고, 나는 여성들을 좋아하고, 그들 중 일부는 나를 좋아해.

치료자: 한 번 더 말해 보세요.

환자: 나는 여성들을 좋아해. 그리고 그중 몇 명은 나를 좋아하지. 나는 많은 일을 해냈고, 나는 투사야.

치료자: 이제 이쪽으로 와서 두 의자를 마주 봐 주세요. (이먼은 다시 돌아와 두 의자를 마주한다.) 잠깐만 멈추어서 당신이 가진 두 부분을 바라보세요. 두 의자에서의 에너지를 감지해 보도록 합시다.

환자: (이먼은 말없이 그 경험을 받아들이면서 두 의자 앞에 서 있다.)

치료자: 그곳에 서서 두 힘 사이의 균형을 느껴 보세요. 50 대 50인가요? 60 대 40? 혹은 90 대 10?

환자: 70 대 30으로 오른편에 있는 긍정적인 부분의 의자가 더 높아요.

치료자: 처음 시작할 때는 어땠죠?

환자: 그때는 반대로 70 대 30 정도였어요.

치료자: 정말인가요! 크게 바뀌었군요.

환자: 맞아요. 아까 했던 마지막 대화에서 에너지가 이동하는 걸 정말 느꼈어요.

치료자: 저는 당신이 다른 쪽의 의자에서 말하기를 어려워하는 것이 보였어요.

환자: 맞아요. 그때가 변화가 일어나기 시작했을 때였어요.

치료자: 좋습니다. 이제 앉아서 정리를 해 볼까요? (치료자와 환자는 원래

의 의자들로 돌아간다.) (잠시 멈춤) 저기 앉아 있을 때 무엇을 느
끼셨나요?

환자: 기운이 나고 또 지치는 느낌을 받았어요.

치료자: 그래요. 대화가 계속되면서 더 힘이 나는 것 같더군요. …… 그리
고 더 화가 나기도 하고.

환자: 맞아요, 정말 화가 나요.

치료자: 그건 좋은 거예요. 이제 비판적인 목소리가 어떻게 보이시나요?

환자: 이제 그가 좀 더 약해진 것 같아요. 그에게 맞선 것이 좋았어요. 지
금껏 내가 그렇게 해 본 적은 처음이거든요. 마지막에 했던 방법이
특히 강력했어요. 그런 식으로 자신에 대한 부정적인 말을 하고, 그
러고 나서 긍정적인 말을 하는 것이 의미 있었어요. 나는 한 번도
그렇게 해 본 적이 없어요.

치료자: 내부 비판자가 대개 그렇게 쉽게 포기하려 하지 않지만, 출발이
정말 좋았어요. 굉장히 잘 했습니다. 우리는 계속 이러한 치료를 해
나갈 겁니다.

환자: 알겠습니다.

되돌아보기

이전에 언급했던 것처럼, 이 대화는 정서중심치료(Greenberg et
al., 1993; Watson et al., 2007), 인지치료(Leahy & Holland, 2000) 그
리고 내부 다중성(Chadwick, 2003)의 통찰과 치료 방식을 사용했
다. 초반에는 환자가 자신의 고통과 감정들을 표현하면서 반응했
다. 두 번째 부분에서는 비판적 목소리가 말하고 있던 것의 타당성
을 부인했고, 세 번째 부분에서는 오랫동안 지속된 부정적인 자기
개념을 긍정적이고 강화된 대체물로 균형을 맞추었다. 마지막에는

환자가 자신의 삶 전반에서 더 많은 권한을 주장하기 시작했다. 이 것은 초자아에서 자아로의 이동 혹은 교류분석의 언어를 빌리자면 부모에서 성인으로의 이동이 시작된 것이다. 내부 비판자는 대개 변화에 저항하기 때문에, 힘의 균형이 움직이려면 몇 번의 추가 회 기들과 그 사이의 연습이 필요할 것이다.

자기연민과 자기친절의 대화

최근 수년간, 연민중심치료(compassion-focused therapy)들에 대 한 관심이 높아졌다(Barnard & Curry, 2011). 여러 면에서 이것은 정 신치료 분야에서 마음챙김(mindfulness) 운동이 가져온 자연스러 운 결과물이었다. 길버트(Gilbert, 2010)와 터치(Tirch, 2012)는 이 치 료의 중심적인 주창자였다. 조금 다른 강조점을 가지고 있는 네프 (Neff, 2011)는 자기연민과 자기친절의 치유적이고 삶을 증진시키 는 가치에 초점을 맞추었다. 그녀는 또한 자기비난이나 공격보다 일종의 자기대화가 가진 가치를 입증하는 연구도 했다.

이 저자들 모두 자신의 저서에서 다양한 치료 방법을 소개하였 다. 거기에는 다음을 포함한 시각화 연습에 대한 설명이 담겨 있다. ① 환자는 누군가에게 연민을 느끼고, ② 환자는 사람, 영적인 대상 혹은 힘과 같은 내적 심상을 발달시키는데, 그것은 스스로에 대한 연민에서 나온다. 또한 거기에는 의자기법에 대한 내용도 포함되 어 있는데, 거기에서 환자는 반대편 의자에 있는 자기 스스로를 심 상화하고, 연민을 가지고 자신에게 이야기한다. 나는 이것이 매우 강력한 방법이며, 매일 키워 나가야 하는 것이라 생각한다. 어떤 의

미에서 이것은 자기 안의 친구 혹은 자기친절, 자기연민, 자기긍정
의 모드를 창조해 내는 방법이다.

　적어도 내 임상적인 경험에 빗대어 볼 때, 문제는 대부분의 환자
가 이 대화를 시작하고 진행해 나가는 것이 매우 어렵다고 느낀다
는 것이다. 혹자는 만약 환자들이 스스로를 친절과 연민의 태도로
대할 수 있다면 치료는 거의 끝난 것이라 말하기도 한다. 내가 유용
하고 효과적이라고 느낀 것은 한 단계 빨리 그 과정을 시작하는 것
인데, 이것은 내가 그들에게 자기연민과 자기친절을 의미하는 말
들을 제공하는 것이다. 그렇게 하면 환자들은 치료자가 자신에게
하는 말을 듣는 것뿐만 아니라[이것은 재양육(reparenting)의 형태이
다], 그들이 그 말을 반복하고 정교화하며 즉각적인 자기친절의 경
험을 제공하고, 모드의 발달을 촉진할 것이다.

　이 대화 구조에서 환자는 친절과 연민의 목소리를 나타내는 의
자에 앉아서, 반대편 의자에 자신이 앉아 있다고 상상한다. 그러나
차이점은 치료자가 환자의 연민을 나타내는 의자 옆에 앉아서 환
자가 반복하게 될 공감적이고, 인도적이며, 긍정적인 말들을 해 준
다는 것이다. 대화가 각 환자의 구체적인 욕구와 상황에 맞춰져야
하는 것은 맞지만, 대화를 구성하는 데 핵심적으로 사용되는 요소
들이 있다.

　1. 반대편 의자에 자신이 보인다는 것을 표현하고, 함께 있다는
　　 것이 기쁘다고 알리기
　2. 의자에 앉아 있는 자신에게 사랑, 경이, 존경, 관심을 표현하기
　3. 그 자신이 발버둥치고 고군분투해 왔으며, 포기하지 않았음을
　　 안다는 것을 확언하기

4. 그 자신이 오랜 시간 동안 고통을 받아 왔고, 힘든 시간을 보 냈다는 것과 그 자신이 겪어 왔던 것을 생각하면 당신도 고통 스럽다는 것을 나누기

5. 그 자신이 실수를 한 적이 있고, 그에 대해 후회하고 있다는 사실을 다루기

6. 그 자신이 지금까지 스스로를 비난하는 것을 볼 때 마음이 아 프다고 말하기

7. 모든 인간은 실수를 저지르고 후회한다는 것을 인정하기

8. 그 자신이 자기의 실수와 실패보다 훨씬 더 좋은 사람이고, 심 지어 그 자신은 그걸 보지 못하더라도 당신은 이 사실을 명확 하게 볼 수 있다는 것을 확언하기

9. 그 자신이 성취한 것들과 미래에 해낼 일들에 대한 잠재력이 있음을 보고 인정하기

10. 당신이 모든 순간을 함께할 거라는 것과 그 자신이 당신의 목소리를 들어야 한다고 말하기

11. 한 번에 한 단계씩 미래를 주장하기

이는 환자들에게 강력하지만 어려울 수 있는 방법이다. 그들 스 스로에게 친절한 말을 하는 것은 내적 규칙들에 위반되고, 따라서 '이의' 제기를 일으킬 수 있다. 그럼에도 불구하고 이 방법은 그들 에게 자기친절이 어떤 느낌이며 어떤 말을 하는지 경험하게 하기 때문에 도움이 된다. 자연스러운 흐름을 위해, 나는 애슐리라는 이 름의 여자 환자를 등장시켰다.

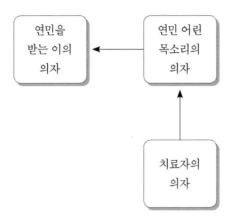

[그림 6-4] 자기연민의 대화

자기친절의 대화

치료자: 지난주에 우리는 내부 비판자에 대해서 이야기를 나누었고, 제가
　　그 주제로 돌아가서 치료를 좀 더 해 보자고 했죠. 괜찮으실까요?

환자: 네. 괜찮아요.

치료자: 당신이 스스로에게 친절하게, 자신과 친구가 되어 대화를 해 봤
　　으면 좋겠어요. 괜찮으시겠어요?

환자: 좋아요. 저는 제 자신에게 친구는 아니에요. 저는 제 자신에게 가혹
　　하거든요. 그렇지만 해 볼게요.

치료자: 이 의자에 앉아서 저기 있는 의자를 마주 보세요. (그들은 의자를
　　배치한다. 치료자는 환자의 옆에 앉아 있다; [그림 6-4] 참조)
　　　건너편에 있는 의자에 자신이 앉아 있다고 상상해 보세요. 자신
　　을 볼 수 있으면 좋고, 아니면 저쪽에 무언가 있다는 것 정도는 느
　　낄 수 있으면 좋겠어요.

환자: (잠시 멈춤) 제 자신이 저기 있는 것을 조금은 느낄 수 있어요.

치료자: 스스로에게 몇 가지 말을 해 보도록 요청을 드릴 겁니다. 조금 불편한 마음이 드시더라도 그 말들을 해 보시면 좋겠어요. 당신은 친구로서, 연민 어린 힘으로서 이야기하고 있는 거예요.

환자: 알겠습니다.

치료자: 애슐리, 당신이 보이는군요. 여기서 당신과 함께할 수 있어서 기뻐요. 당신이 제일 먼저 알아야 할 것은 내가 당신을 깊이 사랑한다는 거예요. (잠시 멈춤) 당신 차례예요.

환자: 와, 이거 정말 어렵네요.

치료자: 나도 알아요. 그래도 그 말을 해 보세요.

환자: 나는 여기 앉아 있고, 네가 보여. 거기 있는 게 보여. 너와 여기서 함께해서 좋고, 내가 음…… 너를 사랑한다는 걸 알았으면 좋겠어.

치료자: 다시 한번 해 볼게요. 나는 여기 앉아 있고, 네가 보여. 너와 여기서 함께해서 좋고, 내가 너를 사랑한다는 걸 알아줬으면 좋겠어.

환자: 네가 거기 있는 게 보여. 너와 함께해서 좋고…… 그리고 너를 사랑해.

치료자: 좋습니다. (잠시 멈춤) 또 나는 네가 힘든 시간을 지나고 있고, 직장에서의 일들과 너의 내적인 문제로 씨름하고 있는 걸 알고 있다고 말해 주고 싶어.

환자: 나는 네게 말하고 싶었어…….

치료자: 이름을 붙여서 이야기해 보세요.

환자: 애슐리, 최근 상황이 좋지 않다는 걸, 상황이 아주 어렵다는 걸, 또 내가 확실히 알고 있다는 걸 꼭 말하고 싶었어. 직장에서의 일들이 잘 돌아가질 않고, 너는 정말 실망하고 좌절했지.

치료자: 내가 그것을 알고 있다는 것을 네가 알았으면 좋겠어. 알고 있어. 네가 힘든 시간을 보내고 있다는 걸 이해해.

환자: 좋아요. 네가 어떤 것들을 겪고 있는지 내가 안다는 걸 알아줬으면 좋겠어. 상황이 힘들다는 걸 알고 있어.

치료자: 힘든 상황이 계속되고 있는데도 포기하지 않고 그 싸움에서 고군분투해 온 것을 얼마나 대단하다고 생각하는지 네가 알았으면 좋겠어.

환자: 우울증이 너를 정말로 가라앉게 했다는 것을 알아. 우울증 때문에 꼼짝할 수 없었던 날들도 있었던 걸 알아. 하지만 너는 투사이기도 하지. 너는 계속 맞서 싸워 왔고…… 계속 맞서 싸워 왔고, 나는 네가 정말 대단하다고 생각해.

치료자: 다시 말해 보세요. 그녀가 당신의 말을 들었을지 확신이 들지 않네요. 최근 정말 힘들었지만, 너는 그 싸움을 버텨 냈고, 나는 그게 정말 존경스러워.

환자: 정말 힘든 시간이었다는 것을 너무나 잘 알고 있지만, 너는 버텨 냈어. 견뎌 내기 너무 힘든 시간인데도 너는 해냈고, 나는 정말 네가 대단하다고 생각해. …… 네가 그렇게 해낸 것이 정말 존경스럽고 대단하다고 생각해.

치료자: 나는 또한 네가 실수를 저질러 왔다고 느끼는 것을 알아. 그리고 네가 그 일들에 대해 깊이 후회하고 있고, 자책하기도 한다는 것을 알아. 네가 꼭 알았으면 하는 것들이 있어. 첫째는, 모든 사람은 실수를 저지르고, 실패도 하고, 모두 후회하는 것이 있다는 거야. 이건 인간의 본성이야. (잠시 멈춤) 한번 말해 보세요.

환자: 네가 실수했다고 느끼는 일들 때문에 힘들어한다는 것을 알아. 그것들이 너를 무겁게 짓누르고 스스로를 자책하게 만든다는 것도. 나도 정말 그래.

치료자: 그녀에게 그것이 인간사의 일부라고 말해 주세요.

환자: 누구나 실수를 저지르고, 때로는 실패하고, 후회하는 일이 있다는 걸 네가 아는 건 정말 중요해. 너는 혼자가 아니야.

치료자: 다시 한번 말해 봅시다, 너는 혼자가 아니야.

환자: 너는 혼자가 아니야. 너는 절대 혼자가 아니야. 너는 그저 우리와 똑같아.

치료자: 모두들 실수를 저질러.

환자: 모두들 실수를 저질러.

치료자: 또한 네가 스스로를 자책할 때 내가 깊은 아픔과 고통을 느낀다는 걸 알아줬으면 좋겠어. 네가 그렇게 고통스러워하는 걸 보고 싶지 않아. 네가 너 스스로를 그렇게 학대하는 걸 보고 싶지 않아. …… 당신 차례입니다.

환자: 와…… 네가 실수한 것들과 실패한 것들 때문에 스스로를 괴롭히는 걸 보면 마음이 아파. 정말 마음이 아파. 네가 그런 식으로 스스로를 학대하는 걸 보면 정말 속상해. 이제 그러지 마.

치료자: 좋습니다. 한 번 더 해 봅시다.

환자: 더 이상 그런 식으로 스스로에게 상처 주지 마. 우리는 모두는 실수를 저지르잖아.

치료자: 내가 너를 볼 때 나는 너의 실수들이 보이지 않아. 나는 네가 훌륭한 여성으로 보여. 옳은 일을 하기를 원하는 사람, 좋은 사람이 되고 싶은 사람으로 보일 뿐이야. 너를 보고 있는 게 정말 기뻐. 내가 너를 볼 때, 네 그대로를 볼 때 정말 행복해. (잠시 멈춤)

환자: 나는 너를 나쁘게 보지 않아. 나는 너를 전혀 나쁘게 보지 않아. 너를 볼 때 나는 행복해져. 나는 네가 좋은 사람이라는 걸 알아. 네가 좋은 일을 하려고 애쓴다는 것도. 그리고 네 친구들과 가족을 사랑하기 위해, 또 일과 재능을 통해 좋은 일을 하려 한다는 것도 알고

있어. 네 삶이 의미 있기를 원하지.

치료자: 좋아요. 네 머릿속 비판적인 목소리들의 말을 듣지 마. 내 말을
들어.

환자: 제발 네 기분을 나쁘게 하고 너를 깎아내리는 그런 목소리들에 귀
를 기울이지 마. 내 말을 들어. 나는 네가 좋은 사람이라고 생각해.
다른 목소리들 말고 내 목소리를 들어.

치료자: 나는 네가 커다란 잠재력을 지니고 있다는 것을 알아.

환자: 나는 네가 커다란 잠재력을 지니고 있다는 것을 알아.

치료자: 너는 네 두려움과 후회보다 더 큰 가치가 있는 사람이야.

환자: 너는 네 두려움과 후회보다 더 큰 가치가 있는 사람이야.

치료자: 나는 네가 훌륭한 일을 해내고 멋진 여성이 될 잠재력이 있다는
걸 알아. 네가 아직 그걸 볼 수 없다고 하더라도 나는 그게 보여.

환자: 나는 네가 훌륭한 사람이 될 수 있고 중요한 일들을 할 수 있다는 것
을 알아. 네가 아직 그걸 믿을 수 없다 해도, 나는 그게 사실이라는
걸 알아.

치료자: 내가 여기 있고, 치료를 하는 모든 과정에 함께할 거라는 걸 네가
알았으면 좋겠어.

환자: 내가 너와 내내 함께할 거야. 너는 혼자가 아니야.

치료자: 앞으로도 너는 머릿속에서 많은 목소리를 듣게 될 거야. 네가 내
목소리에 귀를 기울였으면 좋겠어. 나는 계속 너에게 이야기할 거
야. 내가 너를 존경하고, 소중하게 생각한다고…… 때로는 상황이
어려워질 수도 있다고, 사람들은 다 힘겹게 나아간다고 말해 줄 거
야. 나는 네 편이야. 그걸 기억해.

환자: 맞아요. 나는 네 편이야. 앞으로 며칠 동안 네가 나를 잘 찾아봤으
면 좋겠어. 나는 너에게 이야기하고 있을 거야. 너를 격려하고, 너

를 지지해 줄 거야.

　　머릿속의 그 미친 목소리들 말고 내 목소리에 귀 기울였으면 좋겠어.

치료자: (잠시 멈춤) 자, 이제 의자를 바꾸어 앉아 보면 좋겠어요. 저 의자에 조용히 앉아서 연민 어린 목소리가 방금 당신에게 말했던 것을 받아들일 수 있는지 돌아볼게요.

환자: (환자는 다른 의자로 가서 조용히 앉아 있다.)

치료자: (천천히) 받아들이고 싶은 내용 어떤 것도 괜찮아요. 받아들이지 못하는 부분들도 괜찮습니다. 그저 그 연민과 친절함을 당신의 존재 안으로 들여보내 주세요.

환자: (환자는 계속해서 말없이 앉아 있다.)

치료자: (잠시 멈춤) 그녀가 한 말을 받아들일 수 있나요? 연민, 그 따스함, 친절을 받아들일 수 있나요?

환자: (잠시 멈춤) 어느 정도는 받아들이고 있어요. 그것들을 들어오게 하는 데 약간의 저항이 있지만 일부는 받아들여지고 있어요.

치료자: 그것을 받아들이는 부분들은…… 어떻게 느껴지나요?

환자: 따뜻하고 편안해요. 기분이 좋아요.

치료자: 좋습니다. (잠시 멈춤) 이제 우리가 앉았던 원래의 자리로 돌아가 볼게요.

　　(환자와 치료자는 원래의 좌석 배치로 되돌린다.)

치료자: 그래서…… 지금까지 이런 말들을 하고 들으니 어떠셨어요?

환자: 정말 놀라웠어요. 처음에는 아주 어려웠죠. 내 머릿속에 있는 모든 다른 목소리가 움직이려 했거든요. 그 목소리들이 뛰어들어서는 "네가 틀렸어."라고 말하려고 했어요. 하지만 이 대화에 더 깊게 집중하니까 더욱 편안해졌어요.

치료자: 이건 아주 좋은 출발이에요. 자기연민에 대한 치료 작업을 계속
하면서 이런 부분이 더욱 성장할 것으로 예상합니다.

되돌아보기

자기친절과 자기연민에 대한 실제는 근본적으로 변화될 수 있다
(Neff, 2011). 궁극적으로 자기친절의 활성화가 환자의 삶에 일부분
이 될 수 있다면 유익한 결과를 낳을 것이다. 하지만 일단 치료를 시
작할 때는 치료자가 이러한 종류의 대화 기법을 이용한 치료로 반
복적으로 돌아가는 것이 최선의 방법이라고 생각한다. 이 회기에
초점을 맞추어 본다면, ① 환자에게 그들 스스로를 돌보도록 허용
해 주고, ② 치료의 구조와 연민의 언어 둘 다 제공하며, ③ 앞에서
언급한 바와 같이 일종의 재양육을 한다(Rafaeli et al., 2010; Young
et al., 2003).

7장 / 내적 대화: 양극성 작업

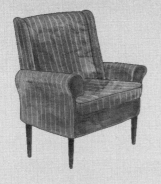
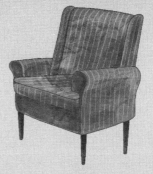

내적 대화의 세 번째 장은 1960년대 펄스의 작업에 기반했으며, 처음은 캘리포니아에 있는 에살렌 연구소와 그 후에는 브리티시 컬럼비아의 코위찬 호수에 있는 그의 '키부츠'에서 이루어졌다(Baumgardner, 1975; Perls, 1969b, 1975a, 1992). 그는 이 치료의 최종본에서 알아차림, 자기의 다양성(multiplicity of self), 양극성, 변증법, 중심성의 개념을 주로 강조하였다.

펄스는 자기에 대한 개념화의 핵심으로, 사람은 다양한 힘과 부분들로 이뤄져 있다고 보았다. 이러한 부분들은 종종 양극성으로서 존재하였고, 환자들이 겪는 많은 내적 · 외적 어려움들은 이러한 성격의 다른 면들이 통합되지 못한 결과라고 보았다. 클락슨과 맥퀸(Clarkson & Mackewn, 1993)은 다음과 같이 서술하였다.

> 펄스는 우리가 어떠한 인간의 특성도 구현할 수 있지만, 종종 어떠한 잠재적 특성은 가족이나 교사 혹은 친구들이 금기시하거나 웃음거리가 되어 스스로에게 용납되지 않고 버려진다고 믿었다(p. 104).
>
> 펄스는 양극성이 변증법적이라고 믿었다. 그것은 하나의 연속체에서 양극단으로 존재한다. …… 하지만 반대의 특성이 모순된다는 것은 아니다. 이들은 동전 한 개의 양면을 구성하는 것이며, 상호 보완적인 것이다 (p. 105)

징커(1977)는 인간의 성격이나 자기개념을 달의 밝고 어두운 부분과 비교했다. "개인의 내면에서 일어나는 갈등은 그 개인의 어둡고 밝은 양극성의 충돌에 원인이 있다."(p. 200) "그리고 자기 자신에 대해 몰랐던 부분을 알아 갈수록 그 개인은 더욱 건강해진다."
(p. 201)

융의 치료(M. Polster, 1987)에 대한 반향으로, 펄스는 인간이 필
요한 모든 것을 이미 그들 안에 가지고 있다고 믿었다. 다시 말해,
펄스는 로저스(Rogers, 1986)와 비슷한 관점으로, 사람은 일생 동안
자신의 일부는 받아들일 수 있지만 일부는 받아들일 수 없다는 메
시지를 받는다고 믿었다. 예를 들면, 그들은 강하지만 부드럽지 않
아야만 하고, 창의적이지만 부유하면 안 되고, 성공을 지향하면 영
적이지 않아야만 하고, 자기희생적이면 자기확신적이지 않아야만
한다는 메시지를 받았을지도 모른다. 이렇게 자신과 의절한 자기
들은 억압되어 있다가 종종 세상을 향해 투사된다.

자신의 어떤 부분들은, 그것이 우연이든 고의든 어떠한 외상적
경험으로 인해 잃게 될 수도 있다. 이런 결과들이 누적되면 그 특정
부분들과 에너지들은 불안으로 물들게 된다. 그 부분들을 경험하
는 것은 무섭고 불안감을 주며, 그리하여 회피하게 되거나 심지어
는 맞닥뜨리게 될 경우 공격을 당할 수도 있다. "공포증적 태도와
의식의 회피로 인해 우리 안에 있는 많은 부분은 분리되고, 소외되
고, 외면되고, 버려진다. 우리에게 남은 잠재력은…… 투영으로 존
재한다."(Perls, 1992, p. 87) 융의 용어로 이것은 그림자(shadow)로
이해될 수 있다(Douglas, 2005). 이러한 부정, 외면, 억압의 과정은
궁극적으로 효과가 없을 수 있다.

> 자신의 일부를 무시하거나 외면하는 것은, 의식하고 있는 또는 우세한
> 부분이 버려진 또는 뒤로 밀려난 부분과 분투하는 교착 상태나 숨은 내면
> 의 갈등을 초래한다. 에너지는 부인된 양극성을 의식 밖으로 내모는 데 사

용되는데, 외면된 특성이 예측할 수 없는 방식으로 튀어 나와 승리하고 있
는 것으로 보이는 성격의 부분을 파괴하려 들기 때문에 이것은 헛된 에너
지 소비이다(Clarkson & MacKewn, 1993, pp. 104-105).

어떤 경우이든, 불안감, 우울감 그리고 다른 문제들은 이런 소외
된 부분들을 표현하고자 하기 때문에 나타난다. 따라서 치유를 향
한 길은 투사된 부분들을 다시 소유하는 것, 양극성의 양끝, 동전의
양면을 되찾는 것을 수반한다. "정신치료의 목적은 자신의 잃어버
린 부분을 회복하는 것이다."(Baumgardner, 1975, p. 10) 펄스는 이
작업을 '중심화(centering)'라고 불렀다.

여러모로 펄스의 내적 삶에 대한 연구는 마침내 다음 두 가지
의 핵심 과정을 기반으로 한 시스템으로 발전했다. ① 분열된 부
분들과의 치료 작업, ② 변화의 역설 이론이 그것이다(Beisser,
1970). "활력을 띠는 쪽과 움직일 수 없게 된 쪽을 포함한 분열된
부분들 없이는 작업할 행동이 없다."(p. 60)라고 말한 바움가드너
(Baumgardner, 1975)는 분열된 부분의 중요성과 양극성 연구를 강
조하였다.

이것을 기반으로, 펄스는 양극성을 찾기 위해 애썼다(Miller,
1989). 다음에 다룰 꿈과 꿈 작업이 주된 수단으로 사용되었지만,
다른 방법들도 있었다. "양극성은 지성과 감성, 유능함과 무능함,
명석함과 어리석음, 신뢰성과 무책임함, 성숙함과 미성숙함 간
의 전쟁터를 표상할 수 있다."(Polster & Polster, 1973, p. 251) 펄스
는 또한 좌측과 우측의 기본적 분열을 연구하는 것에 매우 흥미
를 느꼈다. "좌우 분열은 특히 중요한 것이다. …… 좌측은 통찰
과 지각과 느낌을 나타내고, 우측은 행동, 힘, 대처를 나타낸다."

(Baumgardner, 1975, p. 71) 잘 알려진 것처럼, 펄스는 그가 명명한 '강자(top dog)'와 '약자(bottom dog)' 사이의 근원적 갈등으로 되풀이하여 되돌아왔다. 나는 그의 개념이 다소 단순하고 임상적으로 부정확하다고 믿지만, 그는 개인 내부에 존재하는 '해야만 하는 것'과 '원하는 것' 사이의 충돌을 활용했다.

　환자들은 금지되거나 무시된 에너지에 접근함으로써 내적 갈등이 감소할 뿐만 아니라 삶에 대처하기 위한 자원이 더 많아질 것이다. 이러한 억압된 에너지에 접근하고 그것을 자유롭게 하는 과정의 특징은 강렬한 감정을 분출하는 것이다(Baumgardner, 1975; Perls et al., 1951). 라이히의 영향력과 연관하여, 펄스와 굿맨은 이러한 자기통제의 과정에는 호흡의 수축이 포함되며, 내부 부분들을 자유롭게 하는 것에는 근골격계적 요소들 또한 포함될 수 있다고 느꼈다.

　나란조(Naranjo, 1993)도 비슷하게, 펄스가 결국 두 개의 핵심 전략인 더 깊어지는 것(going deeper)과 더 양극화되는 것(going to the polarity)을 수용했다고 주장했다. "저항해서는 아무것도 극복할 수 없다. 어떤 것이든 더 깊게 들어가는 것으로 극복할 수 있다. …… 그게 무엇이든 충분히 깊게 들어간다면 그것은 사라질 것이며 동화될 것이다."(p. 138) 다른 하나의 기술은 양극의 반대쪽에 목소리를 부여하여 양극성을 수용하는 것이다.

　이것을 위한 핵심 수단은 의자기법 대화에서 찾아볼 수 있는데, 내담자가 각각의 양극성에 목소리를 부여하는 방법이다. 이 만남에서 중요한 것은 먼저 자신의 두 부분이 진정으로 접촉해야 한다는 것이다. 그래야 이후 두 부분은 서로에게 진심으로 귀를 기울일 것이다. 바움가드너(1975)는 이에 대해 다음과 같이 서술하였다.

"'그가 하는 말을 듣고 있나요?' 한 부분의 역할을 하며 동시에 다른 부분을 듣는 것을 경험적으로 이해한다면 내담자는 진실된 소통으로 대응하기 시작한다. …… 이것은 종종 갓 태어난 자신의 주장을 더 격렬히 다시 반복하는 것으로 얻어진다."(p. 70) 놀랍게도, 라트너(1973)는 이 작업에서 헤겔 학파적인 특성을 발견했다. 이 작업에는 논지(thesis)와 대조(antithesis), 열망과 공포, 행동과 규제가 있다. 이런 긴장감의 창조적 해결책은 '통합'일 것이다. 라트너는 이에 대해 "양극성이 강력해질수록 통합이 중요해진다."(pp. 43-44)라고 지적하였다. 이 통합은 이 세상에서 성공하고 살아가기에 더욱 유능한 자신을 만들어 낼 것이다(Baumgardner, 1975). 확실히 하자면, 외면되거나 억압되지 않은 부분들 사이에서는 갈등이 있을 수도 있다. 또한 환자들은 자신이 가지고 있는 다양한 역할 사이에서 긴장감을 경험할지도 모른다. 이러한 긴장감은 명확한 가치나 양극성의 발현된 모습일 수 있기 때문이다. 다시 말하지만, 대화가 그 해답이 될 수 있다(Baumgardner, 1975).

대화의 실제 소재는 외부와 내부 현상 모두에서 끄집어낼 수 있다. 예를 들어, 이러한 만남은 "두 개의 상징적인 신체 부위 사이에서(왼손 vs. 오른손)…… 말로 표현된 갈등의 부분들 사이에서('나는 원한다' vs. '나는 원하지 않는다')…… 자신과 현재 어떤 사람에게 투사된 부분들 사이에서…… 그리고 자신과 부모님이나 역사적 인물에게 투사된 부분들 사이에서" 만들어질 수 있다(Joines, 2004, pp. 197-198). 펄스의 관점에서는 모든 불안한 현상은 중요한 양극성을 밝힐 수 있는 잠재력이 있고, 갈등을 통합하고 자원을 얻을 기회를 제공할 수 있다. 펄스는 중심화 작업을 통해 조화 과정을 겪는다면 자신의 내적 역할들이 "더 이상 무의미한 싸움에 에너지를 낭비하지 않고 생산적인 결합과 상호작용에 참여할 수 있게 된다."고 희망을 안겨 주었다(Perls, 1970, p. 19).

징커(1977)는 환자가 "내부의 모든 양극화된 힘들과의 친선"(p. 15)이라는 태도를 발달시킬 수 있다고 기술함으로써 한 걸음 더 발전시켰다. 이것은 이전부터 양극성과의 관계를 정의했던 두려움과는 거리가 먼 것이다. 그는 또한 새로운 내면의 통합으로 인해 환자가 새롭고 창조적인 행동에 관여할 수도 있다고 기술하였다.

예를 들면 다음과 같다.

어빙 폴스터(Erving Polster)는 1960년대에 한 목사와 함께 작업을 했다. 그 목사는 앨라배마주의 셀마에서 일어난 분쟁에 대해 설교하기를 원했다. 그곳은 경찰이 개를 사용해서 시민 운동가들을 공격했던 곳이었다. 비록 이것은 그를 상당히 불행하게 하는 주제였지만, 그는 자신의 설교가 효과적이지 못할까 걱정했다. 폴스터는 그에게 치료 중 이것을 연습해 보라고 권했고, 진짜 문제는 열정과 흥미가 부족하기 때문이라는 것을 알아냈다. 폴스터는 반대 양극성으로 가서, 목사에게 마치 경찰인 것처럼 셀마에 대한 이야기를 해 달라고 요구했다. 그러자 그는 더 많은 에너지와 감정을 가지고 이야기했다. 그의 목소리는 커졌고, 주먹까지 써 가며 이야기했고, 전반적으로 자신감이 더 생겼다. 폴스터는 이번에는 설교를 다시 하면서 경찰이 말하는 것처럼 말해 보라고 요구했다. 이번의 설교는 꽤 설득력이 있었고, 폴스터에게 그리고 궁극적으로 신도들에게 반향을 불러일으켰다.

강압성과 공격성의 문제를 탐구하는 도중, 폴스터는 이 목사가 언제나 학교에서 왕따를 시키는 가해자들을 우러러 봤다는 것을 알게 되었다. 그들이 자신을 공격하고 계집애라고 부르며 괴롭혔음에도 불구하고 그는 가해자들의 에너지와 자신감을 동경했다. 그가 발달시킨 양극성은 가해자들은 활력이 넘치나 나쁘고, 피해자들은 도덕적이며 착하나 공격성이 부족하다는 것이었다. 이러한 작업을 통하여 그는 자신의 도덕적 중심을 유지하며 자신의 활력과 힘을 주장할 수 있게 되었다. 결과적으로 그는 강압적이면서도 정의로워질 수 있게 되었다(Polster & Polster, 1973; Kellogg, 2012, p. 204).

게슈탈트의 관점으로 볼 때, 우리를 괴롭게 하거나 불편하게 하는 사람들은 우리의 '투사 저장소'일 가능성이 높다. 이러한 형상화(embodiment)는 치료적 효과가 있을 수 있다. "우리가 불평하는 사람, 사물 또는 사건들의 역할을 해 볼 때, 우리는 '아하!'라고 할 만한 경험을 할 가능성이 있는데, 그 안에서 우리는 '이게 나야!'라고 깨닫게 된다. 이것이 바로 그 투사를 소유하게 되는 것이다." (Shepard, 1975, p. 204)

이러한 접근법은 공포증과 두려움의 치료에도 사용될 수 있다. 좋은 예들 중에 하나는 아델 브라이(Adele Bry)가 펄스의 치료법에 대해 인터뷰를 했던 것이다(Perls, 1972). 펄스는 질문에 답하는 대신, 그녀가 가지고 있는 양극성 중 일부를 다뤘다. 즉, 그의 치료법에 대해 '이야기를 나누는' 대신에 그녀를 치료 작업에 참여시킴으로써 그녀가 실제 경험해 볼 수 있도록 했다. 그들이 탐구한 쟁점 중의 하나는 비행공포증이었다. 핵심 대화의 양극성은 그녀가 한 의자에서는 승객으로서 참여하고 다른 의자에서는 조종사로서 참여하는 것을 포함하였다.

집단과의 작업

비록 이 책의 초점이 의자기법을 통한 개인치료이지만, 펄스는 이것을 워크숍의 형식에서 사용하는 것으로 유명해졌다. 펄스는 "한마디로 나는 집단 환경에서 일종의 개인치료를 하고 있다."라고 말했다(Perls, 1992, p. 93). 이 모델에서 집단은 훨씬 더 강한 기준치의 정서적 강도를 제공한다. 그 밖에도 구성원들은 ① 공유되고 연기되는 이야기들에 대한 목격자의 역할을 할 수 있고, ② 더 깊은 경험을 위해 치료에 통합될 수 있으며, ③ 자신의 정체성을 표현할 기회가 주어짐을 통해 단순히 치료받는 환자의 경험을 정상화하는 것만이 아니라 그것을 보편화하기도 한다(Clarkson & Mackewn, 1993). 에이브러햄 일라이저(Abraham Eliezur)는 펄스와 함께한 이러한 집단의 사용 예가 되는 변형적 만남(transforming encounter)에 대해 이야기하였다.

> 말씀드렸듯이 저는 때로 열등감을 느꼈어요. 무언가에 참여할 용기가 없었는데, 간혹 다른 사람들보다 우월하다고 느껴지는 순간이 있었어요. 그가 말했죠, "좋아요, 우리 위에 있어 보세요. 의자 위에 올라가서 우리 모두에게 이야기하세요." 그래서 저는 의자 위에 올라가서 청중을 향해 좀 과장된 이야기를 했어요. 그 말을 할 때 저는 웃고 있었지만, 그 일은 저에게 무언가를 일으켰어요. 그것은 단순한 연극이 아니었죠. 내 안에 숨겨진 충동, 숨은 욕망이 커져 가는 게 느껴졌어요. 그리고 그는 "자, 이제 현실로 돌아오세요."라고 말했어요. 제가 돌아오자, 그는 "주위를 둘러보세요. 그리고 이제 다른 사람들이 어떻게 보이는지 말해 보세요."라고 했죠.
> 나는 모두의 눈을 바라보았고, 그들의 따뜻함과 이해심 그리고 수용을

보았어요. 그것은 저에게 매우 흥미로운 일이었어요. 모든 청중으로부터 저에게 따듯함이 전해지는 게 느껴졌어요. 그것은 제 인생 최고의 경험 중 하나예요(Gaines, 1979, p. 194).

여기서 펄스가 사용한 몇 가지 창조적인 치료 방식이 있다. 먼저, 그는 환자에게서 더 깊게 숨겨진 부분을 선택하여 목소리를 부여하는데, 이 경우엔 그의 과장됨이었다. 그리고 펄스는 그가 모든 사람 '위에' 있도록 하는 것으로 신체적인 표현을 하게 했다. 그는 또한 의자 위에 서 있을 때 환자가 집단과 처음 연결되고, 다음에 같은 높이에서 집단과 접촉을 하도록 전환하는 방식으로 양극성 작업 또한 진행한다. 먼저 멀리 떨어지고, 그 후에 가까워진다. 마지막에 볼 수 있듯이 이것은 상당한 차이를 만든다.

꿈 이론

치료자 경력의 마지막 무렵에 펄스는 치유의 도구로서 꿈에 중점을 두었다(Perls, 1992). 계속 언급되었듯이 그 궁극적인 목표는 사람들이 세상에 더 잘 적응하고 성공적으로 살아갈 수 있도록, 자신이 가진 갈등을 잘 해결하고 내부의 모든 부분에 접근할 수 있도록 도와 더욱 온전한 사람이 될 수 있도록 하는 것이었다. 펄스는 모든 꿈의 심상—각 사람, 사물, 동물, 힘—이 환자의 성격의 한 부분을 나타낸다고 믿었다. 여기서 목적은 환자가 각각의 심상을 구현하고 목소리를 부여하여 각각의 심상이 가진 힘을 되찾는 것이다(Perls, 1992). 펄스(1975a)가 말한 바와 같이, "나의 꿈 기법은 꿈에 등장하는 모든 소재를 이용하여 구성된다. 나는 사람들이 여러 부분을 연기하도록 내버려 둔다. 만약 그들이 그 부분의 정신에 들어갈 수 있다면, 그들은 자신의 소외된 부분을 완전히 이해하게 되는 것이다."(p. 137) 펄스는 빈번히 땅과 바다, 남성과 여성, 빛과 어둠 등의 양극성을 나타내는 심상들 간에 대화를 이끌어 내는 시도를 했는데, 이러한 작업으로 감정이 가득 차 있는 양극성을 찾아내는 데 도움을 줄 것이라고 믿었기 때문이다.

이런 방식의 작업은 다음과 같이 환자를 치유의 과정으로 이끌 것이다.

> 완전히 반대되는 두 부분 간의 대화를 가질 때, 특히 딱 맞는 양쪽을 찾았을 때, 항상 그 양쪽이 싸움으로 시작하는 것을 알게 될 것이다. 만남의 과정이 진행되면서 우리가 이해하게 될 때까지 상호 간의 학습이 이루어지고, 양극단의 힘이 통합되고 일체가 될 때까지 차이에 대한 평가가 이루어진다. 그렇게 되면 이 내전은 끝이 나고, 에너지는 세상과의 투쟁에 사용될 준비가 된다(Perls, 1992, pp. 89-90).

꿈 작업의 첫 단계는 꿈을 내뱉도록 하는 것이다. 꿈에 대해서 일인칭의 시점에서 현재형으로 천천히 말하도록 한다. 이 단계는 정서가 실린 심상이 어디에 있을지 알려 주는 데 도움이 된다. 그 후에 내담자는 심상이 '되고' 그들에게 목소리를 부여하게 된다(Baumgardner, 1975).

다른 흥미로운 경우로, 가끔 환자들이 꿈이 끝나기 전에 깼다고 이야기하는 때가 있다. 이런 경우, 펄스는 환자들에게 그 꿈의 결말을 짓게 하고, 그것에 대한 치료 작업 또한 진행했을 것이다(Baumgardner, 1975). 펄스는 특히 혼란스러운 심상과 악몽에 관심

이 많았는데, 그런 기분 나쁜 심상일수록 그 에너지 또는 자신 내면
의 부분이 더욱 전체와 동떨어져 있다고 믿었기 때문이다. 그는 자
신의 소외된 부분과 작업하는 것이 만성적인 악몽을 중단하는 데
도움이 된다고 주장한다(Clarkson & Mackewn, 1993).

거스테이티스(Gustaitis, 1969)의 기록에 따르면, 펄스는 꿈에서
나온 심상과 현재의 관계를 통합시켰다.

> 콘스탄스는 아버지와의 해소되지 않은 갈등에 사로잡혀 있었다. 어릴
> 적에 아버지가 그녀에게 준 상처 때문에 그녀는 아버지를 증오했다. 동시
> 에 그녀는 아버지를 사랑하는 마음도 있었다. 그녀는 이 두 가지 감정을 분
> 리할 수도 없었고 표현할 수도 없었기 때문에 아버지를 거절할 수도, 용서
> 할 수도 없었다. …… 펄스는 꿈 작업으로 시작하여, 사랑과 분노를 양극화
> 할 수 있도록 이끌었다. 양쪽 감정의 힘을 완전히 알아차렸을 때, 그녀는
> 분노를 터트렸고, 갑자기 자유로워졌으며, 자신이 살아 있는 동안 아버지
> 를 용서하기를 원한다는 걸 알아챘다(p. 38).

집단의 역할과 관련된 주제로 돌아가서, 하워드(Howard, 1970)
는 펄스가 집단을 이용해 작업의 영향력을 강화했던 워크숍에 대
해 설명했다.

> 창백한 얼굴을 가진 어린 남자가 쭈뼛쭈뼛 주저하면서, 햇빛이 전혀 들
> 지 않는 지하 감옥에 갇힌 다리가 불구인 괴물에 관한 꿈을 이야기하기 위
> 해 '발표 의자(hot seat)'로 나왔다. 그는 차례로 괴물이 '되었고', 그의 불
> 구의 다리가 '되었고', 지하 감옥이 '되었고', 태양으로부터 그를 고립시킨
> 문이 '되었다'. 이 과정 중에 그는 바닥에서 태아의 자세를 취하고 흐느껴

울면서 몸부림쳤다. 명백히 그에게 가장 중심적인 딜레마는 그가 난관에 도달했다는 것이다. 그러나 그는 펄스에게 마치 질문인 것처럼 "나는 불구가 아니에요. 나는 죽지 않았어요."라고 말했다.

"크게!" 펄스는 요구했다. "진심이라면 진심인 것처럼 말해 보세요." 그 남자는 더, 더 크게 말했지만, 그의 목소리가 여전히 설득력이 없다는 말을 들었다. 펄스는 그에게 한 바퀴를 돌며 참석자들에게 그 문장을 말해 보라고 지시했다. 그는 각 사람에게 다가가 확연히 덜 망설이는 목소리로 말했다.

"나는 불구가 아니에요! 나는 죽지 않았어요!"

"물론 아니지." 우리 중 대다수는 약간 까칠하게 말했다.

"절대 아니고 말고!" 만남의 베테랑인 벤(Ben)이 대답했다. "내가 믿게끔 말을 해 봐, 아니면 믿지 않을 테야!"

"나는 정말 불구가 아니라고요! 나는 정말 죽지 않았어요!"라고 갑자기 그가 매우 자신감 있고 믿음이 가는 톤으로 이야기했다. 몇몇 사람은 일어나서 그를 둘러싸고 원을 그리고 서서는 마치 오페라의 피날레처럼 "그는 불구가 아니야. 그는 죽지 않았어."라고 연신 외쳤다(p. 206).

이 사례에서 우리는 펄스가 창조적이고 능수능란하게 집단치료를 이용하여, 이 남자가 본능적이고 매우 의미 있는 방식으로 내적 활력에 접근할 수 있도록 도운 것을 볼 수 있다. 하지만 구성원들이 '발표 의자'에 앉은 개인에게 영향을 미쳤을뿐더러, 이 개인의 치료 과정 또한 집단의 다른 구성원들에게 깊은 영향을 미쳤다. 펄스의 워크숍을 통해 많은 사람은 자신들이 보고 경험한 것에 매우 깊은 감명을 받았고, 여기서 사람들이 얻은 경험과 확인 과정은 그를 유명하게 만들었다.

내 또래의 젊은 남자가 꿈에서 에블린 고모가 [식당에서] 죽는 것을 보았다고 이야기했다. 그는 고모가 '되어' 보고, 고모의 점심 식사가 '되어' 보고, 식당이 '되어' 보고, 자기 자신이 되어 보고 난 후에야 자신이 최근 소원해진 그의 부모님을 사랑한다는 사실을 깨닫게 되었다. 그는 울었다. 나를 포함하여 그를 지켜보던 많은 사람도 함께 울었다(Howard, 1970, p. 206).

또 다른 사례로, 펄스는 특히나 심한 어려움에 빠져 있던 남자와의 꿈 작업에 대해 설명했다.

꿈 작업을 통해 강자와 약자를 통합하는 방법을 보여 주기 위해 정신병적 특이 행동으로 사람들을 놀라게 했던 한 환자의 사례에 대해 이야기하고자 한다. 한 집단치료 회기 중 그는 젊은 남자가 도서관으로 들어가서 책을 던지고 소리치는 것을 목격했던 꿈에 대해 이야기했다. 노처녀인 도서관 사서는 그를 꾸짖었으나, 그는 계속해서 기이한 행동을 보였다. 자포자기한 사서는 경찰을 불렀다.

나는 환자에게 젊은 남자(약자)와 도서관 사서와 경찰(강자) 간의 만남을 역할 연기하고 경험하도록 지시했다. 초반에는 직면이 헛되이 많은 시간과 에너지를 소모했다. 두 시간 동안의 적대적인 만남 후에야 환자의 다른 부분들은 싸우기를 멈추고 서로에게 귀를 기울였다. 진정한 경청은 이해로 이어진다. 서로에 대한 이해는 진실된 경청으로부터 온다. 이 환자는 책임에서 면제된 사람은 처벌을 받지 않기 때문에 자신이 '미친 행동'을 하여서 강자를 넘어설 수 있다는 것을 깨달았다. 이 성공적 통합 이후, 환자는 더 이상 즉흥적으로 행동하기 위해 미친 척 행동할 필요가 없어졌다. 결과적으로 그는 이제 더 자유롭고, 더 도리를 아는 사람이 되었다(Perls, 1975b, pp. 6-7).

개인적인 치유와 재조직의 예로, 애나 핼프린(Anna Halprin)은 다음의 이야기를 했다. "우리는 수년간 나의 한 꿈에 대해 작업을 했다. 그와 그 꿈에 대해 작업을 할 때마다 꿈속에 나온 집에서 새로운 방을 발견했다. 이번에는 방들 사이의 모든 벽이 녹아 버렸다. 그는 '어디로 가는 거죠?'라고 물었다. 나는 '숲 속으로요, 혼자 가야 해요.'라고 대답했고, 그는 '알아요.'라고 말했다."(Gaines, 1979, pp. 392-393) 밀러(Miller, 1992)는 1966년에 샌프란시스코에서 참여한 집단치료에서 게슈탈트 치료를 처음 접했는데, 그가 묘사한 이 회기는 펄스가 가진 동정심과 창의성을 완벽하게 보여 준다. 이때 집단은 꿈을 다루고 있었다. 그는 "나는…… 펄스가 매우 비만으로 보이는 정신건강 근로자에게 해변에 쓸려 온 고래가 된 것처럼 상상해 볼 것을 요구하고, 얼마 지나지 않아 그녀가 깊은 슬픔 속에서 흐느끼며 통곡하는 것을 보고 놀랐던 것을 기억한다."(p. 2)라고 기술했다. 고래는 그녀가 바로 직전에 이야기한 꿈의 한 부분이었다. 펄스의 작업을 추론해 보면, 그는 그녀를 한 의자에 앉히고, 죽어 가는 고래의 관점으로 말하게 했을 것이다. 심상에게 목소리를 부여하며 그녀는 아마도 이런 이야기를 했을 것이다. "나는 고래예요. 나는 거대해요. 나는 갇혔어요. 나는 죽어 가고 있어요. 아무도 나를 도울 수 없어요. 가망이 없어요. 이제 끝이에요." 그녀는 이런 방식으로 이야기를 한 후에 "펄스가 유도하는 대로 우리의 눈앞에서 방 안에 혼자 있는 버림받은 아이의 모습으로 녹아내려, 자신의 존재의 공허함에 대해 격렬히 애통해하는 것"(p. 2)을 목격했다. 죽어 가는 고래는 그녀의 비만으로부터 오는 우울감, 모든 고통, 수치심, 고립의 은유적 구현이다.

그리고 펄스는 그녀에게 옆 의자로 옮겨 꿈의 또 다른 심상인 바다가 되어 이야기해 보라고 했을 가능성이 높다. 그리고 그녀는 아마 이런 말을 했을 것이다. "나는 바다예요. 나는 생명으로 가득해요. 나는 신비로 가득 차 있어요. 나는 아름다움으로 가득해요. 나는 이 지구의 가장 중요한 힘의 원천 중 하나예요." 그다음에 일어난 일에 대해 확실히 깊게 감명받은 밀러는 다음과 같이 기술했다. "펄스가 그녀에게 말했을 때, 그녀는 꿈속에서의 바다가 되기 위해 눈물이 말라 갔다. 그녀의 거대한 외형은 순간적으로 가시적인 자기혐오의 짐이 아니라 그녀가 생명으로 충만한 삶을 살아갈 수 있다는 증거를 보여 주는 것 같았다."(p. 3) 이 작업에서 가장 두드러지는 점은 펄스가 그녀의 우세한 자기 은유인 죽음의 심상을 성장과 미래의 가능성의 심상으로 균형 잡았다는 것이다. 그녀의 지속적인 치유와 성장을 위해서라면 바다의 은유를 가슴 깊이 받아들이고 바다가 가진 긍정적인 태도(아름다움, 강함, 활기 넘침 등)를 나타내는 것이 타당할 것이다. 그녀와 치료자가 해결하기 위해 애쓸 법한 질문 하나는 '만약 그녀에 관한 이런 것들이 사실이었다면 그녀는 어떻게 살아갈 것인가?'이다.

대개 이러한 종류의 양극성 작업은 잊혀진 예술과 같다. 하지만 그것은 다시 논의할 가치가 있을지도 모른다. 인지행동치료에서 환자들은 빈번히 문제적인 믿음이나 스키마 혹은 사고방식 등을 가지고 있는 것으로 간주된다. 치료적 계획의 일부로는 더 융통성 있는 대안적인 믿음을 함께 만들어서 후에 그것을 통합하고 내면화하도록 돕는다. 분명 이런 작업은 많은 환자에게 효과가 있다. 하지만 펄스의 작업은 색다르고 설득력이 있었다. 근본적으로 그는 그녀가 내면에 이미 가지고 있던 상징이나 은유를 소유하게 하여 그녀의 우울을 다뤘다. 나는 이 방법이 충분히 전반적인 정신치료 분야에서 고려되고 수용될 만한 가치가 있다고 믿는다.

악몽

앞서 기술한 바와 같이, 펄스는 악몽이 소외된 자신의 부분을 담고 있기 때문에 특히나 강력하다고 믿었고, 그로 인해 악몽에 매우 관심이 많았다. 통합적 대화는 이러한 심상들에 대해 작업하기 좋은 방법 중 하나이다(Clarkson & Mackewn, 1993). 모레노의 방식을 기반으로 한 또 다른 방식은 기분 나쁜 꿈이나 악몽의 새로운 결말을 만들어 내는 것이다(Landy, 2007).

외상 후 스트레스 장애의 증상 중 하나는 만성적 악몽이다. 이 증상의 주된 치료는 심상 재각본 치료(imagery rescripting therapy)이다. 이 치료에서는 모레노와 펄스의 전통을 기반으로 하여 환자들이 자신이 꾼 악몽에 대해 기술하고, 개인적으로 의미 있고 힘을 얻게 해 주는 방식으로 결말을 변화시키게 된다. 이 실행 방식은 수면의 질을 개선하고 악몽의 빈도를 감소시키는 것으로 나타났다(Krakow et al., 2001).

마세(Massé, 1997)는 만성적 악몽을 꾸는 베트남전 참전 군인과 함께 치료 작업을 진행했다. 그 꿈은 그가 정글의 길을 걸어 내려가는 것으로 시작되었고, 그 후 베트콩 군인이 그를 쏘기 위해 나무 뒤에서 나왔다. 치료를 받을 당시, 환자는 이미 20년 이상 같은 악몽에 시달려 오고 있었다. 그녀는 매우 창의적인 방법으로 한 의자에는 미국 군인을 두고 건너편 의자에는 베트남 군인을 두며 중간 의자에는 나무를 두는 세 의자 대화를 진행했다. 그 나무는 꿈의 심상 중 일부분이었다. 이 시나리오에는 "그는 오솔길에 심어져 있는 나무가 되어 자신과 베트콩 군인 모두에게 이제 전쟁은 끝이 났으니 모두 집으로 갈 수 있다고 말했다. 양측은 모두 무기를 내려놓고 집으로 가는 것에 동의했다."(p. 206)라고 제시되어 있다. 다시 말해, 나무는 매개자가 되었고, 다른 두 부분은 무엇이 중요한지에 대해 표현하고, 대화하고, 소통할 기회를 가졌으며 화해할 수 있었다. 놀랍게도, 그는 이 작업을 한 이후로 더 이상 이 악몽을 꾸지 않았다.

내적 자원에 접근하기

펄스는 치료에서 꿈을 중점으로 양극성 작업을 진행하는 것으로 유명했지만, 다른 방법 또한 사용했다. 예를 들어, 그는 **왕복하기**(shuttling), 즉 환자들에게 여러 심상이나 상태 사이를 왔다 갔다 하도록 하는 것의 긍정적인 효과를 믿었다. 펄스는 종종 사람들에게 그들이 어떤 기분을 느끼는지에 대해 먼저 알아차리라고 한다. 특히 그것이 좋은 또는 생생한 기분이 아니라면 더욱 그렇다. 이러한 경우에 펄스는 그들에게 눈을 감고 그들이 현재 잃어버린 것을 찾을 수 있을 법한 장소에 있는 것을 상상하라고 할 것이다. 이 장소는 지지적이거나 편안함을 주는 장소를 포함한다(Daniels, 2005; Perls, 1992).

감정과 심상

레브턴(Leveton, 2001)은 펄스와 함께 한 치료에서 감정 상태와 심상을 함께 다루었다고 말했다. 그는 그녀에게 "이 기분을 시각화해 보세요. 눈을 감고, 당신의 느낌 안으로 들어갈 수 있는지 보세요. 그 느낌에게 풍경을 주세요. 당신의 느낌이 불러내는 풍경을 세부적이고 생생하게 묘사해 보세요."(p. 91)라고 말하며 이끌어 갔다. 그 후 그는 양극성을 찾고, 대화를 창조하기 위해 새로운 심상의 다양한 부분을 가지고 작업을 할 것이다.

예를 들어, 그녀가 처음 그와 치료 작업을 진행하기 위해 갔을 때, 그녀는 자신의 깊은 공포에 대해 알아차리게 되었다. 그는 그녀에게 그 공포와의 접촉을 유지하면서 그것을 풍경으로 마음속에 그려 보라고 요청했다. 마음에 그림이 그려지자, 그녀는 "다락방이 보여요. 갈색 나무 바닥의 다락방의 일부만요. 넓은 판자의 결도 보여요. 그것은 어둡고 차가워요. 그리고 다락방의 아주 뒤편, 맨 뒤에는 푸른 불빛이 있어요."

이때 펄스는 그녀에게 바닥과 푸른 불빛에 목소리를 줄 것을 요구했다. 바닥에게 목소리를 주자, 그녀는 "나는 갈색이고, 아주 낡고 오래되었어요. 나는 어두워요. 나는 차가워요. 나는 정말 혼자예요. 아무도 여기에 오지 않아요. (나는 고독한 외로움을 경험하며 울기 시작했다.) 여기에는 아무도 없어요."라고 말했다. 그는 그녀에게 의자를 바꿔, 이번엔 푸른 불빛이 되어 볼 것을 지시했다. 그녀가 한 말 중 일부는 "나는 빛이에요. 나도 차가워요. 나는 매우 아름다워요. 차가운 푸른색이죠."였다. 빛과 어둠의 이러한 두 가지 시각적 양극성에서 그녀에게 연결됨에 대한 문제가 있을 수 있다는 힌트를 얻을 수 있다. 그녀는 외롭지만 '차갑게' 사람들을 밀어내고 있다. 그다음 펄스는 그녀가 푸른빛과 바닥 판 사이의 대화를 하도록 지시했다. 이 만남의 순간 동안, 레브턴은 자신에 대한 깊은 깨달음을 얻었다.

갑자기 나는 내 인생에서 다른 사람들을 차갑게 밀어내고, 그들의 따뜻함을 거절해 왔다는 깨달음에 잠겼다. 이 작업은 내가 나의 외로움과 만나고 이러한 삶의 방식에 머물게 하는 나의 부분과도 접촉하도록 했다. 펄스는 집단의 몇 명에게 "나는 너를 차갑게 몰아낼 수 있어."라고 말하게 했다. 나는 확신을 가지고 그 말을 했다. 나는 기분이 가벼워졌다. 나는 펄스에게 기분이 나아졌다고 말했다. 그는 나에게 다시 눈을 감고 내 현재 기분을 마음속에 그려 보라고 요구했다.

그녀는 눈을 감았고, 따뜻한 날의 호수에 있는 심상이 떠올랐다. 그녀는 물 표면의 약간 아래에 있었고, 해초가 그녀를 '가볍게 스쳐 가는' 느낌이 들었다.

펄스: 집단의 다른 사람들에게도 해 줄 수 있나요? 살짝 스치듯이?
나는 그렇게 했다. 한 사람의 손을, 다른 사람의 얼굴을, 또 다른 사람의 어깨를 가볍게 만졌다. 나는 안도감이 들었다. 내 안에 다른 사람과 연결될 수 있는 부분도 있었다. 나는 더 따뜻해지고 싶어졌다. 아마 나는 이제 내가 필요할 때 나에게 자기보호를 해 주었던 그 과거의 차가움을 떠나보낼 수 있을지도 모른다(Leveton, 2001, pp. 89-90).

이 감동적인 삶을 바꾸는 경험에서 펄스는 우리가 논의했던 다양한 기법과 전략 중 상당 부분을 보여 주었다. 그는 그녀에게 심상을 그리게 했고, 양극성을 발견하였고, 그녀에게 각각의 양극성에게 목소리를 부여하게 했고, 각각의 양극성이 되어 보게 했다. 그리고 그는 그 양극성을 대화로 이끌어 연결에 관한 복잡한 감정을 먼저 통찰하도록 했다. 그는 그녀가 차가움을 통해 사람들과 거리를 두는 것을 문제 삼지 않았다. 대신, 그녀가 집단의 사람들에게 이미 본능적으로 하던 행동을 그들에게 다시 의식적으로 하게 했다. 이러한 '나 스스로가 되는 것'의 경험은 그녀의 현재 정서 상태를 변화시켰다. 그리고 그는 그녀에게 현재 감정 상태를 반영하는 또 다른 심상을 떠올려 보라고 요구했다. 그녀를 가볍게 스치고 지나가는 해초의 심상은 그에게 훌륭한 치료의 도구가 되었다. 이것을 은유적인 새로운 연결 방식으로 사용하여 그녀가 집단원들에게 '가볍게 스치도록' 했다. 이 행동은 그녀 안에서 이미 시작된 변화의 과정을 더욱 촉진시켰다.

심상과 감정

폴스터와 폴스터(Polsters & Polsters, 1973)는 자기 자신을 푸른색 바탕 위의 붉은 점으로 된 그림으로 보는 한 환자의 이야기를 들려주었다.

> 그녀에게 푸른색이란 기본적인 기분 상태를 나타냈다. 우울하고, 형체가 없으며, 대부분 눈에 띄지 않는 배경으로, 사라지길 원하지는 않지만 자신만의 형체를 가지지 않았다. 그녀에게 붉은 점들은 행복의 순간이었다. 또렷하게 표현되어 있지만, 작고 고립되어 있으며 충분한 영역을 차지하고 있지 못했다. 나는 칼라에게 그녀의 푸른 배경과 붉은 점이 대화를 하도록 지시했다. 칼라는 더 구체적이 된다는 것은 그녀의 슬픔에 관해서도 행복만큼이나 명확해야 한다는 것을 깨달았다. 그녀는 대개 그에 저항하면서 명확한 슬픔보다 구분되지 않은 우울감에 만족해 왔다. 그녀는 이를 불평하기를 꺼리는 것이라고 말했지만, 그것은 그녀의 삶에 만족스럽지 못

한 부분의 어떤 구체적인 변화 또한 막아 버렸다. 푸른 배경이 남자친구와의 제한적 관계에 대한 슬픔과 직장에서의 무력감에 대해 이야기하는 것을 붉은 점들은 들어 주었다. 이러한 그녀의 삶에서 불만족스러운 부분들이 확인되자, 칼라는 변화를 위한 첫걸음을 내디뎠다(Polster & Polster, 1973, p. 249).

비슷하게, 변화의 과정 중에 있던 한 환자는 자신의 집의 실내 장식을 다시 하는 것을 고려했다. 그녀는 어린 시절에 살았던 집을 연상시키는 색인 밝은 푸른색과 흰색을 오랫동안 좋아해 왔고, 자신의 좀 더 열정적인 부분을 반영하는 색인 빨간색과 갈색은 고려하지 않고 있었다. 그녀의 집에서 이 두 색 사이에 대화를 진행하면서, 각각의 색이 그녀에게 어떤 의미이고, 그녀의 집에 방문하는 사람들에게는 어떤 영향을 미칠지에 대해 탐구했다. 그녀는 이것이 놀라울 정도로 심오한 경험이었다고 말했다.

교착 상태

펄스는 또한 그가 교착(impasse)이라 부른 것에도 중점을 두었다. 교착은 환자가 내면의 대립되는 힘들이 건강하지 못한 균형 상태에 있어 꼼짝하지 못하며 "활동은 거의 없지만 긴장감이 높은" 상황을 말한다(Latner, 1973, p. 146). "프로이트가 말했듯이 '만약 두 명의 하인이 서로 다툼을 하고 있다면 과연 일이 얼마나 완수되겠는가?'"(Perls et al., 1951: Latner, 1973, p. 148에서 재인용) 교착은 불편한 상태이기 때문에 대부분은 그것을 피하려 한다. 그렇다면 교착 상태는 어떻게 끝나거나 해소되는가? 여기에서 환자는 관여되

어 있는 다른 힘들에게 목소리를 부여하는 것뿐만 아니라 교착이라
는 느낌 자체에도 목소리를 부여할 수밖에 없다. "이해하기 힘들지
만 놀라운 것은 현재를 알아차리는 것, 즉 경험은 신경증적 어려움
과 같은 모든 문제를 해결하기에 충분하다는 것이다. 만약 당신이
그것을 완전히 알아차린다면 교착은 붕괴될 것이고, 갑자기 당신은
자신이 그것을 극복한 것을 볼 수 있을 것이다(Perls, 1970, p. 26).
루스 콘(Ruth Cohn, 1970)은 이것을 의자기법, 양극성, 변화의 역설
적 이론과 결합하며 다음과 같이 말했다.

> 이중성과 그 후에 이어질 재연에서의 역할로 갈등을 성공적으로 분리시
> 킨다면, 일련의 대화 이후에는 공허함, 혼란, 무력함 등의 감정이 이어진다.
> 이러한 경험, 두 개의 힘이 서로 반대 방향으로 끌어당기는 것의 궁극적
> 표현이 바로 교착이다. 치료자는 "빈 상태가 되세요." "혼란에 빠지세요."
> "공허해 지세요."라는 말로 환자를 안내한다. 만약 환자가 자신의 혼란, 공
> 허함, 무력함의 감정을 견디고 경험할 수 있다면, 대대적인 변화가 일어날
> 것이다(p. 137).

다시 말하지만, 이 작업은 환자가 이러한 경험에 대한 책임을 지
는 것을 포함한다. 환자는 갈등하는 힘들의 희생양이 아니며, 그
두 힘은 환자 자신의 부분들이다. 이것은 환자가 꼼짝 못하고 갇혀
있기로 택한 것이라는 생각에 목소리를 주는 것을 포함한다. 펄스
는 종종 환자들이 교착 상태에 가능한 한 깊게 들어가도록 밀어붙
였다.

> 그는 종종 내담자에게 갇힌 기분을 상세히 묘사하거나, 연기하며 느껴

지는 신체적 감각이나 긴장감을 과장해서 표현하라고 제안했다. 내담자는 자신의 에너지를 가두고 또 스스로 켜는 방식을 증폭시킴으로써 마음속에 있던 에너지의 내적 폭발이 커져서 결국 더 이상 내면으로 파고들 수 없게 된다. 그러나 에너지는 어딘가로 가야 하기 때문에 외부의 진정한 층으로 폭발하게 된다. 내담자는 공포에 떨거나, 웃고, 노래하고, 기뻐 날뛰거나, 그저 다른 행동을 하기도 한다. 교착은 해소되고, 개인은 신선하고 진정한 방향으로 움직인다. 이런 '폭발'은 종종 중요한 통찰력과 엄청난 창의적 에너지와 흥분의 시간으로 이어진다(Clarkson & Mackewn, 1993, p. 118).

리블리치(Lieblich, 1978)는 "한 사람을 가만히 내버려 두고 모든 고통스러운 감정과 함께 갇혀 있도록 독려하면, 많은 사람은 새로운 깨달음과 삶의 방식을 얻을 것이고, 그중 일부는 자기의존으로의 근본적인 변화가 일어날 수도 있다."(p. 15)라고 서술했다. 양쪽의 경우에서 이 치료자들은 변화의 역설적 이론을 언급하고 있다(Beisser, 1970). 한 부분에 더욱 깊게 들어갈수록 변화가 뒤따른다.

또는 환자가 막힘을 느끼는 교착 상태에 목소리를 부여하기 시작할 때, 막히길 원치 않는 다른 부분이 나타나 대화가 창조될 수도 있다. 혹은 환자에게 우선 그 막힌 느낌을 표현하고 그 후에 눈을 감고 그녀가 있었으면 하는 장소에 대해 상상해 보라고 할 수 있다. 환자는 '막힌 느낌'과 원하는 상상 속의 장소에 대한 심상과 감정 그리고 자유와 움직임의 느낌 사이에서 '왕복하기' 대화를 할 수도 있다(Baumgardner, 1975).

알아차림과 마음챙김

이러한 갈등에서 생겨난 창의적 경험의 또 다른 이름은 **풍부한 공허함**(fertile void)이다(Perls et al., 1951). 이것은 환자가 자신의 막힌 감정이나 좌절감을 깊게 느낀다면 창의적인 해결책이 떠오른다는 것을 의미한다. "풍부한 공허함은 현재의 친숙한 지지를 포기하고, 새로운 기회와 전망을 제공하는 인생의 추진력을 믿는 실존적 은유이다."(Polster & Polster, 1973, pp. 120-121)

펄스의 치료 작업을 마음챙김과 정신치료를 통합하려는 현대적인 운동의 선구로 볼 수 있다는 것 또한 주목할 만하다(Baer & Huss, 2008). 그와 다른 게슈탈트 치료자들은 '부정적'이거나 고통스러운 감정을 다루는 것의 중점적인 중요성을 강조했다. "원하지 않는 불쾌한 감정과 접촉하는 것은 치료에서 힘든 부분이다."(Latner, 1973, p. 191) 여기에 그것을 가능하도록 돕는 두 가지 방법이 있다. 하나는 지지적이고 치료적인 맥락에서 이루어지는 것이고, 다른 하나는 기법을 사용하는 것이다. 알아차림이라는 현상을 설명하자면, 그것은 고통과 교류하고, 고통과 함께하며, 고통과 관계를 맺어 가는 방법이다. 의자기법 또는 심상을 결합한 의자기법이 효과적일 수 있다.

펄스(1970)는 인지적 재구성의 좋은 예로 "해결책은 당신의 부정적인 감정에 관심을 가지는 것이다."(p. 34)라고 했다. 이것은 알아차림의 방법을 통해서 경험을 공포의 대상에서 호기심의 대상으로 변형시킨다. 환자들은 이 작업을 통해서 새로운 가능성을 발견할지도 모른다(Lieblich, 1978).

양극성 작업

펄스가 사용하는 대화는 항상 정신병리를 다루는 것과 개인의
성장을 촉진하는 것 사이의 경계에 걸쳐 있다. 인간 잠재능력 운동
의 일부로, 게슈탈트 치료자들과 에살렌 연구소에 관여된 많은 이
는 정신치료가 소수를 위한 임상적인 개입에서 자기탐구와 자기강
화에 중점을 둔 사회적인 운동으로 나아가도록 애썼다. 우리가 본
바와 같이, 양극성 대화는 꿈과 어려운 상황의 소재로부터 발전할
수 있다. 의미 있는 갈등이 나중에 드러날 거라는 전제하에 환자는
다양한 양극성에 목소리를 부여할 수 있다.

꿈의 대화

이 대화는 프리드먼(Freedman, 1981)에게 치료를 받았던 한 정신
치료자의 꿈으로부터 발전되었다. 그녀가 가진 문제 중의 하나는
그녀가 지나치게 수동적이라는 것이었다. 꿈의 대화를 통해 그녀

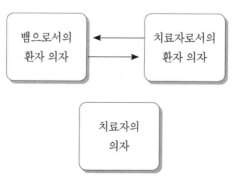

[그림 7-1] 꿈/양극성 대화

가 익히 알고 있는 수동적인 부분뿐만 아니라 소외된 특성인 매우 공격적인 부분도 드러났다.

꿈 작업

환자: 제가 지난번에 꿈을 꾸었는데 꽤나 심란한 꿈이었어요.

치료자: 꿈에서 어떤 일이 있었나요?

환자: 꿈에서 저는 제 사무실 의자에 앉아 있었어요. 그런데 건너편 벽에서부터 아주 커다란 뱀이 날아들어 왔죠. 그 뱀은 엄청난 속도로 움직였고 저는 피할 수가 없었어요. 제 팔에 그 뱀의 송곳니가 깊게 파고들었어요. 제가 할 수 있는 건 가만히 앉아서 그것을 쳐다보며 제가 느끼고 있는 고통에 대해 말하는 것이었지요. 제가 물렸다는 것 말이에요. 이 꿈 때문에 잠에서 깨 버렸죠. 저는 무섭고 겁이 났어요. 심란한 꿈이었어요.

치료자: 이 꿈을 다뤄 봐도 될까요?

환자: 좋아요.

치료자: 눈을 감고 꿈을 영화나 지금 실제 일어나는 것처럼 다시 이야기해 주시면 좋겠어요. 이야기를 하시면서 배경이나 보고 느껴지는 모든 것을 묘사해 주세요.

환자: (환자는 눈을 감는다.) (잠시 멈춤) 저는 제 진료실에 있어요. 제 의자에 앉아 있죠, 여기는 제가 평소에 일하는 곳이에요. 저는 기록지를 적고 있어요. 여기는 매우 고요하고, 조용하고, 평화로워요. 제가 한창 일을 하고 있는데 갑자기 뭔가 부딪히는 것 같은 요란한 소리가 나요. 반대쪽의 벽이 부서져 내리고, 그 안에서 검은 눈을 가진 큰 뱀이 돌진하며 나오고 있어요.

　　그 뱀이 방을 가로지르며 날아들어서 송곳니로 제 팔을 물었어요. 저는 그 뱀의 눈을 쳐다봤고 수컷이라는 느낌을 받았어요. 뭔가 단절되고 이상한 기분이 들었지요. 저는 그 뱀을 쳐다보며 말했어요. "너는 나를 물고 있어. 너의 송곳니가 내 팔 깊숙이 박혀 있어. 아파. 이건 옳지 않아. 그만 물어. 그만 물어." 이상해요. 제가 지금 물리고 있고, 이런 말들을 하고 있는데 화가 나지 않아요. 저는 싸우지도 움직이지도 않아요. 제 생각에, 아마 저는 그냥 다시 일하러 돌아가길 원하는 것 같아요. 엮이고 싶지 않아요. 저는 잠에서 깨고, 마음이 괴로워요. 꿈에서는 그렇게 느끼지 않았는데 말이에요. (눈을 뜨며) 그렇게 된 거예요.

치료자: 좋아요. 제가 이제 몇 가지 다른 심상으로 들어가 그 상황에 대해 목소리를 내보도록 부탁드릴 거예요. 우선 뱀의 입장이 되어 이야기를 해 주세요. 정말 깊게 빠져들어 주세요. 지금 앉아 계신 의자 둘 중에 하나에서 시작하셔도 되고, 저쪽에 있는 의자로 옮겨 가셔도 좋아요.

뱀 역할의 환자: (환자는 뱀의 입장에서 이야기를 하기 위해 의자를 선택한다. 그 반대편에 의자가 있다. 치료자는 중간에 앉는다; [그림 7-1] 참조) 저는 아주 큰 뱀이에요. (잠시 멈춤)

치료자: 자신을 묘사해 보세요. 자신이 어떻게 생겼는지 말해 보세요.

뱀 역할의 환자: 나는 강하고, 굶주렸으며, 사납고, 공격적이에요. 나는 정글에서 살고, 사냥을 하고 공격을 하죠. 나는 길고, 매끈하며, 초록색이고, 미끄러워요. 나는 물고, 죽이고, 먹어요. 내 송곳니는 매우 날카로워요. 나는 매우 원초적이며 매우 늙었어요. 나는 파충류이며 차가운 피로 가득 차 있죠. 나는 외로이 나만의 길을 가요. 내가 어떻게 이 진료실로 들어왔는지는 모르겠지만 상관없어요. 나는 당신을 공격할 겁니다, 나는 당신을 죽일 거예요.

치료자: 다시 말해 보세요.

뱀 역할의 환자: 나는 너를 공격할 거야. 나는 너를 죽일 거야. 나는 너를 물고 있고, 내 독을 네 몸에 퍼지게 할 거야. (잠시 멈춤)

치료자: 자리를 바꿔 앉아 주시고, 반대편 의자에 앉아서 꿈에서 당신이 누구인지 묘사해 주세요.

치료자 역할의 환자: 나는 정신치료자이며, 제 진료실에 조용히 앉아 있어요. 나는 환자들의 이야기를 듣고 그들이 한 이야기에 대해 곰곰이 생각해 보는 걸 좋아하죠. 나는 가만히 조용히 있을 수 있는 재능이 있어요. 나는 귀 기울이고 또 듣죠.

조력자: 자, 이제 뱀에게 이야기해 보세요.

치료자 역할의 환자: 지금 이 순간, 너는 나를 물고 있고 나에게 고통을 주고 있어. 나는 왠지 움직이지도, 대항하지도 못하고 있지. 나는 그냥 너에게 이야기하며 네가 나를 물고 있고 나에게 고통을 주는 것에 대하여 그저 말만 하고 있어.

치료자: 나는 대항하지 않아.

치료자 역할의 환자: 맞아요. 나는 대항하지 않아. 내가 꿈에서 깼을 때 나는 네가 한 짓 때문에 겁에 질려 있었어. 내가 지금도 겁이 나는지는 모르겠어. 나는 그냥 여기 앉아서 너를 쳐다보고 있지만, 움직일 수가 없어. (잠시 멈춤)

치료자: 나는 대항하지 않아. 나는 여기 앉아서 대항하지 않고 있어. 나는 몸부림치지도 않아. 나는 그냥 앉아 있어.

치료자 역할의 환자: 나는 앉아 있어. 나는 대항하지도, 몸부림치지도 않아. 나는 그냥 일을 하고 싶어. 그냥 혼자 있고 싶어. 나를 좀 내버려 둬.

치료자: 이제 이쪽으로 돌아와서 뱀이 되어 주세요.

뱀 역할의 환자: 나는 아주 거대하고 사나운 뱀이다. 모두 나를 두려워하지. 세상의 모든 사람은 나를 무서워해. 그들은 나를 무언가 사악한 존재로 보지. 가끔 그중에 용감한 사람들은 나를 사냥하려고 하지. 나는 숨어서 기다리다 아무도 모르게 움직여. 그리고 그들이 눈치채지 못할 때 물어 버리지. 네가 가까이 오면 너를 물어 버릴 거야.

치료자: 그 부분을 다시 반복해 볼게요. 네가 가까이 온다면 너를 물어 버릴 거야.

뱀 역할의 환자: 네가 가까이 온다면 너를 물어 버릴 거야! 네가 가까이 오면 너를 물어 버릴 거야! (잠시 멈춤) (천천히) 나는 사납고, 나는 싸울 거야. …… 죽을 때까지 싸울 거야. (잠시 멈춤)

치료자: 다시요.

뱀 역할의 환자: 나는 사납고, 나는 싸울 거야. 나는 죽을 때까지 싸울 거야.

치료자: 나는 싸울 거야. 나는 맹렬히 싸울 거고, 나는 죽을 때까지 싸울 거야. 그 누구도 나를 이길 수 없어. 해 보세요.

뱀 역할의 환자: 나는 맹렬히 싸울 거야. 나는 맹렬히 싸울 거고, 그 누구도 나를 이길 수 없어.

치료자: 그 누구도 나를 이길 수 없어.

뱀 역할의 환자: 그 누구도 나를 이길 수 없어!

치료자: 자, 이제 다른 의자로 가서 꿈속에서의 '자신'이 되어 보세요.

뱀 역할의 환자: 나는 치료자야. 나는 매우 높은 교육을 받았지. 나는 매우 오랜 시간 동안 공부를 해 왔어. 나는 많은 책을 읽었고, 많은 생각을 하지. 나는 내 삶을 도움이 필요한 사람, 고통받고 있는 사람들에게 바쳤어.

　나는 문화적 삶을 살고 있고, 너의 폭력성과 공격성이 싫어. 나는 내 깨끗하고, 아름답고, 정리되어 있는 진료실이 좋아. 네가 내 벽을 부수고 나를 물다니, 정말 믿을 수가 없어. 이건 정말 옳지 않아, 이건 정말 부당한 일이야. 나는 너에게 어떤 짓도 하지 않았어. 너는 나를 죽일 수도 있어. 만약 그렇지 않다면 나는 내 사무실을 고치기 위해 많은 공을 들여야 할 거야. 나는 네가 나를 무는 게 싫어. 네가 놔줬으면 좋겠어. 나에게 칼이 있었다면 네 목을 당장 잘라 버렸을 거야.

치료자: 좋아요. 다시 한번.

치료자 역할의 환자: 나에게 칼이 있었다면 당장 잘라 버렸을 거야. 나는 네가 한 짓에 대해서 정말 화가 나서 네가 죽더라도 신경 쓰지 않을 거야. 나는 평소에 이러지 않는데, 네가 나를 아프게 하고 엉망진창으로 만들어 버린 것에 대해서 정말 분노가 치밀어. 싫어. 나를 놔줘, 나를 그만 물라고!

치료자: 나를 그만 물어.

치료자 역할의 환자: 나를 그만 물어. 그만해.

치료자: 나는 내 칼로 너를 벨 거야.

치료자 역할의 환자: 나는 내 칼로 너를 벨 거야.

치료자: 멈춰, 그러지 않으면 너를 내 칼로 벨 거야.

치료자 역할의 환자: 지금 당장 멈추는 게 좋을 거야, 아니면 내 칼로 너를 정말 베어 버릴 거야.

치료자: (잠시 멈춤) 이제 이 의자로 돌아와서 뱀이 되어 볼게요.

뱀 역할의 환자: 나는 뱀이야. 그렇게 화를 낼 것 없어. 내가 너를 문 건, 그저 그렇게 하는 게 나이기 때문이야. 나는 포식자고, 나는 사냥꾼이야. 그게 나야.

  뭐 그리 다 나쁜 것만은 아니야. 나는 피부를 벗겨 내고, 새로운 피부를 만들어 내지. 나는 바로 의학의 상징이야. 나는 지팡이를 감고 있지. 나는 신비로워. 나는 죽이고, 또 치유하지. 나는 알을 낳고, 내 아이들을 따듯하게 지키지. (잠시 멈춤)

치료자: 나는 죽이고, 또 치유한다.

뱀 역할의 환자: 나는 죽이고, 또 치유한다.

치료자: 나는 죽이고, 또 치유한다.

뱀 역할의 환자: 나는 죽이고, 또 치유한다.

치료자: 다시요.

뱀 역할의 환자: 나는 죽이고, 또 치유한다.

치료자: 천천히 여러 번 다시요.

뱀 역할의 환자: 나는 죽이고, 또 치유한다. 나는 죽이고, 또 치유한다. (더 천천히) 나는 죽이고, 또 치유한다.

치료자: 나는 치유하고, 또 죽인다. 두 번 더 해 볼게요.

뱀 역할의 환자: 나는 치유하고, 또 죽인다. (잠시 멈춤) 나는 치유하고, 또 죽인다.

치료자: (치료자는 네 번째 의자를 가져와서 자신의 맞은편 가운데에 놓고, 대화에 사용되고 있는 나머지 두 의자에서 한두 발짝 뒤에 놓는다; [그림 7-1] 참조) 자, 이제 여기에 있는 네 번째 의자에 앉아 주셨으면 좋겠어요. (환자는 이 새 의자에 앉고 치료자는 자신의 의자에 그대로 앉아 있는다. 이제 서로를 마주 보고 있다.) 이제 거기 앉아서는 한쪽에는 치료자가 있고, 다른 쪽에는 뱀이 있어요. 이 대화를 진행하면서 어땠는지 그리고 자신 안에 있는 두 부분에 대해 어떻게 느끼는지를 알아봤으면 좋겠어요.

환자: 여기에 앉아 있는 것은 정말로 강력한 효과가 있어요. 양쪽을 다 느낄 수 있어요. (잠시 멈춤) 처음에 시작했을 때 저는 정말 치료자였

어요. 그리고 뱀은 정말 낯설었어요. 양쪽을 오가면서 뱀에게 정말
화가 나기 시작했죠. 저는 뱀이 잘못됐다고 생각했고, 뱀의 행동이
싫었어요. 그런데 뱀의 역할을 하면서 뱀이 조금 좋아지기 시작했
어요.

치료자: 뱀의 목소리를 내는 것이 어땠나요?

환자: 조금 편안해지고 나서부터는 즐기게 되었어요. 더 자유롭게 느껴졌
고, 덜 제한된 기분이었죠. 에너지와 힘도 느낄 수 있었고요. 좋았
어요.

치료자: 시간을 좀 가지고 뱀과 치료자를 보면서 각각에서부터 무언가를
얻을 수 있는지 한번 볼게요. 무언가 느껴지면 이야기해 주세요.

환자: (환자는 1~2분 정도 시간을 가지고 양쪽 의자를 보며 각 의자의 에
너지를 느낀다.) (치료자를 보며) 알겠어요.

치료자: 뱀과 치료자로부터 각각 어떤 것이 느껴지나요?

환자: 저는 치료자가 가진 기술과 지식을 원해요. 저는 치료자가 가진 치
유에 대한 헌신과 뱀이 가진 강압적인 힘을 원하고 있어요. 저는 제
스스로를 위해 목소리를 내는 것을 잘 하지 못해요. 때로는 제 환자
들을 충분히 밀어붙이지 못하기도 하고요. 뱀은 전사예요. 뱀은 자
신이 원하는 것을 그대로 표현하죠. 그런 면이 제게도 있었으면 좋
겠어요.

치료자: 좋아요. 다른 것이 더 있나요?

환자: 아니요, 그게 다인 것 같아요.

치료자: 이제 원래 자리로 돌아와 앉아 주세요.

마무리

첫 단계는 환자와 치료자가 함께 환자가 다루길 원하고 삶에 나타났으면 하는 '치료자'와 '뱀'의 구체적인 특성들을 나타내는 목록을 만드는 것일 것이다. 이것은 환자가 매일 공부하고 목소리를 부여해야 할 목록이다. 그다음은 환자가 조금 더 자기주장을 하는 것, 조금 더 뱀에 기반을 둔 행동을 하는 것이 유익한 순간들을 구분해 내는 것이다. 구체적인 전략을 세우고 연습하여 실제 삶에 시행할 수도 있다.

양극성 작업에 대한 추가적 고찰

양극성 대화는 환자에게는 맞지 않고 안 어울리는 가치와 에너지 간의 대화이다. 이것은 환자들이 씨름하고 있는 많은(전부는 아니지만) 내적 갈등으로부터 기인한 역동으로서의 문제들에 대해 이야기한다. 대부분의 정신치료적 여정의 가운데에는 용기와 두려움 사이의 대립이 있다고 개인적으로는 믿는다. 이 역학에 대해서는 5장에서 소개한 의사 결정 대화에서 다루었다.

앞서 기술한 대로, 이러한 종류의 작업은 정신치료적인 것과 인간 잠재능력의 발전에 중점을 둔 노력들을 통합하는 수단이 되었다. 그리고 이것은 에살렌 연구소의 목표 중에 하나였다.

이에 기반하여 의자기법 대화는 양극성에 있는 가치들을 사용하여 발전시킬 수 있다. 〈표 7-1〉은 반대되는 단어들로 구성되어 있다. 〈표 7-2〉는 역학적 변수들 간의 세 방향 대화를 위한 토대로 사용될 수 있다. 이 목록들은 환자들이 의미 있고 소외된 에너지에 접근하게 돕는 동시에 새로운 자신의 창조적인 출현을 위한 구조를

표 7-1 양극성 목록

양극성 목록	
• 두려운	• 갈망하는
• 점잖은	• 거친
• 믿는	• 의심하는
• 못생긴	• 아름다운
• 성적인	• 무성(性)의
• 순종적인	• 지배적인
• 독립적인	• 의존적인
• 집단적인	• 개인적인
• 차분한	• 활동적인
• 실용적인	• 이상적인
• 언어적인	• 수학의
• 감정적인	• 이성적인
• 닫힌	• 열린
• 저축하는	• 소비하는
• 외향적	• 내향적
• 부드러운	• 딱딱한
• 성숙한	• 어린
• 야생의	• 문명의

출처: 부분적으로 Raffa (2012); Schiffman (1971); abcteach® (2014)에 기반을 두고 있다.

제공한다. 다시 말해, 이러한 치료 방식은 우리에게 일부 1960년대 에살렌에서의 경험의 혁신적인 에너지와 실행적인 연결고리를 제공할 수 있다.

표 7-2　세 방향 대화

세 방향 대화 가치		
• 어머니	• 자녀	• 아버지
• 아이	• 성인	• 부모
• 예술적	• 영적	• 과학적
• 두려움	• 사랑	• 용기
• 몸	• 기분	• 마음
• 과거	• 현재	• 미래
• 전통	• 진보	• 변화
• 무력	• 행동	• 노력
• 전사	• 사랑하는 사람	• 창조자

출처: Payne (1981).

8장 / 약물 사용과 중독 행동

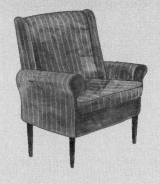
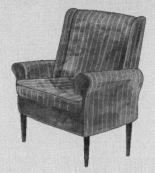

중독 치료 분야는 특히나 1990년대 초반 이후부터 많은 변화를 겪고 있다. 공식적 치료법도 이제는 훨씬 광범위한 심리적 접근이 가능하다. 여기에는 수반성 관리(contingency management; Kellogg, Stitzer, Petry, & Kreek, 2007), 재발방지(relapse prevention; Marlatt & Gordon, 1985), 동기 면담(motivational interviewing; Miller, 2000; Miller & Rollnick, 2013) 그리고 유해성 경감 정신치료(harm reduction psychotherapy; Denning, 2000; Tatarsky, 2002; Tatarsky & Kellogg, 2010)가 포함된다. 또한 여성 금주 조직(Women for Sobriety), 스마트 회복(SMART Recovery), 절제 관리(Moderation Management), HAMS(Harm Reduction, Abstinence and Moderation Support)를 포함한 심리학적 기반의 자조집단들이 현저한 성장을 보이고 있다.

기초과학 분야에서는 국립 약물남용 연구소(National Institute on Drug Abuse, 2008)가 중독이 뇌의 질환이라는 패러다임을 주창하였다. 그들의 연구에 따르면 약물에 반복적으로 노출되면 뇌에 변화를 야기할 수 있으며, 이것이 중독에 중요한 역할을 할 수 있다는 것이다. 이러한 기초과학의 발견은 우리가 가진 중독 치료의 임상적 이해에 도전하고, 새로운 약물치료의 발전을 지지한다.

세계적으로 최근 중요한 발전 중 하나는 유해성 경감(harm reduction) 운동이다. 유해성 경감 운동은 1970년대에 초기의 형태로 존재하다가, 1980년대에 약물의 정맥 주사 사용이 HIV/AIDS와 연관성이 있음이 대두되며 가속도를 얻기 시작했다. 풀뿌리 대중 보건 운동으로 시작된 이러한 접근은 HIV 전염의 위험을 해결하는 것이 약물의 사용과 회복의 관심보다 우선되어야 한다는 관점을 지지했다. 유해성 경감의 특징적 수단에는 주사바늘 교체, 메사돈(methadone) 치료의 낮은 역치, 보다 안전한 약물 정보, 날록손(naloxone) 과다복용 예방 훈련, 동기 작업(motivational work) 그리고 '그들이 있는 곳에서 그들을 만나라.'라는 문구대로 근본적으로 비판단적인 수용의 태도가 있었다.

유해성 경감은 본래는 주로 헤로인(heroin) 주사 사용자들에게 초점이 맞추어 있었지만, 나중에는 C형 간염 예방, 메타암페타민(methamphetamine) 사용, 성 관련 종사자들의 보호까지 확장해 왔다. 마지막으로, 많은 유해성 경감 운동가는 사회적 정의의 관점에서 약물 남용과 중독이 억압에 대처하는 수단이라고 보았다. 이에 따라 유해성 경감 정신치료는 유해성 경감의 원칙으로 발전하였으며, 유해성 경감의 관점은 중독 치료 분야에서 일하는 인지행동치료자 및 정신역동치료자들에 의해 통합되고 적용되었다(Denning, 2000; Tatarsky, 2002; Tatarsky & Kellogg, 2010). 이들 치료자는 약물의 사용은 의미가 있으며, 환자는 내부의 고통이 줄어들거나 없어지기 전까지는 변화하고자 하는 의지가 생기지 않을 수 있기 때문에 약물 사용 기저에 깔린 문제나 욕구를 일으키는 문제를 동시에 치료하거나 오히려 먼저 치료해야 한다고 주장하였다.

이러한 다양한 발전은 중독 환자들을 치료하는 데 있어 의자기법을 사용하는 것에 대해 알리고, 이에 따라 대화적 만남(dialogical encounters)의 사용에 새로운 기회를 제공한다. 다음은 이러한 발전과 관련한 통찰 중 일부분이다.

1. 문제 약물의 사용과 중독은 대부분 매우 복잡한 현상이기에

그렇게 인식하고 다뤄져야 한다.

2. 대부분의 환자는 자신의 약물 사용에 대해 양가적인 상태에 있다.

3. 환자들이 약물 사용을 중단하거나 줄이고자 하는 마음을 먹기 전에 자신에게 해로운 정도의 알코올과 약물의 사용을 유발하는 고통을 먼저 다루어야 한다.

4. 동시에 존재하는 심리적 문제를 다룰 때, 환자가 약물 사용을 완전히 중단하기를 원하지 않는 경우 약물의 사용을 안전하고 덜 해로운 방법으로 사용할 수 있는 힘을 길러 주는 단계가 필요할 것이다.

5. 약물의 사용은 전적으로 개인적인 문제나 경험만 연관된 것은 아니다. 인종차별, 빈곤, 범죄, 성차별주의, 차별과 억압 같은 사회적 영향력 또한 약물 사용을 유발할 수 있다. 이러한 문제들은 치료의 맥락에서 구체적으로 다뤄질 필요가 있다.

6. 중독에 있어 뇌의 역할에 대한 우리의 새로운 견해는 중독이 뇌의 '질병'이라는 새로운 의미를 가지게 하였다. 환자와 치료자는 환자가 최선을 다한다 해도 뇌의 일부분이 약물을 '갈구'할 것이라는 것을 이해할 필요가 있다. 이러한 약물에 대한 생물학적인 열망이 오랜 시간 또는 평생 동안 지속될 수 있기 때문에 환자들은 경계를 늦추지 않아야 할 것이다(Kellogg & Tatarsky, 2012).

이러한 모든 견해를 임상에 유용한 방식으로 개념화할 때, 의자 기법에서 이미 알려진 모드와 다양성의 개념을 다시 참고하는 것이 유용할 것이다. 〈표 8-1〉에 약물 사용의 중요한 힘이 될 수 있

| 표 8-1 | 약물 사용 동기 |

약물 사용 동기	
자기자극 영역	• "약물을 사용했을 때 기분이 좋아요." • "약물을 사용하고 하는 섹스가 더 좋아요." • "나는 존경과 경의를 가지고 약물을 사용합니다. 약물은 나를 영적 으로 깊은 장소에 데려가죠." • "솔직히 말하자면, 나는 약물을 통해서가 아니고는 할 수 없는 경험 들을 했습니다."
자기위로/ 자기처방 영역	• "나는 매우 초조하고 겁이 나요. 마리화나는 내가 제 기능을 하며 살 수 있도록 도와주지요. 약물치료도 해 보았지만 그만큼의 효과 를 보지 못했어요. 나는 사용을 중단하고 싶지 않아요." • "직업 때문에 나는 사람들과 많이 어울려야 하는데, 부담이 크고 내 가 말실수를 할까 봐 종종 겁이 납니다. 술은 이러한 상황을 이겨 내 도록 도와줍니다." • "때때로 그들이 나에게 했던 짓들이 다시 떠올라요. 그럴 때 나는 미칠 것 같아요. 아편은…… 도움이 많이 돼요."
신체 영역	• "갈망이 심해요. 때로는 참을 수 없게 느껴지죠. 그 갈망이 찾아올 때는 무엇이라도 사용해야 해요." • "효과가 끝난 후의 우울감은 형언할 수 없어요. 정말 끔찍하죠. 죽 어 버리고 싶을 정도예요. 조금 더 하는 것은 큰 차이를 가져오죠." • "신체적 고통이 심합니다. 아무리 의사들에게 이야기해도 그들은 나에게 귀 기울이지조차 않죠. 그래서 내 스스로 조금 더 복용을 해 왔어요. 이게 옳지 않은 것은 알지만, 다른 방법이 없었습니다."
사회 정체성 영역	• "물론 이것은 알코올 문제지만 단지 알코올에 관한 것만은 아니에 요. 나는 그 상황에 있었어요. 우리는 친구였고, 많은 일이 있었죠. 우리는 끔찍한 경험도 했고, 멋진 경험도 했어요. 나는 그와 오랜 시 간을 보냈고, 지금은 그가 너무나 그리워요."
사회 정의 영역	• "다른 사람들은 노숙자로 살아가는 것이 어떤지 이해할 수 없을 거 예요. 그건 정말로 끔찍하죠. 끔찍하고 굴욕적이에요. 나는 가능한 한 많은 시간을 취해 있으려고 해요. 그렇게 하면 내가 어떠한 힘에 둘러싸인 것 같은 느낌이 들기 때문이죠. 보호받는 느낌이에요. 내 게 완충 장치가 생긴 기분. 그리고 그것은 내가 살아남을 수 있도록 도와주죠."

는 다섯 가지 모드 혹은 영역(domain)의 예시를 서술해 놓았다. 이
모드들은 앞으로 우리가 초점을 두게 될 다섯 가지 중독 대화 구조
의 중심 역할을 하게 될 것이다.

동기 대화(motivational dialogue)

동기 대화는 모든 환자가 약물을 계속 사용하고자 하는 힘과 약
물 사용의 중단이나 절제를 원하는 힘을 둘 다 가지고 있다는 것을
전제하고 있다. 약물 사용을 계속 지지하는 힘은 앞의 〈표 8-1〉에

표 8-2 변화를 위한 동기

변화를 위한 동기	
가족/부모/ 관계적 위협	• "내가 계속 지금처럼 이런 행동을 지속한다면, 나는 배우 자/부모/자식을 잃게 될 거예요." • "나의 아버지는 약물 복용 문제가 있었고, 늘 제 곁에 없 었어요. 나는 항상 아버지 같은 부모가 되지 않겠다고 다 짐했지만 결국 이렇게 됐네요, 그가 했던 그대로."
실업/경제적 손해/권위의 위협	• "나는 해고될 거예요." • "나는 면허를 잃을 거예요." • "나는 이 분야에서 다시 일하지 못할 거예요."
실존적/영적 염려	• "때로는 내가 평생 약물/알코올에 중독된 채로 살기 위해 이 세상에 태어난 건 아닐 거라는 생각이 들어요. 이 세상 에서 내가 이루어야 할 것이 있다는 건 알고 있어요."
건강 염려	• "멈추지 않는다면 나는 죽게 될 거예요."
법적 문제	• "나의 자유를 잃을 것이 두려워요." • "나의 자유를 다시 잃을 것이 두려워요."
역할 부담	• "나는 이제 지쳤어요. 계속 이렇게 살 수는 없어요." • "아프고 피곤한 것도 이제는 지겨워요."

설명되어 있다. 또한 변화를 지지하거나 추진하는 힘은 〈표 8-2〉
에서 볼 수 있다. 결과적으로 그들은 내적 갈등이나 양가감정의 상
태로 살아가고 행동한다. 그리고 역동관계는 5장에서도 언급된 결
정 저울을 사용하여 설명할 수 있다(Marlatt & Gordon, 1985).

결정 저울은 중독장애의 정신치료에 기초적인 과제이며 동기 대
화 탄생의 중심에 있다. 가장 기본적으로 환자에게 약물 사용의 긍
정적인 점과 부정적인 점, 사용에 변화를 주었을 때(사용량을 절제하
는 것이든 중지하는 것이든) 상상할 수 있는 긍정적인 점과 부정적인
점을 말해 보도록 한다. 이것의 예는 〈표 8-3〉에서 볼 수 있다.

실제 치료에서 치료자는 우선 이 네 개의 사분면을 살펴보며, 적
절한 정보를 이끌어 낼 수 있다. 그 후 환자는 두 의자 대화(한 개의
의자에는 사용의 긍정적인 면과 변화의 부정적인 면이 위치하고, 다른 한
개의 의자에는 사용의 부정적인 면과 변화의 긍정적인 면이 위치한다)에
참여하도록 권유받는다. 결정 저울을 참고하여, 치료자는 환자가
모든 항목과 주제를 말로 표현하도록 지도할 수 있다. 이것이 아마
중독 치료에서 가장 흔한 의자기법 사용으로, 아래에 기술된 첫 번
째 의자 대화 기법의 기초이다. 그렇지만 여기에 몇 가지 추가적으
로 고려할 사항이 있다.

로스차일드(Rothschild, 2010)는 중독질환에서 해리와 정신적 외
상의 역할에 많은 관심이 있었다. 그녀 역시 내부의 다양성 모형을
받아들인다. 남용과 학대의 경우, 자신의 내적 측면이 점차 서로 단
절될 수 있다. 그녀의 표현으로 말하자면, "정신적 외상의 특징 중
의 하나는 단절인데, 이것은 자아의 다양한 측면 사이의 단절 또는
동시에 상반되는 자신에 대한 시각을 가지지 못하는 것으로 정의
된다."(p. 141) 자가 약물 사용을 중단하는 것에 중점을 두어 왔던

표 8–3	결정 저울

결정 저울	
약물 사용의 장점	**변화의 장점**
• 즉각적 신체적 쾌락(10) • 좀 더 '거기에' 있는 듯이 느낌(10) • 감정을 더 깊게 느낌(10) • 사회적 불안 감소(6) • 내부의 비판적 목소리 차단(7) • 사람들이 '진짜' 자신을 알게 됨(7) <div align="center">평균 점수=8.33</div>	• 자제력이 더 높게 느껴짐(9) • 더 생산적임(10) • 자신을 더 편안하게 느낌(8) • 더 높은 자신감(6) <div align="center">평균 점수=8.25</div>
약물 사용의 단점	**변화의 단점**
• 죄책감(7) • 다른 사람들의 염려(6) • 보다 생산적이지 못함(10) • 의지하는 느낌(10) • 기분 나쁨(7) • 건강 문제(7) <div align="center">평균 점수=7.83</div>	• 삶이 그만큼 즐겁게 느껴지지 않을 것(9) • 내 일부를 부분을 무시하는 것(10) • 좋아하는 것과의 작별–힘든 작별(9) <div align="center">평균 점수=9.33</div>

결정 저울은 먼저 환자에게 약물 사용의 장단점과 약물 사용 중단이나 변화의 장단점을 확인하도록 한다. 이들이 확인된 후, 환자에게 각 장단점에 대한 점수(1~10점)를 측정하도록 한다. 6점 이상 획득한 항목만 보관한다. 환자의 동기에 대한 은유적 계산법을 생성하기 위해, 평균은 네 개의 상자 각각에 대해 공식화된다. 지속적인 사용을 위한 힘은 약물 사용의 장점 평균값과 변화의 단점 평균값의 합이다. 변화를 위한 힘은 약물 사용의 단점 평균값과 변화의 장점 평균값의 합이다. 이 예시에서 힘의 비율을 계산할 때 17.66:16.08이다. 이는 환자의 '고착(stuck)'된 위치를 밝히는 데 도움이 된다(Kellogg & Tatarsky, 2012, p. 118).

전통적인 치료 환경에서의 치료적 대화는 종종 오직 변화를 원하는 환자의 일부분과만 이루어진다. 현실은 환자가 인지행동 기술의 이해를 표현하고, 주말 동안 자조집단에 참석할 계획에 대해서 말하지만, 일주일 후 만남에서 3일 내내 코카인을 복용했다고 수치스러워하며 고백하는 것이다.

　　로스차일드는 이것이 치료에서 약물을 사용하기 원하는 자신의 부분을 허용하지 않고 목소리를 주지 않았기 때문이라고 이해했다. 이러한 상황에서 의자기법은 매우 도움이 된다. 왜냐하면 치료에서는 은유를 능가하여, 실제적으로 그 부분에 '목소리'를 줄 수 있기 때문이다. 많은 환자는 술과 약물에 대한 깊은 열망에 대해 솔직하게 이야기하는 것을 꽤나 낯설게 느낀다. 그래서 그들이 마음을 열고 진실되고 열정적이게 말할 수 있도록 치료자로부터 격려와 용기를 받는 것이 필요하다. 그럼에도 불구하고 이러한 목소리들이 완전히 나타나고 이해받을 수 있는 기회가 주어지지 않는다면 재발의 위험성이 매우 높아지기 때문에 이것은 매우 중요하다. 또한 이 두 부분이 서로 만나고 대화하는 것도 중요하다. 로스차일드(2010)는 해리 증상을 가진 환자들은 내적 모호성을 감당하기가 어렵다고 언급했다. 이러한 대화는 개인이 동시에 자신의 두 가지 면을 경험할 수 있도록 한다.

　　6장에서 설명한 것처럼 펄스(1992)는 두 개의 양극성 사이의 공간에서 나타난 창조적 가능성에 대해 큰 믿음을 가지고 있었다. 즉, 만약 환자가 약물을 사용하길 원하는 부분과 변하길 원하는 부분 사이에서 정서적으로 강렬한 대화를 한다면 두 부분이 유기적으로 연결된 해결책이 나타날 것이다. 이 말은 만약 치료자가 깊은 대화를 촉진할 수 있다면 그것만으로도 환자가 자신의 행동 방침을 수립하기에 충분할 수 있다는 것을 의미한다. 치료 회기 중 그날의 회기를 돌아보는 시간에 치료자는 환자가 어떻게 하기를 원하는지 탐색할 수 있다. 그 후 치료자는 환자가 목표에 도달할 수 있도록 도우면서 함께 작업할 것이다. 분명히 하자면, 치료자가 전체적 평가를 하는 것은 필수적인 부분이기 때문에 계획에 따른 잠재적 위험이나 위험성을 검토할 것이다.

이것의 변형은 세 번째 의자의 사용이다. 세 번째 의자는 양쪽을 중재하거나 리드하는 목소리로 양쪽 부분 모두에게 이야기하는 역할을 수행할 수 있다. 성공적으로 사용된다면, 환자는 ① 일상생활에서 나타나는 서로 다른 모드를 식별함으로써 더 높은 내적 통제를 얻을 수 있고, ② 약물 사용에 대해 좀 더 의식적이고 덜 충동적인 결정을 할 수 있다.

환자의 대답이 나타나 있는 〈표 8-3〉의 결정 저울을 보면, 다음과 같은 부분들이 변화를 지향한다는 것이 명확히 나타난다. ① 약물 사용의 도덕성에 관한 염려, ② 약물 사용이 자신의 목표 달성을 방해한다는 것을 자각하고 있음, ③ 다른 사람들과의 관계가 손상될 것에 대한 염려, ④ 자신의 건강을 해칠 것에 대한 두려움 등이다. 반대로 사용하기를 원하는 부분은 ① 약물 사용을 즐김, ② 약물 사용으로 인해 사회적 상호작용이 더욱 촉진된다고 느낌, ③ 약물이 내부의 비판자를 침묵하게 함, ④ 자신의 중요한 일부를 나타냄 등이다. 더 나아가 각 관점은 모드로 포함될 수 있고, 각각의 염려와 열망을 표현하도록 할 수 있다. 이것은 의자기법 대화가 양쪽의 의자 여러 개를 사용하여 진행될 수 있고, 각각이 약물 사용에 대한 열망과 지속적인 사용에 대한 염려, 변화에 대한 기대, 약물이 없는 삶에 대한 두려움을 표현할 수 있다는 것을 뜻한다. 또한 창의적인 참여로 특정 목소리들을 참가하게 할 수도 있다. 예를 들어, 도덕적인 목소리("살기 위해 약물에 의존하는 것은 근본적으로 옳지 않다고 생각해.")는 자기처방의 목소리("나는 심한 고통에 처해 있기 때문에 약물 없이 살고 싶지 않아.")와 대화를 할 수 있다. 이런 종류의 만남은 덜 방어적이고, '유연한' 관점 그리고 양쪽 부분이 수용할 수 있는 창조적 해결책을 이끌어 낼 수 있다(Watson et al., 2007; Perls, 1969b). 이것을 좀 더 넓게 보면, 이러한 모든 관점에 명확하게 목소리를 부여하는 것은 여러 가지 이득을 가져올 수 있다. 환자들은 자신들의 다른 부분들을 '소유할' 수 있고, 각 부분들의 상대적 무게가 조정될 수 있으며, '모드 바뀜'이나 해리 행동이 감소될 수 있고, 개개인 동기의 힘에 대한 정확한 이해에서 오는 구체적인 전략 또한 이행될 수 있다.

중독 행동의 치료에서 동기 대화는 가장 좋은 시작점이다. 동기 대화는 동기와 행동 사이를 계속 왕복하며 다루기 때문에 치료 내내 중심이 되는 역할을 할 수 있다. 하지만 의자기법 대화를 만드는 다른 방법들도 있다.

관계 대화(relationship dialogue)

데닝(Denning, 2000)은 환자들(아마 모든 사람)이 약물과 저마다 다른 관계를 가지고 있다는 것을 강조했다. 이러한 것에는 지지받고 치유받는 관계부터 매우 해로운 관계까지 있을 수 있다. 어떤 의미에서 보면 그것은 환자들이 다른 사람들과 가진 관계의 종류와 유사하다. 예를 들어, 캐롤라인 냅(Caroline Knapp)의 회고록 『술: 사랑 이야기(Drinking: A Love Story)』에서 그러한 생각을 찾아볼 수 있다. "술은 매우 중요해졌다. 마지막에는 그것이 내 인생, 유일하게 가장 중요한 관계였다."(Knapp, 2005, p. 5) 비슷하게 롤링 스톤즈(Rolling Stones)의 노래 속에 나오는 '자매 모르핀(Sister Morphine)'과 '사촌 코카인(Cousin Cocaine)'에서도 그런 관계를 찾아볼 수 있다(Jagger, Richards, & Faithfull, 1971). 그리고 리탈린

(ritalin)과 헤로인을 사용한 자신의 경험을 상세히 알린 한 여성은 "내가 금지된 사랑과 포옹하는 것은 아침에 일어나서 하는 첫 번째 일이다. 나는 그를 버리고 싶지 않다."(Kitten, 2001)라고 기록했다.

약물에게 작별 편지를 쓰는 것은 몇몇 치료 시설에서 사용되는 방법이다(Brooklyn Hobo, 2008). 이것은 분명히 의자기법의 구조에 적용될 수 있다. 가장 기초적인 형태로, 약물을 한 의자에 놓고 환자는 반대편 의자에 앉아 대화를 시작할 수 있다. 대화는 관계의 순환(그들이 어떻게 만났고, 어디에서 함께하는지, 지금 어디에 있는지, 어디로 가는지)뿐만 아니라 정서의 순환(내가 너를 사랑했던 것, 내가 싫어하거나 나를 화나게 했던 것, 나를 두렵게 했던 것 그리고 너 때문에 느낀 슬픔과 너를 떠나보내면서 내가 느낀 슬픔)도 포함한다. 그리고 환자는 의자를 바꾸어 약물의 관점에서도 이야기할 수 있다. 다시 말하지만, '약물 의자'로부터 어떤 페르소나가 나타나는지를 보는 것은 언제나 매우 흥미롭다. 확실히 하자면, 각 약물의 관계적 이력이 다를 수 있기 때문에 각 약물과 따로 대화를 나누는 것이 바람직할 수 있다. 어떤 의미에서는 이런 종류의 대화는 동기 모델에서의 변화의 단계(stage of change motivational model)와 중복되며 (Prochaska, DiClemente, & Norcross, 1992) 나타나는 목표와 전략은 그때마다 다를 수 있다.

자기주장 대화(assertiveness dialogue)

환자가 약물 사용을 멈추거나 사용 패턴의 극적인 변화를 하기로 결정하면, 모든 힘이 나타나 그 결심을 시험에 들게 한다(Marlatt & Gordon, 1985). 음주와 약물 사용 거절은 자기주장 훈련의 한 종류로 환자가 자신의 주장을 고수하며, 제안을 거절하고, 압력에 저항할 수 있도록 힘을 기른다(Carroll, 1988). 4장에서 보여 준 대로, 의자기법은 이것을 촉진시키는 데 사용될 수 있다.

내 임상적 경험으로 봤을 때, 중독 환자들에게서 더 두드러지게 나타나는 역학이 있다. 첫 번째는 이 환자들에게서 직접적인 소통의 어려움을 느끼는 것이 흔히 발견된다는 것이다. 이것은 몇 가지 원인에서 비롯된 것일지도 모른다. 한 가지 이유는 정신적 외상이나 학대 때문에 환자들 스스로 수동적이 되는 것을 선택한 경우이다. 왜냐하면 그들에게는 이것이 '안전한' 생존 전략이기 때문이다. 두 번째 이유는 일부 환자가 자신의 폭력성을 수용하기 두려워하기 때문이다. 그들은 자신이 해로운 행동을 하게 될까 두려워 수동적으로 남아 있는데, 그들이 건강한 어른 모드를 가지지 못한 것이다.

세 번째 집단은 대안적인 생존 방법으로 '반항적' 대처 모드를 택했을지 모른다. 그들은 빈번히 수동-공격과 공격적 의사소통 방식을 번갈아 가며 취한다. 성숙하고 평등적인 의사소통 역시 그들에게 어려운 일이다.

자기주장에 대한 두 번째 주요한 도전 과제는 중독의 문화에 뿌리를 두고 있다. 개인이 술이나 약물 사용을 멈추기로 결정했을 때, 다른 사람들은 그들에게 압력을 가하거나 공짜 술이나 약물을 제공함으로써 그들의 결심을 약화시키기 위한 적극적인 조치를 취할 수 있다. 술 친구들과 가족들은 이들이 멈추려고 결정할 때 상당히 도전적일 수 있다. 그렇기 때문에 이러한 고위험의 상황에 대처하기 전에 많은 준비가 필요한 것이다.

세 번째 문제는 환자 자신에게 있다. 환자들 중 상당수가 왜 자신들이 술을 마시지 말아야 하는지를 설명하는 것에 압력을 느끼며,

이것은 다른 사람들이 자신을 유혹하거나 공격할 기회를 제공하기도 한다. 놀랍게도, 많은 환자가 정직하고 정중해야 한다는 내적 압박을 심하게 염려한다. 환자들 중 일부는 술과 약물을 함께 했던 사람들과 만날 때 자신이 위선적이라고 느낀다고 말했다.

환자에게 실수나 재발은 삶에 치명적일 수 있기 때문에 이것은 매우 중요한 문제이다. 그렇지만 이것이 삶과 죽음을 결정하는 문제임에도 많은 이가 자신이 술/약물을 끊거나 절제하기 위해 스스로를 방어하는 데 많은 어려움을 겪는다. 강하고 힘 있는 목소리를 발달시키기 전에 이러한 인식에 대한 내적 대화를 해야 할 수도 있다.

내적 복합성 대화(inner complexity dialogue)

월러스(Wallace, 1978)는 취하지 않은 상태에서는 닿을 수 없지만 취한 동안에는 닿을 수 있는 자신의 부분이 있을 수 있다는 것을 이해했다. 또한 취하지 않은 자신에게도 문제가 있는 면이 있을 수 있다. 월러스는 우선 양쪽 상태의 최상의 측면을 파악하려고 노력하고, 그 후 통합이 가능할지에 대해 고려했다.

우선, 그는 한 의자에는 취한 자신을 두고 다른 한쪽에는 취하지 않은 자신을 두며 환자가 양쪽 의자를 오가도록 했다. 이 과정에서 환자는 이 두 가지 자신을 각각 확인하고, 묘사하고, 정의할 것이다. 그 후 이 두 자신 간의 대화나 만남이 뒤따를 수도 있다. 그는 "나는 환자에게 둘로 나뉜 자아의 구성을 설명하도록 했다."라고 기술했다. 환자는 음주하는 자신을 "난잡하고, 활기 넘치며, 이기적이고, 흥미진진하며, 섹시하고, 재치 있으며, 재미를 추구하고, 태평스러우며, 명랑 쾌활하다."라고 설명했다. 그리고 취하지 않은

자신을 "따분하고, 재미없으며, 느리고, 진지하며, 책임감 있고, 냉
랭하며, 사려 깊고, 배려 깊으며, 독실하고, 죄의식에 고통받는다."
라고 묘사했다. 이것을 더욱 탐구했을 때, "환자는 자신의 음주하
는 성격이 많은 장점을 가지고 있고, 반면에 자신의 술에 취하지 않
은 성격은…… 많은 단점을…… 가지고 있는 것을 [보았다]."(p. 105)
그들은 그 후 양쪽의 최고의 부분을 통합하여 새로운 자신을 만드
는 작업을 진행하였다. 고정 역할 접근을 사용하여, 그녀는 외부 세
상에서 이 새로운 자신을 연습했다. 명백히 이것은 두 개의 양극성
의 더 유용한 측면을 통합하는 동시에, 환자에게 힘을 실어 줄 치료
적 접근이 될 잠재력을 가지고 있다. 나는 월러스의 작업이 채드윅
(Chadwick, 2003)이 발전시킨 자기복합성과의 대화를 반향하고 있
다고 생각한다.

역할과 정체성 대화(role and identity dialogue)

마지막 중독 대화의 양식은 정체성의 창조와 재구성에 중점을 두
고 있다. 이전에 논의했던 발달의 맥락에서 회복 과정은 새로운 방
식으로 다시 구상되었다. 새로운 양식은 널리 알려지고 있는 약물
의 사용과 중독으로 인한 복잡한 뇌의 변화와 약물 의존을 만성적
이며 재발하는 질병으로 일평생 조절이 필요할 가능성이 있다는 개
념을 기반으로 하고 있다. 새로운 모델의 목표 중의 하나는 환자가
금단과 절제를 최대한 오래 지킬 수 있도록 돕는 동시에 재발은 이
경험의 일부라고 이해하는 것이다(O'Brien & McLellan, 1996). 이 새
로운 접근의 중요한 질문 중 하나는 '장기간 회복을 유지하기 위해
어떻게 도울 것인가?'이다. 이를 이해하고 추진하기 위한 한 가지

방법은 정체성 이론(identity theory)을 사용하는 것이다.

원래의 상징적 상호작용론(symbolic interactionism)에서 발달된 것으로, 정체성 이론 또한 사람들이 다양한 정체성과 역할을 갖고 있다고 믿는 다양성(multiplicity)의 전통을 따른다(Stryker, 1981; Stryker & Serpé, 1982). 정체성은 한 개인에게 자신에 대한 정의, 자신이 속해 있는 사회적 또는 참고 집단, 행동에 관한 허용, 금지의 다양한 규칙 등을 제공한다(Christiansen, 1999).

정체성의 발달은 사회적 맥락에서 일어난다. 이것은 항상 그런 것은 아니지만 빈번히, 특정 사회적 집단이 개인을 형성하고 영향을 끼치거나 정의하는 변증법적 과정이다. 그에 따라 그들은 개인 정체성의 정교함을 통해 구체적으로 강조하고, 정체성 그 자체의 특성을 재정의하는 것에 기여한다. 집단과 개인의 상대적 강점은 사회적 설정에 따라 매우 다양할 것이다. 일반적으로 청소년기가 시작될 무렵, 개인은 '정체성 계획'에 참여할 가능성을 가지고 있다(Harré, 1983). 즉, 자신이 매력적이라고 느끼거나 강렬하고 유용하다고 느끼는 정체성을 추구할 것이다. 사실 그들이 성공적으로 그것들을 주장할 수 있는지 여부는 그들의 수행이 관련된 기준 집단의 표준을 충족시키는지에 달려 있다(Shibutani, 1968). 예를 들어, 어떤 사람이 자신이 음악가라고 말할 수 있지만, 그/그녀의 연주가 적당한 기준에 다다르지 못한다면 다른 사람들은 그/그녀를 그 정체성의 소유자로 인정하지 않을 것이다. 모든 정체성이 동일한 중요성을 가지고 있지 않다는 점을 주의해야 한다. 사실 정체성은 특징과 중요도에 따른 위계로 나뉘어 있으며, 더 중요한 것이 시간이 지남에 따라 행동에 더 큰 영향을 미친다(Stryker, 1981; Stryker & Serpé, 1982). 중독적 행동은 이 위계에 중요한 영향을 미친다. 즉,

중독적 행동은 이 위계에서 가장 중요한 정체성이 될뿐더러, 종종 다른 정체성들을 파괴하기도 한다.

정체성과 중독은 다른 여러 방식으로도 상호작용한다. 많은 노동층, 중산층, 상위층 사용자의 문제적 약물 사용은 자신이 소중하게 생각하는 역할과 자기정의를 결국 위협하게 될 수 있다. 전형적으로 남자가 직업을 잃거나 여자가 자식을 잃을 때, 대부분 어떠한 행동을 취하도록 동기를 부여받는다. 다시 말해, 이것을 이해하는 방식 중 하나는 정체성의 측면에서 보는 것이다. 그들은 직장인과 엄마라는 정체성의 가치를 지키도록 애쓰는 것이다. 그들은 이러한 정체성이 얼룩지거나 그것을 잃지 않기를 원하고, 이것은 그들에게 어떠한 변화의 동기를 제공한다.

더 중요한 것은 정체성의 과정이 성공적인 회복에 중요한 역할을 한다는 것이다. 대부분의 약물이나 알코올 중독자는 정신치료나 자조집단에 참가하지 않고, 그들 스스로 회복할 수 있다고 생각한다. 개인들이 어떻게 이렇게 할 수 있는지에 대해서 최근 몇 년간 연구되고 있으며, 그 과정이 치료에 도움이 되기를 희망하고 있다(Granfield & Cloud, 1994; Kellogg & Kreek, 2006). 그의 고전적 저서 『회복의 경로(Pathways to Recovery)』에서 바이어나키(Biernacki, 1986)는 치료 없이 헤로인 중독에서 회복된 개인의 이야기를 통해 정체성이 중요한 역할을 한다고 보여 주었다. 첫 번째 집단은 중독이 시작하기 전의 역할로 돌아왔고, 두 번째 집단은 중독과 공존했지만 과도하게 손상받지 않은 역할로 돌아왔으며, 세 번째 집단은 새로운 역할을 추구했다. 이 연구를 기반으로, 켈로그(Kellogg, 1993)는 정체성의 변화가 모든 정신사회적 치료에서 중요한 요소라고 주장했다. 즉, 모든 장기적인 회복은 정체성의 창조와 재구성을 포함한다고 생각할 수 있다는 것이다. 중독된 개인은 중독 행동에 기반한 정체성을 대체할 수 있는 실행 가능하고, 목적이 있으며, 의미 있고, 강화된 정체성이 필요하다.

이러한 과정들은 공식적으로 인정되지는 않았더라도 많은 주류를 이루는 치료에 실제 적용되고 있다. 예를 들어, 치료 공동체와 12단계 펠로우십 집단(12-Step Fellowship)처럼 회복에 중점을 두고 있는 몇몇 단체는 특히 정체성의 변화에 중점을 두고 있다(Greil & Rudy, 1984). 이것은 알코올 중독자 자조모임에서 구성원이 "나의 이름은 다니엘(Daniel)이고, 나는 알코올 중독자입니다."라고 말할 때 그들이 하고 있는 한 가지는 자조모임 내의 구성원이라는 것을 선언하고 회복자로서의 정체성을 주장하는 것이다(Maxwell, 1984).

정체성 대화는 여러 다른 역할 사이에서 창조될 수 있다. 예를 들어, 중독/약물 사용 정체성은 한 의자에서 "나는 약물을 사랑해. 나는 약물이 필요해. 나는 그만하고 싶지 않아."라고 말할 수 있다. 그러면 아버지의 역할은 반대쪽 의자에서 "나는 두 아들이 있고 훌륭한 아버지가 되고 싶어. 나는 아버지가 없는 것이 어떤 것인지 잘 알고 있고, 내 아들들에게는 더 나은 것을 주고 싶어."라고 말할 수 있다.

앞에서 기술한 바와 같이, 일부 환자는 약물 이외의 세상에서 진실된 정체성을 가져 본 적 없는 결핍된 삶을 살았을 수 있다. 이런 경우에는 중독된 자신과 약물 사용을 중단했을 때의 미래의 자신과 대화를 할 수 있다. "네가 약물 사용을 멈춘다면 나는 미래에 트럭 운전 기사가 될 거야. 나는 세상에 나가고 싶어." "네가 약물 사용을 멈춘다면 나는 미래의 제빵사가 될 거야. 이제 내가 살아갈 차례야. 나는 네가 이기적이라고 생각해." 이 작업은 마커스와 누리

어스(Markus & Nurius, 1986)의 **가능한 자아들**(possible selves)의 개념
과 직접적으로 겹치는 내용이다. 이것은 변화를 조성할 수 있는 실
존적 긴장과 강렬함을 창조하기 때문에 흥미롭다.

①동기 작업, ②약물과의 관계, ③내적 복합성과 통합적 자기창
조, ④술과 약물의 거절, ⑤정체성 중심의 만남이라는 다섯 개의
대화 구조가 설명되었다. 임상가들은 치료에서 이 다섯 개 모두를
사용하기를 권장한다. 다음에는 더 심층적으로 두 개의 의자기법
대화 구조를 살펴본다. 첫 번째는 동기를 다룰 것이며, 두 번째는
약물과의 관계에 초점을 맞출 것이다.

중독과 동기 대화

우선은 환자와 치료자가 결정 저울에 필요한 면담 작업을 하기
위해 서로 마주하고 있는 것에서 대화가 시작된다. 그 후에 치료자
는 [그림 8-1]처럼 의자를 배치할 것이다. 두 개의 의자가 서로 마

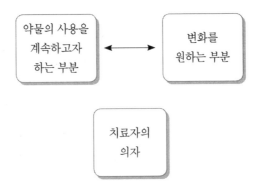

[그림 8-1] 약물 사용 결정 저울 대화

주하고 치료자는 대화와 수직이 되는 가운데에 위치한다. 여기서
도 결정 저울을 작성하는 것으로 시작하여 그것을 대화로 만들어
갈 것이다.

중독 동기 대화(addiction motivation dialogue)

환자: 제가 여기서 저의 약물과 알코올의 사용에 대해 어떠한 조치를 취
　　　해야 하는 것을 알지만, 그럼에도 저는 이 모든 것에 대해 실감이
　　　나지 않고 복잡한 기분이 드네요.

치료자: 그것은 놀라운 일이 아닙니다. 자신의 중독을 받아들이거나 약물
　　　과의 관계를 변화시키는 것에 대해 혼합된 감정을 가지는 게 정상입
　　　니다. 이에 접근하는 한 가지 방법은 그것에 대해 다른 감정을 가지
　　　는 자신의 다른 부분들을 명확히 하고 목소리를 주는 것입니다.

환자: 좋아요.

치료자: 제가 하고 싶은 것은 우리가 함께 약물 사용의 장단점과 변화하
　　　는 것의 장단점에 대해 알아보고 목록을 만드는 것입니다. 약물이
　　　당신에게 어떤 영향을 주는지, 변화나 회복에 어떠한 부정적인 면
　　　이 있는지 솔직하게 말한다면, 가장 큰 도움이 될 것입니다.

환자: 네.

치료자: 약물과 알코올 사용의 장점에는 어떤 것이 있나요?

환자: 가장 즉각적인 것은 사용했을 때의 느낌이 좋다는 거예요. 적어도
　　　효과가 나타날 때 말이에요. 그냥 제 몸에서 느껴지는 그 기분이 좋
　　　아요. 다른 것에도 도움이 많이 되죠. 모든 것과 더 잘 연결된 기분
　　　이 들어요. 가끔 저는 이방인처럼 느껴질 때가 있는데, 약물과 알코
　　　올은 제가 그것을 극복하는 데 도움을 줘요. 또 정서적으로 더욱 살

아 있음을 느끼게 해 줘요. 제 평소 상태는 마치 내면이 죽은 것 같은 느낌인데, 그것들을 사용할 때에는 살아 있는 사람 같기 때문에 그때가 좋아요. 더 나아가서 그것들은 사회적 상황에서 저에게 안락한 기분을 느끼도록 도와줘요. 그렇기 때문에 제가 다른 사람, 특히 이성과 더욱 쉽게 이야기할 수 있죠.

그리고 제 머릿속에는 대부분 너무나도 끔찍한 목소리가 있어요. 이 목소리는 계속 제가 부족하고 형편없다고 이야기하죠. 제가 약물을 사용할 때는 이 목소리를 멈출 수 있어요. 그것으로부터 벗어날 수 있는 기회를 갖게 된 게 너무 감사해요.

마지막으로, 저는 사람들이 제가 약물을 복용할 때 '진정한 나'를 알게 된다고 생각해요. 제 생각에 제가 그때 그들에게 더 진실된 것 같아요.

치료자: 약물을 사용하는 것에 대한 단점에는 어떤 것들이 있을까요?

환자: 저는 약물을 사용하는 것에 적어도 어떤 때에는 죄책감을 느껴요. 제 가족과 친구들이 저를 걱정하는 것을 알고 있어요. 그들은 약물이 저에게 부정적인 영향을 준다고 생각하죠. 솔직히 말하자면, 제가 그만큼 생산적이지 못하다는 것은 인정해요. 때로 일이 끝나지 않거나 일정 수준에 도달하지 못한 채 끝이 나죠. 때로는 약물에 의존하고 있다는 느낌이 들어요. 삶을 살아가기 위해 약물이 필요해서는 안 되죠. 약물 없이도 스스로 할 수 있어야 해요. 다들 똑같이 말할 거예요. 약물은 기분을 좋게 만들기도 하지만 나쁘게 만들기도 해요. 어떤 날들, 특히 긴 밤을 보낸 다음날은 매우 끔찍하죠.

제가 병원을 가 보지 않았기 때문에 뭐가 정말 잘못 됐는지는 잘 모르겠지만, 제 건강상의 문제를 스스로 만들고 있는 게 아닌가 하는 걱정이 돼요. 가끔 걱정이 될 만한 감각이나 통증을 느껴요.

치료자: 그렇다면 이러한 것들을 변화하거나 회복하는 것에는 어떤 긍정
적인 면이 있을까요?

환자: 저는 훨씬 자기훈육된 느낌이 있다고 느껴질 거고, 더욱 생산적이
될 것을 알고 있어요. 어떤 면에서는 제 자신에 대해 더 편안하게
느끼고, 자신감이 더 높아질 거라고 생각해요.

치료자: 그렇다면 변화와 회복을 하는 것에서 부정적인 점은 뭐죠?

환자: 제 삶을 더 이상 즐기지 못할 거라는 생각이 들어요. 제 자신의 중요
한 부분을 무시하는 거죠. 그것을 멈추는 것은 제가 정말 좋아하는
것과 이별하는 것과 같아요.

치료자: 우리가 나눈 대화에서 드러난 몇 가지 정보를 통해 치료를 진행
하고자 합니다. 많은 면에서 여기에 작용하는 자신의 두 가지 부분
이 있습니다. 한 부분은 약물을 사용하기를 원하고, 다른 한 부분은
약물 사용을 멈추고 변화하기를 원합니다. 계속 취해 있기를 원하
는 부분은 약물 사용의 장점과 멈추는 것의 단점으로 만들어져 있
어요. 변화를 원하는 부분은 약물 사용의 단점과 약물 사용을 중지
했을 때의 장점으로 구성되어 있습니다.

　괜찮으시다면 저는 이 두 부분 사이에 대화를 진행해 보고자 합
니다. (한 의자를 가리키며) 이쪽 의자에서는 약물을 계속 사용하
길 원하고 연결되어 있길 원하는 부분의 입장에서 이야기를 해 주
시고, (반대쪽 의자를 가리키며) 이쪽 의자에서는 괴로워하고 있고
변화를 원하는 부분의 입장에서 말해 주시면 좋겠습니다. 어떤 것
들이 나타나는지 보기 위해 여러 번 왔다 갔다 해 주시면 좋겠습니
다([그림 8-1] 참조).

환자: 좋습니다.

치료자: (한 의자를 가리키며) 우선, 이 의자에 앉아서 약물 사용을 원하

는 자신의 열망에 대해 말해 주시면 좋겠습니다. 정말 진솔하게 약물이 자신에게 어떤 영향을 주는지 말해 주세요. 또 약물 사용을 중지했을 때 어떨지에 대해서도 이야기를 나눠 보겠습니다.

환자: (환자는 새로운 의자로 옮겨, 반대쪽에 있는 의자를 마주 보며 시작한다.) 이렇게 큰 소리로 말하는 게 좀 이상하지만 시작해 볼게요. (잠시 멈춤) 음, 아까도 말했듯이 약물이 제 몸에 들어올 때 느껴지는 그 기분이 너무 좋아요. 저에게 너무 잘 맞아요. 말로 표현하기 어렵지만, 그냥 그것에는 뭔가 완벽한 면이 있어요.

약물은 저로 하여금 더 살아 있음을 느끼게 해 주고, 제가 어떻게 보면 좀 더 진실된 방법으로 사람들과 지낼 수 있게 도와주죠. 저는 가끔 제 자신이 죽은 것같이 느껴지는데, 사람들과 함께 있는 것, 적어도 제 안에 무엇이 있는지 보여 주는 것은 쉽지 않아요. 조금 취해 있을 때는 제가 좀 더 살아 있다고 느끼고, 사람들도 그걸 볼 수 있는 것 같아요.

알다시피, 제 머릿속에는 항상 저에 대해 좋지 않게 이야기하는 목소리가 있어요. 그 목소리는 저를 미쳐 버리게 만들고 기분이 나빠지게 해요. 약물의 정말 좋은 점은 그것이 잠시 동안 그 목소리를 멈추게 한다는 거죠. 그게 계속 지속되지 않는 것은 알지만, 잠깐의 평화를 누릴 수 있는 것만으로도 감사할 따름이에요.

약물은 저에게 정말 중요해요. 그걸 포기하고 싶지 않아요.

치료자: 다시 말해 보세요.

환자: 저는 그걸 포기하고 싶지 않아요. 저는 정말 그걸 포기하고 싶지 않아요.

(잠시 멈춤) 그게 다인 것 같아요.

치료자: (한 의자를 가리키며) 이제 저쪽 의자로 가서 약물 사용의 힘든

점과 멈추고 싶은 마음에 대해서 이야기해 주세요.

환자: 너는 지금 약물을 사용하는 것의 모든 장점에 대해서 이야기했지
만, 그게 너를 망치고 있다는 것을 잘 알고 있어. 너의 직업은 멈추
어 있고 아무런 발전도 없지. 다른 사람들이 모두 너보다 앞서가고
있는 걸 너는 알고 있어. 똑바로 봐. 너는 의존하고 있는 거야. 강한
사람들은 생활하기 위해 술이나 약물이 필요하지 않아.

　　너는 약물로 스스로를 망치고 있다는 걸 알고 있어. 너는 약 효
과가 끝나고 나면 얼마나 기분이 더러운지 잘 알고 있어. 다들 너를
걱정하고, 또 네가 네 몸을 망치는 것을 걱정해.

치료자: 좋습니다. 이 모든 이야기를 다시 한번 해 봤으면 좋겠어요. 하지
만 이번에는 상대에게 말하는 대신, '나'라고 이야기해 볼게요. 지
금 앉아 있는 의자에서 이 모든 걸 받아들이는 거예요.

환자: 알겠어요. 나는 내 음주와 약물 복용 때문에 정말 마음이 안 좋아.
나는 매일 취해 있어, 그게 내 삶이지. 나는 학교도 다녔고, 열심히
공부도 했어. 나는 멋진 일들을 하고 싶었는데, 그 모든 걸 내다 버
리고 있어.

　　나는 친구들과 가족들이 속상해하는 걸 알고 있어. 나는 그 이야
기가 듣고 싶지 않아서 주제를 바꾸거나 자리를 피하지.

　　그건 나빠. 가끔 나는 기분이 정말 끔찍해. 어떤 말을 들을까 봐
병원에 가기도 무서워.

　　(반대쪽 의자를 가리키며) 저 애가 원한다고 말하고 있어, 너무
사랑한다고. 하지만 그건 나를 너무 괴롭게 해.

치료자: 나를 너무 괴롭게 해. 다시 한번 강하게 말해 주세요.

환자: 그건 나를 너무 괴롭게 해. 나는 멈춰야 해. 멈추고 싶어.

치료자: 좋습니다. 이제 바꿔서 반대 부분에서 이야기해 볼 게요.

환자: (자리를 옮겨서) 나는 약물을 원해. 나는 그만둘 준비가 안 됐어. 나는 그 느낌이 너무 좋아. 그건 나에게 도움이 되지. 마음이 안 좋아. 불편해. 약물은 내가 이겨 낼 수 있도록 도와줘. 나는 그것을 원하고 그만둘 준비가 안 됐어.

치료자: 나는 약물을 원하고, 나는 그만둘 준비가 안 됐어.

환자: 나는 그것을 원하고 나는 멈추지 않을 거야. 멈추는 생각을 하면 겁이 나.

치료자: 약물 없이 살아가기 겁나.

환자: 약물 없이 살아가기 겁나. 어떻게 할 수 있을지 모르겠어. 그냥 그러고 싶지가 않아.

치료자: 이제 반대쪽에 앉아서 이야기해 주세요.

환자: (반대쪽 의자에서) 나는 너무 불행해. 삶이 무너지고 있어. 낭비하고 있지. 원하는 일을 하기 위해 정말 열심히 해서 학교를 마쳤는데 모든 걸 잃어 가고 있어.

치료자: 얼마나 자신이 고통받고 있는지 상대에게 말해 보세요.

환자: 나는 너무 고통스러워. 아파. 속상해. 이건 내가 원하던 삶이 아니야.

치료자: 나는 더 나은 삶을 살고 싶어.

환자: 나는 더 나은 삶을 살고 싶어.

치료자: 다시요.

환자: 나는 더 나은 삶을 살고 싶어.

치료자: 다시 말해 보세요. 듣지 못한 것 같아요.

환자: 나는 더 나은 삶을 살고 싶어. 나는 내가 계획한 대로 살고 싶어. 약물과 알코올은 모든 걸 무너뜨리고 있어. 나는 내 삶을 지금 돌려받고 싶어.

치료자: 나는 내 삶을 지금 돌려받고 싶어.

환자: 나는 내 삶을 지금 돌려받고 싶어!

치료자: 좋습니다. 이제 이쪽으로 와 주세요. (치료자는 네 번째 의자를 가져와서 자신의 반대쪽, 약물 사용 의자와 변화 의자 사이 가운데에 놓는다.) 이 의자 뒤에 서 주세요. (환자는 네 번째 의자 뒤에 서 있다. 치료자는 자신의 의자에 서 있다.) 자신의 이 두 부분을 볼 때 어떤 게 보이나요?

환자: (잠시 멈춤) 둘 다 매우 강렬한 것 같아요. 솔직히 둘 다 좀 겁먹은 것 같아요.

치료자: 저도 그렇게 생각해요. 둘 다 겁먹은 것처럼 보입니다. 다르게 보이는 것들이 있나요?

환자: (약물 사용 의자를 가리키며) 이 쪽이 더 어린 것 같고, (변화 의자를 가리키며) 이쪽이 나이가 더 많은 것 같아요.

치료자: 이들의 힘을 숫자로 표현한다면 몇 대 몇 정도가 될까요? 50 대 50? 60 대 40? 90 대 10?

환자: 변화하는 쪽이 60으로, 60 대 40인 것 같아요.

치료자: 변화하는 쪽이 60. 우리가 시작하기 전에는 어땠나요?

환자: 50 대 50, 아니, 사용을 원하는 쪽이 55로, 55 대 45 정도였어요.

치료자: 바뀌었네요?

환자: 맞아요. 대화를 하면서 무언가가 변화하는 느낌이 들었어요.

치료자: 좋습니다. 이제 원래의 자리로 돌아가 봅시다.

되돌아보기

이 시나리오는 중독 치료에서 빈번히 발견되는 복잡성을 나타낸다. 우리가 본 것처럼, 양쪽은 상당히 양극화되고 공포에 휩싸여 있다. 좋은 소식은 환자에게 약간의 변화가 있었다는 것이다. 일반적으로 60 대 40의 나뉨은 주된 변화에 참여하기에는 충분하지 못하다. 그들은 유해성 경감과 점진적 개입을 하고자 할 가능성이 상당히 더 높다.

이런 상황에서 치료자가 고려할 만한 세 가지 전략이 있다. 첫 번째는 타타르스키가 이상적 사용계획(ideal use plan)이라고 불렀던 방법을 사용하는 것이다(Tatarsky & Kellogg, 2010). 이 방법을 통해 이득을 최대화하고 위험과 단점을 최소화하는 약물 사용 전략을 짜는 작업을 한다. 환자의 양쪽 부분이 이 계획에 동의해야 한다. 계획의 중요한 요소는 환자가 실제 성공적으로 따라올 수 있는지 여부이다. 그렇게 할 수 없다면, 환자가 따라올 수 있도록 하는 데 무엇이 잘못되었고, 변화할 수 있는지에 대해 깊은 평가를 하는 것이 중요할 것이다.

중재의 두 번째 전략은 결정 저울로부터 도출할 수 있다. 불안과 자기공격이 약물과 알코올 사용에 있어 자기처방의 요인이라는 것이 명백해 보인다. 이러한 문제를 정신치료적 방법으로 환자와 작업한다면, 사용 동기의 일부는 줄일 수 있고 환자는 내면의 자유와 편안함이 더 깊어짐을 경험하기 시작할 것이다.

중재의 세 번째 역시 결정 저울로부터 도출된 것인데, 환자의 미래의 꿈을 탐색하고 육성하는 것이다. 환자가 하고 싶은 것은 무엇이었나? 어때 보일까? 환자와 환자 자신의 열정을 재연결시켜 주고, 자신의 미래에 대해 긍정적인 비전을 만들어 낼 수 있도록 도와준다면, 변화와 회복 과정에 중요한 개인적 복합성의 감각을 증가시킬 수 있다. 마지막으로, 이 모든 작업은 의자기법 대화를 사용하여 진행할 수 있다.

관계적 약물 대화 구조

　이전에 기술한 대로, 냅(1996)과 데닝(2000)은 문제 약물과 알코올의 사용을 약물과의 한 관계로 보았다. 이 약물 사용을 관계로 재개념화한 것은 대화적 작업과 그런 접근법들을 관계 검토와 감정의 순환으로 사용할 수 있도록 한다. 이러한 중재는 다음의 코카인과의 의자기법 대화에서 볼 수 있다.

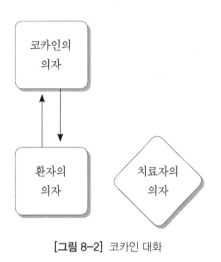

[그림 8-2] 코카인 대화

코카인 대화(cocaine dialogue)

　다음은 환자와 코카인 사이의 대화를 기술한 것이고, 이러한 종류의 탐색에 대해 제시된 전략을 상당 부분 담고 있다. 이 대화는 약간의 생생한 묘사를 담고 있다.

치료자: 우리가 해 왔던 코카인 사용에 대한 논의에 대해 생각해 보았습니다. 그리고 코카인이 사람인 것처럼 생각하고 대화를 실제로 가질 수 있다면 도움이 될 것이라고 생각이 들었습니다. 이것이 당신이 한 경험이 어땠는지 그리고 현재 상황이 어떤지에 대한 깊은 이해를 줄 것이라 믿습니다. 어떤가요?

환자: 좋습니다.

치료자: 좋습니다. (한 의자를 가리키며) 그렇다면 이쪽에 앉아 주시기 바랍니다. 당신의 반대편 의자는 코카인 의자가 될 것입니다. 아시겠죠?([그림 8-2] 참조)

환자: 좋아요. (환자는 의자를 바꿔 앉는다. 치료자는 환자의 옆에 대각선으로 앉는다.)

치료자: 우선 1~2분 정도 반대편 의자에 코카인이 앉아 있다고 상상해 볼 것입니다. 그 혹은 그녀가 어떤 사람인지, 어떻게 생겼는지, 어떤 옷을 입고, 어떤 감정을 느끼는지, 본 모습은 어떤지 상상해 보겠습니다. 해 보시겠어요?

환자: 네.

치료자: 잠시 생각하고, 코카인에 집중해 보겠습니다.

환자: (잠시 멈춤) 한 여성이 보여요. 그녀는 26세 정도이며, 매력적이고, 단호해 보이며, 약간 열정적이고, 못돼 보여요.

치료자: 그녀를 볼 때 어떤 기분이 드나요?

환자: 복잡한 감정이 들어요. 빠져드는 느낌도 들고, 약간 겁이 나기도 합니다.

치료자: 초반의 때로 돌아가 볼게요. 그녀와 처음 만났을 때에 대해 그녀에게 그때 어땠는지 그리고 시간이 지나며 어떻게 변했는지 이야기해 보면 좋겠습니다.

환자: 알겠어요. 우리가 처음 만난 것은 10년쯤 전이었지. 넌 항상 내 곁에 있었지만, 그때는 친구들이 너와 함께했음에도 불구하고 나는 너에게 딱히 관심이 없었어.

　결국 나는 너를 몇 번 시도해 보았지. 조금 해 보았고, 아무 일도 일어나지 않았지. 나는 가끔 그때로 끝났기를 바랐어. 그리고 채드와 엠마가 같이 있었던 그날 말이야. 굉장한 밤이었어. 갑자기 효과가 나타났고, 나는 너무 취해서 믿을 수가 없을 정도였어. 갑자기 밀려오는 그 느낌은 놀라웠고, 네가 내 안에 있을 때 내가 정말 강하게 느껴졌어.

치료자: 그녀에게 다시 말해 보세요.

환자: 그래. 나는 정말 내 자신이 강하게 느껴졌어. 또 나는 갑자기 아무것도 상관이 없어졌고, 모든 문제가 사라져서 기분이 매우 좋았어. 나는 강했어, 어떤 것도 할 수 있었지. 그저 굉장했고, 그때까지 내가 경험했던 어떤 것과도 비교할 수 없었어.

　그때 내가 고대하던 걸 찾았고, 그게 너라고 생각했던 걸 기억해. 지금 보면 알겠지만, 그건 긴 여정의 시작이 되었지.

치료자: 다음에 일어난 일은 무엇인가요?

환자: (치료자를 쳐다보며) 돌이켜 보면 사람들의 말이 사실이라는 것을 지금 깨달았어요. 처음 몇 번이 가장 좋고, 다시는 그만큼 좋지 않다는 걸요.

치료자: (반대편 의자를 가리키며) 그녀에게 직접 말해 보세요.

환자: 처음 우리의 몇 번의 만남은 정말 최고였어. 굉장했고, 정말 내 깊은 곳까지 닿는 느낌이었어. 물론 누가 이때가 제일 좋은 때고 다시는 그만큼 좋지 않을 거라고 말했다면 나는 믿지 않았을 거야. 하지만 돌이켜 보면 그게 맞았다는 걸 알 수 있어.

치료자: 그때부터 어떻게 되었나요? 그녀에게 말해 보세요.

환자: 너와 나는 함께 더 많은 시간을 보내기 시작했지. 처음에는 주말에만 너를 만나다가, 점차 주중에도 만나기 시작했지. 너는 확실히 섹스 약물이야. 너는 내가 더욱 성적으로 자극되도록 만들었을 뿐 아니라 여러 성적인 상황에 놓이게 했지. 나는 예전에 한 번도 해 보지 않은 것들을 했어.

(치료자에게 고개를 돌리며) 여러 관계자는 코카인이 성행위를 망칠 수 있다고 이야기하지만 그건 꼭 맞는 말은 아니에요. 남자는 더 단단해지고 더 오래하며, 몇몇 여성은 오르가슴에 더 쉽게, 더 자주 도달합니다. 무슨 말이 더 필요할까요? 때로는 상황이 좀 공격적이 될 수도 있어요. 코카인과는 항상 로맨틱하고 아름답기만 하진 않으니까요.

치료자: (코카인 의자를 가리키며) 그녀에게 말해 보세요.

환자: 때때로 넌 내 섹스를 더 좋게 만들고, 때로는 섹스를 미친 짓으로 만들었지.

치료자: 초기의 다른 기억은 없나요?

환자: 넌 나를 더 용감하고 겁이 없도록 만들었지. 가끔 너를 회사에 데려갔던 게 기억이나. 너는 내가 발표를 잘하도록 도왔고, 보고서들을 끝내기 위한 에너지도 주었지. 나는 더욱 자신감을 가졌고 이전에 가지지 못한 기회를 가질 수도 있었어.

치료자: 너는 나에게 용기를 주었어.

환자: 물론이야. 나는 한계를 넘어섰고, 때로 그것은 성공적이었어. 때로는 성공하지 못했지만, 때로는 확실히 성공적이었지.

치료자: 다른 건 없나요?

환자: 우리가 함께 더 많은 시간을 보낼수록 살이 빠지기 시작했어. 사람

들은 나에게 좋아 보인다고 말하더군. 그게 좋았어. 또 하나는 내가 집 청소를 위해 너를 사용하기 시작했다는 거야. 놀라운 건, 얼마나 많은 사람이 코카인을 이용해서 자신의 집을 청소하는가 하는 거지. 갑자기 화장실 청소를 하는 게 매우 흥미로운 활동이 되거든. 나는 몇 시간 동안이라도 청소를 할 수 있었어.

치료자: 그녀는 당신과 함께 일하고 있었군요.

환자: 맞아요, 처음에는 그랬어요. 넌 나에게 잘해 줬어.

치료자: 어떤 게 바뀌었나요?

환자: 처음에는 작은 것들이었는데 점점 커지기 시작했어요. 우리가 처음 함께하던 때는 나는 그저 행복했어. 나는 너와 어떻게 보면 사랑에 빠졌고, 세상이 새로워 보였어. 내 인생에 중요한 건 너였어. 그 전에는 너 없이 어떻게 그렇게 오래 살아왔나 하는 생각을 했던 기억이 나.

(잠시 멈춤) 그러나 너는 점점 더 요구가 많아지기 시작했어. 넌 나의 시간과 돈을 원했지. 난 헤쳐 나가지 못했어. 직장 사람들이 눈치를 주거나 일을 망쳤다고 대놓고 나에게 말했어. 또한 내가 상태가 좋아 보이지 않는다고도 말했지. 솔직히 나는 그들의 말에 별로 귀 기울이지 않았어. 여전히 너와 보내는 시간이 좋은 때가 많았거든.

가족과의 관계를 망치기는 했어. 모임에 늦게 나타나거나 아예 참석하지 않았지. 변명을 해야 하는 게 싫었어. 때로 나는 너를 행사에 데려갔지. 그때 나는 네가 모든 것을 더 좋게 만든다고 생각했거든. 다른 사람들은 내가 엉뚱하거나 불쾌하게 행동한다고 생각했다고 하더군. 나는 전혀 몰랐어.

치료자: 사태가 악화되기 시작했나요?

환자: 맞아요. 저는 "코카인은 포로가 필요 없다."라는 이야기를 기억해

요. 지금은 그것이 의미하는 바를 알고 있어요.

치료자: (다른 의자를 가리키며) 그녀에게 말하세요.

환자: 너는 점점 더 많은 요구를 하고, 나에게 점점 더 적게 주기 시작했어. 나는 너에게 더 집착하기 시작했고 사태는 더 악화되었지. 나는 취한 상태이거나 너무 피곤해서 일을 나가지 않기 시작했어. 결국 나는 그 헤지펀드 회사에서 해고당했지. 그것은 아주 큰 손실이었어. 몇 년간 쌓아 오던 일을 네가 훔쳐간 거야. 아직도 그 상처가 남아 있어. 많이 후회해.

나는 친구, 가족들을 만나지 않기 시작했어. 네가 내 존재의 중심이 되었지. 넌 잔혹했어. 나는 너를 항상 원하지만, 너를 얻었을 때 별 효과가 없는 그런 상황이 시작됐어. 취해도 별 느낌이 없었어.

치료자: 그녀에게 다시 말해 보세요.

환자: 모든 것이 변했어. 나는 단지 너에게만 집중했어. 나는 돈이 바닥나고, 모든 것을 잃어 가고 있었지. 나의 집, 가족, 내 직장 그리고 나에 대한 존중까지도. 나는 너에게서 도망치고 싶었어. 끝내길 바랐지만, 너는 나를 놔주려 하지 않았어.

치료자: 너는 나를 놔주지 않았어.

환자: 그래. 너는 나를 놔주질 않았어. 너는 나를 덫에 가두었어.

그리고 그때 나에게 편집증이 생기기 시작했지. 나는 너와 함께 있기 위해 온갖 노력을 다 했어. 결국 우리가 함께 있었을 때, 너는 내가 질겁하게 만들었지. 나는 언제나 경찰이 문을 두드리며 들이닥칠까 봐 걱정했어.

치료자: 너 때문에 두려웠어.

환자: 그래. 너 때문에 두려웠지. 그리고 때로 너는 나에게 환각을 보게 만들었고, 나는 해골들과 죽음을 보곤 했어. 나는 정말 무서웠어.

치료자: 굉장히 끔찍했겠군요.

환자: 정말 끔찍했어요. 그것은 흡혈귀 같았죠. 한때는 며칠간 집 안에만 있었어요. 저는 햇빛을 보는 것을 싫어했고 밤에만 나가려 했죠. 그때 사진을 보면 저는 창백하고, 정말 말랐고, 반 시체 상태였어요.

치료자: 그 어두웠던 시절에 대해 더 말해 보세요. 그 끔찍한 시간들에 대해 그녀에게 더 말해 보세요.

환자: 네. 우울증은 믿기 어려울 정도로 지독했어. 난 너 때문에 굉장한 절망을 느꼈지. 때로는 자살도 생각했지만, 다행히도 한 번도 시도하지는 않았어. 나는 미쳐 버릴 것 같고 모든 희망을 잃은 채로 몇 시간이고 누워만 있었지.

(잠시 멈춤) 잠에서 깨어나서 내 자신에게 "이건 지옥이야, 나는 생지옥에 살고 있어."라고 이야기했던 그날이 기억나는군.

치료자: 그리고 그때가 상황이 변하기 시작했던 시점이었나요?

환자: 맞아요, 그때가 제가 변하기 시작했던 때였죠. 시간이 좀 걸렸지만, 결국 선생님과 함께 치료하기 위해 이곳에 오게 됐어요.

치료자: 당신은 꽤 강력한 이야기들을 했어요. 그곳에서 저쪽에 있는 그녀를 볼 때 어떤 기분이 드나요?

환자: 약간 화도 나고, 후회도 돼요.

치료자: 화가 나는 감정부터 다뤄 볼게요. 그녀에게 느끼는 분노에 대해 이야기해 보세요.

환자: 난 너에게 그리고 나 자신에게 화가 나. 너는 내 인생을 완전히 파괴했지. 처음에는 모든 게 너무나 좋았지만 너는 점차 나를 차지하고 나를 배신했어. 너는 내가 너무나 많은 값을 치르게 했어. 전에 말했던 것처럼 너는 내 직장, 친구, 가족, 내 전 재산까지 희생시켰지. 나는 너 때문에 집도 잃었어. 나는 근본적으로 내가 좋은 사람이었

다고 생각하곤 했는데, 지금은 더 이상 그렇게 믿지 않아. 너 때문에 후회할 일을 너무나 많이 했어.

치료자: 다시 말해 보세요.

환자: 나는 너 때문에 후회할 일을 너무나 많이 했어. 너를 향한 사랑 때문에 나에게 피해를 입혔고, 그것 때문에 네가 정말 싫어. 그것 때문에 나는 내 자신과 너 모두를 증오해.

치료자: 그녀의 반응은 어떤가요?

환자: 그녀는 단지 악마 같은 미소만 보내네요. 내가 고통받는 걸 기뻐해요.

치료자: 당신은 후회한다고 이야기했죠. 후회와 슬픔에 대해 있는 그대로 이야기해 볼게요. 그녀에게 이야기해 보세요.

환자: 내가 느끼는 후회에 대해 이야기한다면 단순히 너를 만난 것이 유감이라고 말하겠어. 난 너를 단 한 번도 사용하지 않았더라면 하고 바라지. 너는 나에게 상처를 줬고, 나에게서 너무나 많은 것을 가져갔지. 돈, 시간, 직장, 나의 평판, 가족, 친구들과의 관계들 말이야. 그리고 나에게 남은 것은 아무것도 없어. 그뿐만 아니라 너는 나를 미치게 만들었어. 무엇을 위해서 그런 거야? 나는 아무것도 얻은 게 없어. 너는 나를 이제껏 알지 못했던 그리고 알고 싶지도 않았던 세상으로 데려갔지. 그리고 그 어둠에 의해 나는 더럽혀지고 오염된 거야. 나는 내가 너무나 부끄러워.

치료자: 너 때문에 나는 더럽혀지고, 오염되고, 상처 입었어.

환자: 맞아요, 그 모든 것이.

치료자: 당신의 후회에 대해 다시 그녀에게 말해 보세요. 그녀가 진정 당신의 말에 귀를 기울일 수 있도록 다시 이야기하세요.

환자: (좀 더 강렬하게) 너를 만나고 빠져들게 된 것이 너무나 안타까워. 내게 다시 기회가 주어진다면, 네 근처도 가지 않을 텐데.

치료자: (잠시 멈춤) 당신의 이야기를 듣고 있으니, 그녀와 있었던 일에 대해 당신이 강한 분노와 후회를 느끼고 있다는 것을 알 수 있네요. 그걸 염두에 두고도 사람들은 때로 약물이 초래한 문제들에도 불구하고 긍정적인 감정을 품기도 한다는 것도 압니다. 만약 이러한 감정을 가지고 있다 하더라도 그것이 당신이 위선자라는 건 아니에요. 단지 코카인이 강력하고 복잡한 경험을 가져온다는 것을 의미하는 겁니다. 그래서 여전히 그녀를 사랑하고 원하는 부분으로 들어가 그녀에게 이야기해 보도록 할게요.

환자: 선생님께서 그렇게 말씀하시다니 재미있네요. 제가 분노와 슬픔에 대해 이야기했던 그 순간에도 실은 제 일부분은 여전히 그녀를 보길 원하고, 다시 사용하기를 원하고 있다는 걸 느꼈어요.

치료자: 그것에 대해 그녀에게 이야기해 보세요. 사랑과 욕망에 대해 그녀에게 말해 보세요.

환자: 내가 너를 보고 있자니 나, 아니 적어도 나의 일부는 다시 돌아가기를 원한다는 걸 느꼈어. 모든 것이 신나고 나쁜 일들이 아직 일어나지 않았던 예전의 그날들로 돌아갔으면 좋겠어. 나는 그 시간들 때문에 마음이 아프고, 내 분노와 슬픔의 일부는 그 시간들을 계속 노력해 봤지만 다시 돌릴 수 없다는 것에 대한 거야. 나는 너를 완전히 포기하려고 하지만, 너를 완전히 포기하고 싶지 않아.

치료자: 그녀에게 다시 말해 보세요, 나는 이별하기를 원치 않아.

환자: 나는 이별길 원하지 않아. 네가 내 인생의 일부가 되었으며 좋겠어. 너와 다시는 사용하지 않는다는 생각조차 싫어.

치료자: 너를 다시는 보지 못할 거라는 생각도.

환자: 너를 다시는 보지 못할 거라는 생각도. 너를 볼 때 많은 슬픔이 느껴져. 여기 앉아서 너와 작별한다는 생각만 해도…… 얼마나 강렬한

감정이 느껴지는지 놀라워.

치료자: (잠시 멈춤) 당신이 지금 강렬한 감정 상태라는 걸 알겠어요. 하지만 당신의 한 부분에 더 접근해 보기 위해 다시 자리를 바꾸어 보면 좋겠습니다.

환자: 좋아요.

치료자: 그녀를 다시 바라보고, 당신이 그녀에게 가지고 있는 공포에 대해 이야기해 보세요.

환자: 네. (코카인 의자를 바라보며) 나는 네가 두려워. 모든 이야기가 너에 대한 두려움에 관한 거야. 내가 너와 그대로 머무른다면 너는 나를 파괴시킬 거야. 방금 내가 너를 얼마나 원하고 사랑하는지에 대해 말했지만, 그게 결국 나를 망가트릴 걸 알고 있지. 너를 지속적으로 사용한다면 내가 갈 곳은 감옥, 병원, 그렇지 않으면 무덤밖에 없다는 걸 알아. 나에게는 그게 진실이라는 걸 알고 있어. 내가 계속 너를 만나고 사용한다면 결국 끝장이 나 버릴 거야. 내가 너를 너무나 원하지만, 때로는 너와 함께할 수 없다는 걸 알 만큼 봐 왔어. 너는 너무 강하고 너무 위험해. 나는 멈춰야 해.

치료자: 나는 멈추고 싶어.

환자: 그래, 나는 멈추고 싶어. (잠시 멈춤)

치료자: 좋습니다. 이제 자리를 바꾸어 코카인의 입장에서 이야기를 해 볼게요. 그녀가 당신을 어떻게 보고 있고, 이 모든 것에 대해 무슨 생각을 하는지 알고 싶어요.

환자: 좋아요. (환자는 일어나서 자리를 바꾼다.)

치료자: 잠시 시간을 가지고 당신이 코카인 역할을 할 수 있는지 그리고 그녀가 어떻게 바라보는지에 대한 감각을 가질 수 있는지 살펴보세요. 당신이 준비가 되었다고 느낀다면 알려 주세요.

약물 역할의 환자: (잠시 멈춤) 알겠어요. 이제 준비가 된 것 같아요.

치료자: 코카인, ○○에게 네가 그/그녀를 어떻게 보는지 이야기해 주시
겠어요? 그리고 그/그녀를 어떻게 생각하고 있나요? 그것을 그/그
녀에게 직접 이야기해 줄래요?

약물 역할의 환자: 지금 너를 보면서 생각한건데, 이런 패배자가 또 있을
까! 정말 가엾구나. 너는 나약해. 내가 부르기만 하면 너는 언제든
나에게 달려오지 또, 또다시. 너에게 전혀 존경심이 들지 않아.

치료자: ○○의 일부분은 아직도 당신을 가끔씩 보고 싶어 해요. 하지만 예
전과는 다르게 가끔이죠. 이에 대한 당신의 생각을 말해 주겠어요?

약물 역할의 환자: 만약 네가 원한다면 올 수 있겠지만, 내가 경고하건대,
너를 파멸시켜 버릴 거야. 나에게는 친절, 동정, 연민 같은 건 없어.
나는 네 인생에 대해 관심 없어. 네가 썼던 돈에 대해서도. 네가 나
를 위해 포기한 것도 나와는 상관없지. 너는 나를 역겹게 해. 네가
가까이 온다면 망가질 위험을 감수해야 할 거야.

치료자: 정말 냉정하게 들리네요. 둘은 함께 꽤 많은 시간을 보냈고, 그/
그녀는 한때 당신에게 푹 빠졌죠. 그/그녀에게 애정 같은 건 남아
있지 않은 건가요? ○○에게 직접 말해 주세요.

약물 역할의 환자: 날 사랑하다니 너는 정말 어리석어. 나에게 유혹당했을
때도 바보였지. 나는 쾌락을 주고, 그러고 나서는 노예로 만들고,
또 파괴하지.

치료자: 한 번이라도 그/그녀를 사랑한 적이 있나요?

약물 역할의 환자: 단 한 번도 없었어요.

치료자: ○○에게 다시 말해 주세요. 그/그녀가 이 말을 들어야 할 것 같
아요.

약물 역할의 환자: 나는 단 한 번도 널 사랑한 적이 없어. 내가 사랑했다거

나 사랑할 거라고 생각하다니 정말 멍청하군.

치료자: ○○가 당신에게 더 들어야 할 말이 있을까요?

약물 역할의 환자: 아니요. 그게 다예요.

치료자: 의자를 교체하고 (원래 환자의 의자를 가리키며) 이 자리로 돌아
와 주시겠어요?

환자: (환자는 자신의 원래 의자로 되돌아온다.)

치료자: 나는 당신이 코카인이 말한 것을 잠시 생각해 보고, 그녀가 말한
것을 들었을 때 어땠는지 이야기해 봤으면 좋겠어요.

환자: (잠시 멈춤) 음, 어떤 면에서 저는 항상 그녀가 느꼈던 것에 대해 알
았지만 애써 거리를 두었어요. 그녀가 저를 조롱하고 무시하는 것
을 듣는 것은 정말 끔찍했어요. 그런 따위의 것을 좋아하는 제 자신
이 부끄럽게 느껴졌어요. 저는 많은 것을 주었는데…… 대체 무엇
을 위해서였을까요? 그녀의 말을 듣는 것은 충격적인 일이었어요.
모든 것을 속임수처럼 허상으로 만들어 버렸기 때문이죠.

치료자: (잠시 멈춤) 그래서 지금은 코카인에 대해 어떻게 느껴지나요?

환자: 예전에도 벗어나고 있긴 했지만, 이젠 더 벗어나고 싶어요. 아직은
좀 비틀거리고 있어요.

치료자: 그럼 이 부분에서 결정을 내리는 주제를 다뤄 볼까요. 이 모든 것
을 말하고 그녀와 대화를 나누면서, 이제 앞으로 어떻게 하고 싶으
신가요?

환자: 제가 여기 왔을 때 코카인 사용을 중단해야 한다는 것을 알았죠.

치료자: 그녀에게 직접 이야기해 주세요.

환자: 코카인, 이제 우리 사이는 끝났다는 걸 알았으면 좋겠어. 이 관계를
끝내지 않는다면 너는 나를 죽일 거야. 나는 내 인생을 스스로 선택
할 필요가 있어.

치료자: 나는 내 인생을 스스로 선택하고 싶어.

환자: 나는 내 인생을 스스로 선택하고 싶어.

치료자: 이렇게 해 보세요. 나는 내 인생을 스스로 선택하고 싶고, 이제 작별 인사를 하는 거야.

환자: 나는 내 인생을 스스로 선택하고 싶고, 이제 작별 인사를 하는 거야.

치료자: 일어서서 의자 뒤로 가 보세요. 그녀에게 좀 더 직설적으로, 명확하게 그리고 큰 목소리로 반복해서 이야기해 보세요.

(환자는 일어나 자신의 의자 뒤에 선다. 치료자 또한 일어서 있다.)

환자: (큰 목소리로, 코카인 의자에 있는 존재에게 직접 말한다.) 오랜 시간 동안 많은 일을 겪어 왔지만, 이제는 작별 인사를 할 때가 왔어. 나는 이제 더 이상 너를 원하지 않아. 이제 끝났어. 정말 끝이야. 네가 나를 돌아가게 하려 할 것을 알지만, 나는 너에게 돌아가고 싶지 않아.

치료자: 나는 내 자유를 원하고, 다시 돌아가지 않을 거야.

환자: 나는 내 자유, 내 인생을 원하고, 다시 돌아가지 않을 거야.

치료자: 그녀에게 말해 보세요. 나는 돌아가지 않을 거야!

환자: 나는 절대 돌아가지 않을 거야.

치료자: 한 번 더, 크게요!

환자: 나는 돌아가지 않을 거야!

치료자: 좋아요. (잠시 멈춤) 다룰 주제가 또 있을까요?

환자: 아니요. 이제 괜찮아요.

치료자: 좋아요. 그럼 이쪽으로 돌아와 보겠습니다.

마무리

실제 회기에서 다음 단계는 이러한 결정을 뒷받침하는 전략을 발전시키는 것이다. 이런 전략은 ① 사용 패턴의 분석, ② 갈망과 충동을 유발시킬 확률이 높은 '사람, 장소, 사물'과 같은 고위험 상황들에 대한 명확한 묘사, ③ 그/그녀에게 맞는 대처와 행동 계획의 개발과 삶의 균형을 조정할 수 있도록 돕는 작업을 포함한다 (Marlatt & Gordon, 1985).[1]

되돌아보기

각기 다른 방법으로, 이들 대화 구조는 환자들에게 알코올과 약물에 대한 감정과 욕구를 깊이 탐색할 기회와 공간을 제공했다. 첫 번째 대화는 좀 더 직설적이며, 환자들이 어려움 없이 참여할 수 있을 것이다. 두 번째 대화는 다소 심오하면서도 높은 차원의 심상적인 창의력을 필요로 한다. 많은 이가 약물과의 관계를 논의할 기회를 환영할 것이지만, 어떤 사람들은 이러한 추상적 형태가 어렵다고 여길지도 모르겠다. 조금 속도를 늦추고, 대화 행동을 따라 하게 하며, 처음에 말할 내용들을 제공하는 것이 대화를 진전시키기에 충분한 경우가 많다.

NOTES

1   대화 내용은 임상 실제와 The Experience Project(2014), 야후의 답변 (Yahoo Answers, 2014)과 패터슨(Patterson, 2002. 4. 21.)을 비롯하여 많은 개인적 문서 자료에서 인용했다.

9장 / 신체적 염려 그리고 정신증과의 작업
여성인권주의자 치료, 내면화된 억압,

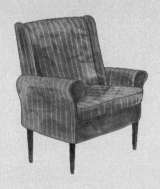
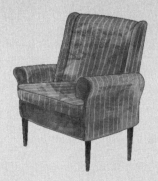

이전 장들에서 우리는 많은 혹은 거의 대부분의 치료자가 매일 부딪히는 임상적 문제에 의자기법을 사용할 수 있는 방식에 대해 살펴보았다. 이 장에서는 치료자들이 다루고자 하는 다른 문제들에 의자기법이 어떻게 효과적으로 사용되는지에 대해 알아보려 한다. 여기에는 여성인권주의자 치료 작업, 권리 박탈 상태의 내면화된 억압, 질병을 가진 이들을 도와주는 일, 정신증으로 힘든 사람들을 도와주는 일 등이 포함된다.

여성인권주의자 치료

짐바르도(Zimbardo, 2011)는 최근에 해방심리학(psychology of liberation)을 주창했다. 이것은 치료자와 환자가 자유로워지는 것과 인간 잠재능력이 실현되는 것을 막는 힘들에 도전해야 함을 의미한다. 이들 힘 가운데, 그는 소위 스스로 자신을 가둔 마음의 감옥이라 불리는 것을 포함시켰다(p. 22). 이것은 정신치료와 역량강화 운동, 사회적 정의 사이의 연결고리가 될 수 있기에 고무적이다.

여성인권주의자 치료는 이러한 해방 정신치료 중 가장 발전된 형태이다. 여성인권주의자 치료는 환자들을 치료하는 특정 방식이라기보다는 틀에 가깝다. 이 틀은 어려움을 이해하는 새로운 방식을 제공할 뿐 아니라 환자가 해결책을 찾도록 돕는다. 이 치료의 핵심은 여성이 수 세기 동안 억압된 집단에 있었다는 것에 대한 공감이며, 이들의 어려움은 단순히 개인적 경험만이 아니라 이런 렌

즈를 통해 이해되어야 한다는 것이다. 이 작업의 중심 목표는 역량 강화이며, 이는 여성인권주의자 치료가 적극적으로 치료하는 방식을 옹호하면서도 관계에 깊은 중점을 두고 있는 이유이다(Fodor, 1993).

특정한 접근법과 기술적 관점에서는 인지적 재구성, 자기주장 훈련, 알아차림, 환상, 의자기법 등이 유용한 것으로 나타났다(Enns, 1987; Wolf & Foder, 1975). 이는 열등감을 주는 메시지를 알아차리고 도전하게 하는 것, 외상적 경험들을 치료하고 누군가의 목소리를 찾거나 만들어 내는 것, 세상을 향해 자기주장 행동을 하는 것 등의 공통적인 몇몇 주제를 포함하기 때문에 납득이 간다.

말모(Malmo, 1990)는 "여성스러움의 전형에 맞추기 위한 여성의 사회화는 그들의 정신건강에 치명적인 영향을 미친다."(p. 284)라고 기술했다. 이러한 메시지들의 실제 경험은 불안이나 자기비판적인 목소리를 자극했을 것이다. 시작점 중 하나는 알아차림이며, 여성에게 속도를 늦추고 그들의 내적 열망으로 다가가도록 격려하는 것이다. 이 '유기체'적 진실은 그들이 어떤 것을 원해야 하고 어떤 것을 원하지 않아야만 하는지, 어떻게 행동하고 어떻게 행동하지 말아야만 하는지에 대해 자신의 가족이나 다른 사회적 기관으로부터 받은 사회적 메시지와 대조될 수 있다. 우리가 살펴본 것과 같이 이것은 강력한 의자 대화를 위한 토대가 된다. 사회적 메시지가 내사되었지만 동화되지는 못한 만큼, 이것들은 선택이나 열망보다는 '해야만 하는' 것으로 경험하게 될 것이다(Perls et al., 1951). 여성 해방 운동의 이상 중 하나는 전통적인 것을 포함하여 다양한 인생의 종류를 여성이 주도적으로 자유롭게 선택할 수 있도록 하는 것이었다. 의자기법은 틀림없이 이러한 과정에 중요한 역할을 담당할 수 있다.

   인지적 작업은 여성들이 받아 왔던 메시지를 명확히 하도록 도울 수 있으며, 이를 탐색하는 동안 그들은 이러한 요구를 거절하거나 거역하는 지적인 결정을 내릴 수도 있다. 그럼에도 그들 안에는 그 결정에 반대하는 많은 힘이 있을지도 모른다. 대화 작업은 그것을 이론적이거나 철학적 딜레마에서 더욱 정서적인 것으로 이동하도록 도울 수 있다. 두 가지의 근본적 도전은 ① 다른 사람들을 돌보는 것과 자신의 열정을 추구하는 것에 대해 받아 온 메시지들을 명확히 하는 것, 그리고 ② 다른 이들의 양육 발전과 자신의 양육 발전 사이에 어떻게 균형을 맞추고 싶어 하는지에 대한 의식적이며 실존적인 결정을 내리는 것이다. 펄스의 훌륭한 통찰 중의 하나는 대화에서 양극성의 목소리를 낼 때, 처음에는 난관을 겪더라도 결국 직면은 창조적 결정을 이끌어 낼 수 있다는 것이다. 즉, 떠오르는 답이나 답들은 각 여성마다 독특할 것이고, 결과는 정중앙에 위치한 타협점이 아닐 수도 있다는 것이다.

   놀랍게도, 어떤 여성들은 전통과 현대 사이에 갇힌 자신을 발견하기도 한다. 욘테프(Yontef, 1998)는 수치심과 죄책감 사이에 사로잡혀 있는 낸시라는 환자에 대해 다음과 같이 기술하였다. "만일 그녀가 독립적이고…… 자기주장적이거나…… 성적으로 밝히면…… 그녀는 나쁘다. 반면에 그녀가 의존적이고, 순종적이며, 성적으로 순진하면, 그녀는 수치심과 부족감을 느낀다."(p. 98)

   여성에 대한 학대와 홀대는 만연해 있다. 어빙 폴스터(Erving Polster, 1987)는 제닌이라는 여성을 치료했다. 제닌은 억압감을 느껴 왔는데, 이것은 그녀가 여성이기 때문만이 아니라 그녀가 희생되어 왔기 때문이었다. 그녀는 반대편 의자에 남성 집단을 놓았고,

그다음 문제를 제기했다. "'우리에겐 당신들처럼 타고난 권리가 없어.' …… '당신들은 우리가 태어날 때 가지지 못한 힘을 가지고 태어났고, 우리는 그 힘을 얻기까지 오랜 시간이 걸려. 그리고 당신들은 그중 어떤 것도 절대 포기하지 않으려 들지.'"(p. 125) 그 후 그녀는 자신의 인생에서 특정 남성에 의해 얼마나 상처를 입었는지(나쁜 아버지, 가정 폭력, 강간)에 대해 상세히 기술하였다. 그녀는 권리를 주장하며, "두 번 다시 당신들이 나에게 그런 일을 하게 하지 않아. 나는 그것을 알고 있어. 나는 더 이상 당신들의 희생양이 되지 않는 방법을 알고 있지. 또한 나는 당신들만큼이나 많은 힘을 가지고 있어."라고 말했다. 폴스터는 "그녀가 하는 모든 말에 의심의 여지가 없었고, 그녀는 더 이상 낮은 위치에서 말하지 않았다."(p. 127)라고 덧붙였다.

자기주장 훈련은 여성인권주의자 치료에서 중요한 부분을 차지해 왔다. 그것은 여성들이 자신이 진정으로 원하는 것을 명확히 하고, 그것을 성숙하고, 강화된 그리고 평등한 방식으로 요청하는 연습을 동반한다. 이를 통해 그들의 정신건강을 향상시키고, 그들의 세상에 더 큰 영향을 끼치게 되기를 희망하는 마음에서이다(Fodor & Collier, 2001). 4장에서 언급했던 것처럼, 이 작업은 '나-진술'과 펄스의 작업에서 핵심적인 실존적 언어를 사용하는 것을 포함한다.

이 대화를 여성들에게 적용할 때, 치료자들은 두 가지 측면에 초점을 맞추는 것이 권장된다. 첫 번째는 행동적 결핍(behavioral deficit)이다. 여성이 반대편 의자의 사람에게 이야기할 때, 그녀의 목소리 톤과 목소리의 크기는 어떠한가? 그녀는 그 사람을 쳐다보는가, 아니면 다른 곳을 보는가? 그녀의 언어가 직접적인가, 아니면 간접적인가? 그녀가 요구하는 것이 명확한가? 그녀는 나-진술과 실존적 언어를 사용하고 있는가? 그녀가 너무 수동적이거나 너무 공격적이지는 않은가? 역할극에서 거절당한다면, 그녀는 계속해 나갈 것인가 혹은 중단할 것인가?

두 번째는 그녀가 생각하고 느끼는 것을 찾는 것뿐만이 아니라 그녀가 이 작업을 할 때 떠오르는 심상이나 기억을 알아채는지 확인하는 것이다. 다시 말해, 여기에는 개입이 필요한 반대되는 힘이 있을지 모른다. 그녀의 경험에서 이러한 측면을 무시하면 치료 시간의 성과가 좋다 하더라도 실제로 실생활에서 그대로 수행하지 않거나 비효율적인 방식으로 수행하게 될 수 있다. 반대편의 힘은 대개 싸우지 않고는 항복하지 않는다(Wolfe & Fodor, 1975).

여성의 주장하는 힘의 좋은 예는, 브라이언과 셸던(Brien & Sheldon, 1976)이 예로 든 홀리라는 환자이다. 홀리는 30세의 여성으로 남자친구와 헤어지는 과정 중에 있다. 치료자들은 그녀를 '소녀'로 기술했는데, 그녀의 목소리가 높고 희미하며 그녀가 힘없이 울먹거리며 말해서 실제 나이보다 더 어린 것처럼 보이게 했기 때문이었다. 대화 작업에서 그들은 그녀에게 맞은편 의자에 있는 남자친구에게 이야기하도록 했다. 이 작업을 할 때, 그들은 그녀에게 자리에서 일어서 배나 횡격막에 힘을 주고 이야기하도록 격려했다. 그녀가 그렇게 했을 때 놀라운 변화가 일어났다. 남자친구의 행동으로 인해 그녀가 상처받았다는 희미한 감각을 느끼기 시작하면서 그녀는 화나기 시작했고, 현저히 낮은 음성으로 이야기했다. 대화의 절정부에서 그녀는 그에게 이야기했다. "샘, 나는 너에게 너무나 화가 나. 젠장, 이 나쁜 새끼야! 아무 말도 없이 넌 나를 떠나 버렸어. 넌 나를 벌레 취급했지. 나는 네가 싫어. 내 인생에서 꺼져 버려. 그리고 나를 좀 혼자 내버려 둬. 너는 나를 힘들게 할 뿐이야. 너는 겁쟁이야.

넌 나를 볼 용기도 없는 놈이야. 너는 나를 구역질나게 해."(p. 101) 홀리는 이 대화의 마지막 부분에서 살아 있음과 매우 강해짐을 느꼈다. 그녀는 '소녀'에서 한 여성으로 바뀌었다. 이러한 일종의 '의식 향상'과 역량강화 작업이 중산층 여성들의 치료를 위해 주로 발전되고 활용되어 왔고, 여기에서 사용된 많은 발상과 의자기법 전략들이 역사적으로 억압되어 온 다른 집단의 치료에서도 적용 가능하다.

내면화된 억압

사랑과 자유에 관한 에세이에서 벨 훅스(bell hooks, 1994)는 억압의 심리적 결과를 다루었다. 그녀는 먼저 반식민주의자인 프랜즈 페넌(Franz Fanon)과 앨버트 메미(Albert Memmi)의 저서들과 그들이 강조했던 '우리의 마음과 심상을 탈식민지화할 필요성'을 검토했다. 그녀는 다음으로 '흑인 자유 투쟁의 중심이 되는 자기애의 주제를 만든' 엘드리지 클리버(Eldrigdge Cleaver)와 말콤 엑스(Malcolm X)와 같은 이들의 가르침을 살펴보았다(p. 206). 이것을 다루기 위한 그녀의 처방은 이러한 악성적인 내면화를 구분하고, 분류하고, 관여하기 위해 일종의 내적 탐험을 하는 것이었다. "알아차림은 자유의 실천으로서 사랑의 과정 중 핵심이다. …… 만약 우리가 우리 안에서 자기혐오나 낮은 자존감 또는 내면화된 백인 우월론적 사고를 발견하고 그것을 마주한다면, 우리는 치유되기 시작한다."(p. 295) 이것들은 심해와 같다. 그러나 그것들은 우리의 작업을 방해하기 때문에 개인적 수준에서 그들의 메시지는 내부의 비판적 목소리로서 경험될 것이다.

데이비드(David, 2009)는 이 쟁점을 더욱 공식적으로 살펴보았다. 그가 말한 대로, "소수 민족의 역사적 · 정치적 · 문화적 경험에 의해 크게 형성된 하나의 심리적 변수는 내면화된 억압이다."(p. 77) 대주교 데스몬드 투투(Desmond Tutu)는 이러한 경험에 대해 한 가지 일화를 이야기했다. 인종차별 정권 동안, 그는 "전화상으로 그의 백인 고용주와 이야기할 때 습관적으로 모자를 벗었던 한 흑인 일꾼"을 봤던 사실을 기억해 냈다(Sparks & Tutu, 2011, p. 66). 이는 심리적 손상이 얼마나 심할 수 있는지를 보여 주었기 때문에 그의 마음을 아프게 했다.

그 연장선상에서 데이비드(2009)는 우리의 자기개념이 개인적 부분과 집단적 부분 모두의 요소를 가지며, 개인적 부분은 우리의 독특한 역사와 개인적 경험을 통해 형성되고, 집단적 부분은 사회적인 면을 더 고려하여 결정된다고 말했다. 게다가 역사적으로 억압을 받은 집단의 일원들의 정신적 외상이 세대를 통해 전해 내려오게 되면서 지속적으로 고통받게 된다(Muid, 2006; Yellow Horse Brave Heart, 2003). 다시 이러한 결과가 낮은 자존감, 자기혐오, 자기파괴적 행동을 일으키기도 한다(David, 2009). 의자기법은 이러한 파괴적인 목소리와 모드들을 검토하고 도전하게 하기 때문에 여기에서도 도움이 될 수 있다. 또한 선조들과 대화를 통해 슬픔과 외상을 해결해 나갈 수도 있다.

중복되는 주제 중 하나는 이민에 관한 것이다. 점차 비미문화권에서 자란 사람들이나 다른 지역에서 온 이들의 자녀가 정신치료를 받게 될 것이다. 이들의 어려움 중 일부는 가치관의 차이에서 기인된다. 의자기법은 환자들에게 이러한 차이를 명확하게 하도록 도움을 줄 수 있다(예: Cheung & Nguyen, 2012). 앞에서 기술한 대로, 콜스(Kohls, 연도 미상)는 이주자들을 위한 에세이를 적어 그가 중요한 미국적 가치라고 믿는 것을 그들에게 소개했다. 거기에는 ① 변화의 긍정적 시선, ② 사람들 간의 평등의 주창, ③ 개인화와 사생활의 강조, ④ 경쟁과 야망의 중요성, ⑤ 미래지향의 포용, ⑥ 일과 활동에 대해 기뻐함, ⑦ 직접적이고 개방적인 의사소통 방식의 선호, ⑧ 효율적이고, 유용하며, 물질 성취를 지향하는 것 등이 포함된다. 때로는 이러한 가치들이 그들 고국의 가치와 직접적으로 충돌할 수도 있다. 아이들은 이 두 가치가 복잡하게 혼합된 형태를 내재화하게 될 가능성이 높다. 이러한 경우, 하나의 의자에는 가족 자아를 두고 다른 하나의 의자에는 미국 자아를 두고 진행할 수 있다. 이러한 명료화는 스트레스를 감소시키며, 문제의 해결을 증진시킬 수 있다. 한 가지 전략은 두 가지 자아가 혼합된 세 번째 자아를 창조하는 것이다. 이를 통해 환자를 실존적 창조에 참여시킬 수 있다. 또 다른 방법은 주류 사회를 탐색할 때는 미국 자아 혹은 모드를 활용하고, 가족이나 민족적 환경에서는 가족/전통 자아나 모드를 활용하는 이중문화적 방식이다. 이것이 가장 적응적인 해결책일 수 있다. 오로지 미국 문화만을 포용하여 환자의 민족적 유산을 전적으로 거부함은 실패로 가는 길이며, 미국적 정체성을 거부하고 오로지 민족적 문화만을 포용하는 것은 한 개인을 빈곤의 위험에 처하게 한다. 즉, 이것은 어려운 상황이지만 의자들은 여러 가치를 명확하게 하고, 두 모드를 서로 만나게 하며, 양쪽 문화에서 중요한 대상과 대표하는 것들에 대해 이야기하는 데 사용될 수 있다. 그 대화의 실존적 측면은 환자에게 궁극적으로 실존적으로 선택할 수 있는 기회를 제공한다.

교차성

　교차성(intersectionality)은 이 두 주제 모두를 아우르는 개념이다. 이 용어는 동시에 하나 이상의 억압된 집단에 속해 있는 개인들을 지칭한다. 이 개념은 킴벌레 크렌쇼(Kimberlé Crenshaw)에 의해 법적 주제로 상정되었다(Smith, 2013-2014). 그녀는 흑인 여성들이 인종차별주의와 성차별주의 모두에 포함되어 중독을 초래하는 불리한 삶의 결과에 휩쓸렸다고 생각하여 그들을 지지했다. 명백히 민족성이나 계급, 성적 지향성과 같은 개인적 변수들에 기초해 많은 수의 조합들이 가능하다. 대화 작업은 여기에 특히나 도움이 될 수 있다. 세 의자 모델을 이용하여, 첫 번째 의자는 흑인이 된 그들의 경험을 상징할 수 있고, 두 번째 의자는 여성으로의 경험을 상징할 수 있으며, 세 번째 의자는 이 두 집단 모두의 정체성을 가짐으로써 생기는 독특한 경험의 교차성을 상징할 수 있다.

　브라운(Brown, 2008)은 여성인권주의자 치료의 중심 주제뿐만 아니라 그들의 이민자와 문화적 억압을 받은 이들에 대해 한 예를 설명했다. 하르짓은 미국의 이민자 부모에게 양육된 시크교도 여성이었다. 치료 중에 하르짓은 자신이 두 개의 내부 목소리를 가지고 있다고 이야기했다. 하나의 목소리는 아버지를 닮은 처벌적이고 판단적인 목소리였다. 그녀의 아버지는 그녀를 어린 시절부터 정서적으로 학대해 왔다. 그녀의 아버지는 그녀가 가치 없는 사람이라는 생각을 뒷받침하는 종교적인 서적을 읽는 방식으로 그녀의 가치와 가치관을 공격했다. 다른 목소리는 그녀의 고모할머니와 닮아 있었다. 이 고모할머니는 그녀가 7세가 될 때까지 그녀를 따뜻하고 사랑스럽게 길러 주었다.

치료자는 그녀의 억압적 환경에 대해 해리를 사용하여 창조적 해결책을 찾은 그녀를 칭찬했다. 이것의 긍정적인 측면은 그녀가 그녀 아버지의 파괴적 메시지로부터 그녀 자신을 보호했다는 것이다. 문제는 너무 많이 해리되어 있었기에, 자기보호 모드로서 고모할머니의 긍정적 목소리를 온전하게 통합하거나 내재화할 수 없었다는 것이다. 치료에서는 대처 방식으로서 해리에 대해 더 많이 배워서 하르짓을 강화할 뿐만 아니라 자기애와 자신에 대한 연민을 증가할 수 있도록 작업을 했다. 하르짓은 아이로서 단순히 '제대로' 할 수 없었던 것을 보기 시작하였고, 그것은 그녀의 아버지의 비난을 조망할 수 있도록 도왔다. 그녀는 또한 고모할머니의 목소리를 스스로 내기 시작했는데, 이것이 그녀를 자신에게 더욱 친절하고 자신을 돌보는 방향으로 이끌었다.

의학적 문제와 신체적 염려

임상심리학 분야에서는 의학적 질환을 가진 환자들을 위해 심리학적 · 정신치료적인 기술, 기법, 능력을 임상가가 활용할 수 있도록 하는 데 관심이 증가하기 시작했다(Bray, 2010; Jensen & Turk, 2014; McDaniel & deGruy, 2014). 이러한 경향이 커짐에 따라 치료는 다음과 같은 여러 다양한 형태를 취할 수 있다.

1. 질환으로 인해 생길 수 있는 불안과 우울에 대해 작업하는 것
2. 진단을 받은 후에 촉발되거나 악화될 수 있는 죄책감과 자기비난을 다루는 것

3. 사고나 수술로 인한 외상을 재조직화하거나 재통합할 수 있도록 돕는 것

4. 이완 반응을 활성화시키고 의학적 문제로 인한 스트레스를 줄이기 위해서 심상, 이완 치료, 마음챙김 같은 정신 신체 기술을 이용하는 것(Benson & Klipper, 1975)

5. 만성질환으로 고통받는 환자들이 행동, 섭식, 운동에서 필요한 변화뿐만 아니라 장기간의 약물 사용과 관련된 문제들을 관리하기 위해 환자와 함께 행동적 구조를 만들어 가는 것

6. 논쟁의 여지는 있지만, 신체적인 질병들을 내적 갈등, 성격 방식 혹은 외상의 징후로 보는 패러다임을 다루는 것

7. 식이, 운동, 흡연, 알코올 사용 등의 영역에서 정해진 건강 수칙을 받아들이고 유지할 수 있을 정도로 아직은 건강한 환자들에게 동기를 부여하는 것

랜커(Rancour, 2006)는 의학적 질환을 가지고 있는 환자들과의 작업에서 넓은 범위의 경험적 기술을 사용했다. 그녀의 핵심 패러다임 중 하나는 한쪽의 의자에 '질병'을 놓고 다른 한쪽 의자에는 환자를 놓으며 양측의 목소리를 내기 위해 두 입장 사이에서 움직이는 것이다. 일반적인 정서적 표출의 과정에서 분노부터 시작하여 두려움, 죄책감, 애도가 표현될 수 있다. 즉, 그들은 일어난 일들에 대한 분노와 새로 접하게 되는 인생에 대한 두려움, 책임감을 느낀다면 죄책감에 대해 그리고 그들이 상실한 것에 대해 애도를 나눌 수 있다. 또한 싸우기로 한 결심에 대해 목소리를 내기 시작할 수 있다.

질병의 역할을 해 보는 것 또한 이해를 도울 수 있다. 환자는 지

켜보는 입장에서 이야기할 수 있고, 치료자는 또한 '질병'을 인터뷰할 수 있다. 이 과정은 외부에서 볼 때는 명확하지 않았던, 그 병을 둘러싼 역동이나 주제들을 드러내도록 도울 수 있는데, 예를 들면 그들이 처벌을 받고 있거나 그 질병이 그들이 겪어야 하는 숙명이라는 믿음 같은 것들이다.

랜커는 질병의 **탈동일시**와 **재통합** 과정의 중요성을 강조했다. 목표는 질병을 자신의 전체가 아닌 일부로 경험하도록 하는 것이다. 이것은 다시 자기복합성의 주제로 연결된다(Chadwick, 2003). 즉, 우리는 환자들이 "나는 암 환자이면서, 한 사람의 부인이고, 엄마이고, 용접 기사이며, 영국 성공회 교도이기도 하고, 록밴드의 보컬이고, 정원사, 사업가, 예술가, 사이클리스트이기도 하다."라고 이야기하고, 마음에 담게 되길 바란다. 이러한 정체성들과 하위 정체성들이 머무르는 기간이 길수록 환자에게 좋다.

랜커(2006)는 또한 신체상의 장애 문제를 살펴보았다. 이 문제는 식이장애, 신체이형장애, 아나볼릭 스테로이드 남용 환자들(Kanayama, Barry, Hudson, & Pope, 2006)과 사고 후나 수술 후 상태에 신체의 변형이 있다고 믿는 이들에게서도 발견된다. 내부의 비판적 목소리에 대해 작업에 사용된 많은 전략이 여기에 적용 가능하다. 이것에는 공격과 정서적 고통에 목소리를 부여하고, 왜곡에 도전하고, 어떤 부분은 바꿀 수 없다는 현실을 받아들이고, 그에 마주하여 자신의 힘을 주장하며, 변화한 자신의 최상의 모습에 기반한 새로운 정체성을 발달시키는 것을 포함한다.

라이언(Lyon, 1974)은 성적 문제에 대해 의자기법을 사용하는 것에 관해 저술하였다. 그는 에살렌 연구소에서 리처드 프라이스(Richard Price)가 진행하는 워크숍에 참여했다. 프라이스는 에살렌

의 창립자이자 프리츠 펄스와 함께 게슈탈트 치료를 연구했고, 펄
스가 옹호했던 것보다 더 집중적이면서 온화한 방법으로 작업하려
고 노력했다(Erickson, 2004). 당시의 성적 자유에 대한 실험을 했던
라이언은 자신이 때때로 발기부전이 된다는 사실을 깨달았다. 프
라이스와 이 주제에 대해 연구하면서, 그는 자신의 성기와 성생활
에 대한 감각이 통합되지 못했다는 점이 점차 명확해졌다. 이것은
그가 자신의 성기를 '그것'과 '그'로 언급하는 방식으로 나타났다.

  아마 이것을 감지했던 프라이스가 그를 그의 '머리'와 그의 '성기'
의 대화에 참여시켰다. 머리가 성기에게 그가 말했던 대로 해야 한
다고 이야기하면서 대화가 시작되었고, 성기는 오직 그가 원한다
고 느낄 때만 반응할 것이라고 말했다. 라이언은 다음과 같이 기술
했다.

> 내가 머리나 성기, 신체의 다른 부분들과 하나라는 것을 자연스럽게 발
> 견하는 통합적인 과정에서 점차 머리와 성기 둘 다 내가 되었다. 나는 '흐
> 름을 거스를 수 없다'는 것, 몸의 자연스러운 리듬과 흐름을 억지로 할 수
> 없다는 것을 다시 한번 느끼게 되었다. 나는 내 몸이 아직 준비되지 않았음
> 에도 내 머리가 원할 때 성관계를 시도하여 발기부전을 경험했던 것이다
> (p. 59).

  비슷한 맥락에서 더블린(Dublin, 1976)은 아내와 절정을 경험했
지만 거의 아무 감각을 느끼지 못했던 한 남자의 사례를 기술했다.
그 또한 성기를 '그것'이라고 칭했다. 더블린은 이 환자 또한 자신
과 성기 간의 대화로 이끌었다.

  커밍스(Cummings, 1999)는 치료법이 명확하지 않은 만성질환인

헤르페스로 인해 고통받는 환자들을 치료할 때 의자기법을 사용하여 의자기법의 사용 가치를 탐색했다. 커밍스는 환자들에게 질병으로 인한 분열이나 내적 갈등이 많다고 느꼈고, 이러한 것이 의자기법의 기술을 사용함으로써 감소할 것이라고 생각했다. 그 내용은 다음과 같다.

1. 지금 내가 헤르페스를 가지고 있는데 나는 좋은 사람일까, 아니면 나쁜 사람일까?
2. 나는 여전히 내 삶을 통제하고 있나? 아니면 더 이상 통제하지 못하고 있나?
3. 내가 헤르페스 바이러스를 가지게 된 것은 내 잘못인가, 아니면 다른 누군가의 탓인가?

게다가 의자기법의 기술은 환자가 병을 가지고 있음을 그들의 잠재적인 파트너들에게 알리는 연습을 돕는 데 사용할 수도 있다.

커밍스는 다양한 대화의 구조들을 보여 주는 사례를 제공했다. 소희는 헤르페스를 가진 것에 대한 고통을 포함해 여러 가지 문제로 인해 치료를 받고 있었다. 치료 초기에 그녀는 한 남성에게 관심이 있지만 자신의 질병으로 인하여 거절당할까 두려워 다가가지 못한다고 했다. 치료가 조금 더 진행된 후, 그들은 "나는 관계에 대해 위험을 감수하기를 '원해'."와 "나는 거절당하고 어떤 누구도 전염시키지 않기 위해 책임져야 하는 것이 '두려워'." 사이에서 대화를 진행했다(p. 150). 양극성 사이를 몇 번이고 오가며, 그녀는 자신이 "병을 가진" 사람이 아니라 "병을 가진 좋은 사람이며, 병을 가진 나쁜 사람이 아니"라고 그녀 스스로를 보는 새로운 통합에 이

르렀다(p. 150). 그녀는 또한 그 남성과 만나 보는 노력을 하기로
결심했다.

다음 몇 회기에 걸쳐서 소희는 건강한 방식으로 자신의 자기개
념을 헤르페스와 통합하는 작업을 계속했다. 이 과정은 쉽지 않았
다. 커밍스가 기술한 것처럼 "'당신은 누군가가 당신의 헤르페스를
받아들여 주는 걸 상상할 수 없어요. 왜냐하면 당신이 그것을 받아
들이고 있지 않고 있기 때문이죠.'라고 치료자가 언급했을 때, 소
희는 자신의 헤르페스를 어떻게 받아들여야 할지 모르겠다고 말했
다."(p. 151) 그리고 나서 헤르페스를 의자에 두고, 거기에 이야기
하는 대화로 이어졌다. 이 대화의 대부분은 질병에 대한 그녀의 분
노 표출과 인생을 망친다는 비난으로 이루어졌다. 놀랍게도, 어느
순간 그녀는 그 경험으로부터 온 긍정적인 결과를 인정하게 되었
다. 특히 그녀가 더 이상 자신의 신체를 막 대하지 않고, 더 높은 수
준의 남성을 찾아보도록 이끌었다.

이 대화의 경험은 그녀의 내적 세계에 의미 있는 영향을 주었다.
그녀가 일기에 다음과 같이 기술한 것처럼 말이다. "나는 이전과
다르게 헤르페스에 대해 점점 덜 걱정하고, 때로는 며칠간 그것에
대해 생각하지 않고 지낸다. 이전의 나는 병에 대해 생각하지 않고
는 한 시간도 보낼 수 없었다."(p. 151) 나는 이 사례가 의자기법이
어떻게 질병에 관련된 신념과 자기인식의 재조직화를 회복하는 데
기여할 수 있는지에 대한 강력한 예라 믿는다.

정신증과의 작업

조현병과 다른 정신병적 장애로 고통받는 이들을 치료하기 위한 인지치료의 원칙과 기술의 적용은 그 치료 모델을 크게 확장시켰으며 이러한 질환으로 고통받는 이들에게 도움이 되어 왔다. 놀랍게도, 몇몇 개입은 의자기법의 기술을 사용하였으며, 종종 내부의 비판적 목소리에 대한 치료와 유사한 모습을 나타냈다.

채드윅(2003)은 개인 기반의 인지치료를 사용하여 이 작업에서 중요한 역할을 했다. 그는 정신증으로 씨름하는 많은 환자가 심각한 부정적 자기개념을 가지고 있으며, 이것이 매우 부정적인 환청이나 '목소리'로 강화된다는 사실을 관찰하였다. 중요한 것은 환자들이 이러한 비난을 진실로 받아들이고 스스로를 '완전히 나쁜' 사람으로 여긴다는 것이다. 채드윅은 이러한 사례에서 몇 가지 흥미로운 방식으로 치료했다. 먼저, 그는 환자들이 목소리를 막거나 회피하려고 노력하기를 원치 않았다. 대신에 마음챙김으로부터 온 통찰을 활용하여 환청이나 목소리를 환자 자신의 인생 경험의 한 부분으로 받아들이도록 했다.

목소리의 주된 문제는 그것이 부정적 자기 스키마를 강화시킨다는 것이다. 채드윅은 그 후 환자에게 이런 생각과 모순되는 증거들을 찾아보게 하였다. 즉, 환자 자신이 좋은 사람이고, 배려심 있고, 관대하고, 사려 깊다는 생각을 지지하는 과거의 어떤 자료라도 있을지 생각해 보도록 했다. 이러한 자료들을 모은 후에 환자를 두 의자 대화에 참여하도록 했다. 한쪽 의자에는 부정적 스키마의 목소리("나는 ~라서 나쁘다.")를 두고 다른 한쪽 의자에는 새롭게 창조된 긍정적 스키마의 목소리("나는 ~라서 좋다.")를 두었다. 환자는 몇 번이고 양극성 사이를 오갔다. 종종 환자들은 긍정적 의자에서 치료자의 지도를 필요로 했는데, 이러한 긍정적인 입장이 그들에게 새롭고 낯설었기 때문이다. 그것은 또한 오랜 신념인 부정적 자기 스키마를 가로막는 것이기도 했다.

채드윅은 여기서 몇 가지 주목할 만한 일들을 했다. 먼저, 그는 환자의 부정적 자기 스키마가 너무 깊게 자리 잡고 있어서 그것을 떨쳐 버릴 수 없을 것이라 믿었다. 따라서 그는 긍정적인 자기 스키마의 계발을 통해 자기복합성을 만들어 냈다. 그는 또한 부정적 자기 스키마의 전체적 가정에 정면으로 도전했고, 환자들에게 자기 내부의 다양성과 역설(예: '나는 좋기도 하고 나쁘기도 하다.')을 받아들이도록 초대했다(Chadwick, 2003).

목소리를 다룰 때 의자기법을 사용할 수 있는 다른 두 가지 방법이 있다. 하나는 목소리가 말하는 내용에 도전하는 것이고, 다른 하나는 목소리와 환자의 관계에서 힘의 재균형을 찾는 것이다. 두 작업은 어느 정도 서로 겹치게 된다.

첫 번째 경우, 채드윅과 다른 인지치료자들은 소크라테스 대화 기법을 치료의 토대로 사용하였다(Pérez-Álavarez et al., 2008). 왜냐하면 대부분의 환자에게는 목소리에 도전하는 것이 매우 어렵기 때문에, 한 의자에서는 환자가 '목소리'의 역할을 하고 다른 의자에서는 치료자가 '환자'의 역할을 하게 될 것이다. 목소리의 역할을 하는 환자는 다른 의자에 앉은 '환자'를 비난하면서 대화를 시작할 것이다. 치료자는 비굴하거나 호전적인 입장을 취하는 대신에 평등주의적 입장을 가지고 비판적인 목소리가 이야기하는 내용에서 진실 또는 진실 결여를 찾으려 할 것이다. "나를 바보라고 부르는 거야? 무슨 의미니? 내가 항상 틀렸다는 증거는 뭐야? 내가 실수를 저지르긴 하지만, 모두들 실수를 해. 그런데 내가 모든 것을 잘 못 한다는 증거는 뭐야? 왜 내가 잘하는 것들은 보지 못하는 거야?"
(Pérez-Álavarez et al., 2008, p. 81)

환자들의 힘을 키우고 자기주장과 평등의 모델을 환자들에게 제공하기 위하여 이러한 방식의 대화를 여러 번 진행하는 것이 중요하다. 다음 단계에서는 환자와 치료자가 역할을 바꾼다. 치료자는 목소리의 역할을 하면서 친구나 중요한 인물과 같은 제3자를 공격할 것이다. 그다음, 환자는 목소리가 말하는 비난으로부터 이 사람들을 보호할 것이다. 흔히 있는 일이지만, 환자들은 그들 자신을 보호할 때보다 다른 사람들을 보호할 때 더욱 편안함을 느낀다. 이것이 인지치료에서 사용되는 이중기준 기법(double standard technique)이다(Leahy & Holland, 2000). 이 작업은 환자로 하여금 평등하고 합리적인 방식으로 비판적 목소리를 다루고 그에 대항할 수 있게 한다.

편안하게 느껴질 때까지 이러한 과정을 거치고 난 후에는 마지막 대화를 진행한다. 치료자는 비판적 목소리 역할을 할 것이고, 환자는 그 목소리로부터 자신을 방어할 것이다. 확실하게 성공할 수 있기 위해서는 대본을 세심하게 작성해야만 한다. 또한 치료자는 목소리의 공격거리들 중에서 적절한 수위의 비판을 선택해야 한다. 치료자와 환자는 신중하게 이 과정을 진행하며, 역할 연기를 시도하기 전에 이러한 논쟁을 연습해야 한다.

헤이워드와 동료들(Hayward, Overton, Dorey, & Denney, 2009)은 악마의 목소리로 인해 고통받고 있다고 믿는 한 여성의 사례를 보고했다. 그들은 한 의자에 악마를 상징적으로 위치시켰다. 대화의 과정을 통해 그들은 그녀에게 네 가지 핵심적인 반응을 강화할 수 있었다. 그중 두 가지는 악마가 그를 비난하는 것에 대해 근거를 입증할 수 있도록 하는 것이었고, 나머지 두 가지는 신의 우월한 힘을 단언하는 것이었다.

인지적 개입들이 목소리를 이해하고 치료하는 '조용한 혁명'의 한쪽 날개라면, 관계적 접근법은 나머지 한쪽 날개라고 하겠다. 이것은 마리우스 롬(Marius Romme), 산드라 에서(Sandra Escher), 더크 코스텐스(Dirk Corstens), 엘리노어 롱덴(Eleanor Longden), 루퍼스 메이(Rufus May) 그리고 히어링 보이스 네트워크(Hearing Voice Network) 등의 치료 사례에서 잘 나타나 있다(Corstens et al., 2011; Romme, Escher, Dillon, Corstens, & Morris, 2009). 이런 목소리들의 급진적 재구성에서 목소리는 더 이상 질병의 부산물로 보이지 않고, 어린 시절의 외상과 관련된 자신의 한 부분으로 여겨진다. 환청(목소리)을 듣는 사람들과 전문가들 간의 협력의 형태를 취하는 이 새로운 접근법은 관계틀 안에서 사용되는 역할 연기와 의자기법을 선호한다.

예를 들어, 페레즈-알라바레즈와 동료들(Pérez-Álavarez, García-Montes, Perona-Garcelán, & Vallina-Fernández, 2008)은 힘의 균형이라는 주제를 다루었다. 목표 중 하나는 그 목소리의 상태를 강력한 권위를 가진 존재의 것에서 또 다른 인격의 것으로 변화시키는 것이었다. 예를 들면, 다음과 같다.

> 목소리의 '가면을 벗기기' 위하여 목소리를 듣는 사람은 반드시 목소리들에게 목적과 동기, 그들의 개인적 경험들, 그들의 상태와 자신에 대한 정보를 어떻게 획득했는지 물어봐야만 한다. 예를 들어, 동기와 목적에 관해

서 "당신은 내가 어떻게 해야 하는지에 대해 강한 의견을 가지고 있어. 이런 식으로 당신의 의견을 말하는 것으로 내가 어떤 일을 하는지에 대해 어떤 영향을 미치길 원하는 거야?"라고 질문할 수 있다. 치료자의 역할은 또한 그 또는 그녀가 목소리의 본질을 명확히 이해하도록 돕고 자신의 삶에 대한 통제력을 얻도록 환자에게 질문을 던지는 것이다. "이번에는 목소리가 당신에게 확신시키려 하는 것은 무엇인가요? 당신 인생의 전반적인 계획들과 어떻게 다른가요?"(Pérez-Álavarez et al., 2008, p. 82)

코스텐스, 롱덴과 메이(Corstens, Longden, & May, 2011)는 목소리와의 대화(talking with voices)라고 불리는 모델을 개발했다. 이 접근은 6장에서 다룬 목소리 대화에 기초한 방법이다. 이 치료에서는 환자가 듣고 있는 다른 목소리들과의 탐색적 대화에 치료자가 참여하는 것으로 시작한다. 이 치료의 목적은 목소리에 대한 더 나은 이해와 그것의 목표, 의도와 방법에 대해 조심스럽게 탐색하는 것이다. 내부의 비판적 목소리를 치료했던 사례에서처럼, 이들 목소리들에 직접 맞서거나 도전하지는 않는다. 대신에 목소리를 총체적인 인격으로 더 크게 통합하는 것이 치유를 도울 것이라는 믿음을 가지고 환영하는 태도를 취한다. 대화를 통해서 어떻게 하면 환자가 이 세상에서 제 기능을 할 수 있게 목소리가 도울 수 있을지에 대한 제안에 목소리가 반응할 수도 있다.

시간이 지날수록 환자는 치료자가 목소리의 역할을 하는 것과 같은 대화를 하게 되길 원할 것이다. 치료 시간 내의 환자의 행동은 환자가 집에서 어떻게 목소리와 상호작용하는지에 대한 본보기를 제시할 수 있다. 다시 말해, 환자의 능력을 강화하고 관계의 본질을 바꾸는 것이 핵심이다. 이를 위해 환자가 사용할 수 있는 방법에는

"협상하기, 경계를 설정하기, 목소리를 내적 정서 갈등의 실마리로 사용하기, 적대적이거나 회피적인 방법 대신에 건설적이고 관대하게 목소리에 반응하기"(p. 100)가 포함된다.

결론적으로, 다른 대화들은 ① 환자들이 좀 더 자신을 긍정적으로 볼 수 있도록 돕는 것, ② 목소리가 말하는 것들의 힘과 정확성에 도전하는 것, ③ 목소리의 의도, 욕망, 공포, 목적에 대한 더 나은 이해, ④ 환자와 목소리 사이에 좀 더 평등주의적 관계를 만들어 내는 것과 같은 목표를 위해서 작업하게 된다. 이런 새롭게 떠오르는 대화적 만남의 작업 방식은 정신증 환자가 경험하고 있는 깊은 고통에 인본주의적 자세로 참여하는 한 도구로서의 의자기법의 잠재성을 다시 한번 증명해 준다.

10장 / 심화 연습

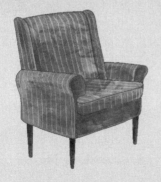
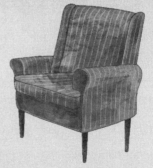

의자기법에 대해 내가 깊이 느끼는 것 중 하나는 그것이 예술이자 과학이라는 것이다. 그것을 숙달하기 위해서는 양쪽 차원과 교류해야 한다는 의미이다. 나는 이에 대한 논의를 이 책의 맨 마지막에 하기로 결정했다. 왜냐하면 치료자들이 실제 예시와 대사를 통하여 의자기법이 지닌 힘과 만나는 인상 깊은 첫 경험의 기회를 가지기를 원했으며, 그렇게 하면 전형적인 주제들이 더 쉽게 이해될 것이라고 생각했기 때문이다. 이 장의 주제는 ① 대화 작업의 특성, ② 촉진과 수정의 모델들, ③ 치료자의 역할, ④ 의자기법의 여덟 가지 양식, ⑤ 의자 배치, ⑥ 심화 기술, ⑧ 저항적인 환자와의 작업이다.

대화 작업의 특성

의자기법과 관련된 치료 문헌들에서는 자기의 큰 변화와 극적인 재조직에 대한 이야기를 흔히 접할 수 있다. 물론 이런 종류의 획기적인 치료 사례 때문에 많은 치료자가 의자기법을 선호하기에 어찌 보면 당연한 일이다. 1장에서 이미 설명했듯이 실제 치료 경험은 두 가지 종류로 나뉠 수 있다. 첫 번째는 **진단적 대화**이다. 이 경우에 환자는 그들 내부에서 작동하는 모드와 힘에 대한 깊은 이해를 하게 된다. 두 번째는 **변형적 대화**이다. 여기에는 과거 경험의 깊은 심층적 재처리 과정이나 내적 힘의 재균형이 있다. 꼭 이해해야 할 것은, 이 진단적 대화나 변형적 대화는 둘 다 똑같이 중요하며, 역할극의 수준에 관계없이 각기 치유 과정에 중요한 역할을 한다는 것이다.

촉진과 수정의 대화

1장에서 다루었듯이, 그린버그와 동료들(1989)은 **촉진**(facilitating)과 **수정**(modifying)이라는 두 가지 기본적인 치료 모델을 설명했다. 촉진적 접근의 목표는 다양한 목소리, 에너지, 부분들 또는 자기들이 나타나서 표현할 수 있도록 초대하는 것이다. 이것은 치료에서 필수적이며, 임상가에게 더 이상의 의제는 없다. 이것이 어떻게 변화로 이끄는가에 관해서는 두 가지 중복된 조망이 있다. 첫 번째는 **역설적 변화 이론**(paradoxical theory of change; Beisser, 1970)을 포함하는데, 이는 이전에 논의했던 것처럼 변화의 방식은 더욱 깊게 자신다워지는 것(be yourself)이라는 믿음에 기초하고 있다. 목소리를 부여하는 것은 치료 작업의 핵심이다. 다른 것은 필요하지 않다. 이러한 관점 또한 다른 인본주의적 정신치료에도 내재되어 있다. 칼 로저스(Carl Rogers)에 따르면, "기이한 역설은 나 자신을 있는 그대로 받아들이면 변할 수 있다는 것이다."(Miller & Rollnick, 2013, p. 62에서 인용)

두 번째 관점은 펄스의 양극성 작업에서 발견될 수 있다. 우리가 7장에서 살펴보았듯이, 그는 두 가지 힘이 서로 필수적으로 작용한다면 그 과정 중에 창조적이고 건강한 통합이 이루어질 것이라고 믿었다(Perls, 1992). 그는 당연히 이 과정을 신뢰했고, 자신이 환자를 위한 해결책을 찾아야 한다고 느끼지 않았다.

수정적 치료자들은 직접적이고 목적 지향적이다. 이것은 굴딩과 굴딩(1997)의 재결정치료에서 사용한 의자기법을 통해서 확실하게 볼 수 있다. 외상 기반 모델에서처럼, 그들은 여전히 환자들에게 피해를 주고 있을지 모르는 가해자와 내부의 비판적 목소리 모두에 도전하거나 심지어 공격할 수 있도록 환자에게 힘을 실어 주려는 노력을 명백히 하고 있다. 행동치료자와 인지행동치료자들 또한 보다 명백한 목표를 가지고 이런 작업을 한다.

그래서 어떤 것이 더 나은가? 어떤 것이 옳은가? 우선 둘 다 강력한 방법이기에 치료자들은 양쪽 역할에 익숙해지길 원할 것이다. 그다음 질문은 실제로 언제 어떤 것을 사용하는가이다. 안타깝게도, 이 질문에 쉬운 답은 없다. 내가 처음으로 의자기법을 사용하기 시작했을 때, (나의 수련과 편견 때문에) 나는 좀 더 수정적 입장에 있었다. 나는 외상적 경험의 창조적 재작업과 해를 끼치는 내적 모드에 정면으로 부딪치는 것에 관심이 있었다. 근래 들어 촉진의 과정이 나에게 더욱 명확해졌다. 예를 들어, 한 여성이 다시 이성과의 만남을 재개할지 말지에 대한 세 가지의 관점에 목소리를 부여했다. 첫 번째 부분은 세상 밖으로 나가 사람들을 만난다는 생각만으로도 무서워했다. 두 번째 부분은 매우 화가 나 있었다. 이 부분은 과거에 사람들이 자신을 실망시키고, 배신하고, 상처를 주었다고 느꼈다. 이 부분은 이제 그만하고 싶고 더 이상 상처받고 싶지 않다고 느꼈다. 세 번째 부분은 파트너를 찾아 결혼하고 가정을 이루기 원하는 부분이었다. 치료 작업은 이 세 가지 부분이 각자의 감정과 열망에 대해 강력한 목소리를 내도록 하는 것이었다. 그녀가 목소리를 명확하게 하고 각각의 관점에서 힘 있게 이야기하는 데 도움을 주도록 심화된 기술이 사용되었다. 치료가 진전되면서 나는 짧

게 서로의 부분에 대한 입장을 인정함과 동시에 각각의 입장을 재
확인하도록 했다. "네가 사람들에게 실망하고 배신당했다고 느끼
는 것을 알아. 하지만 나는 이성과의 만남을 원해." 결국 그녀는 데
이트 사이트에 등록하기로 결정했고, 우리는 이것을 시행하기 위
한 전략을 세웠다. 나는 이것이 더 촉진적인 치료였다고 생각한다.
그 이유는 우리가 공포나 분노 모드의 믿음이나 열망을 변화시키
려 노력하지 않고, 대신 건강한 모드의 목소리를 확인하고 강화시
키려 애썼기 때문이다.

만약 각 부분들이 명확하고 감정적으로 강렬하게 말할 수 있도
록 촉진하는 구조로 만들어졌다면, 지금의 나는 촉진적 치료가 매
우 치유적일 수 있다고 믿는다. 환자를 위해 해결책을 찾아 줄 필요
가 없다는 점 또한 치료자에게는 이득 중의 하나이다. 펄스(1992)
가 그랬듯이, 우리는 이것이 만남을 통해 나타날 것이라고 믿을 수
있다. 두 가지 모두의 모델에서 치료자는 감정적 강렬함을 불러내
기 위해 노력해야 한다. 그것은 조용한 강렬함일 수 있으나, 목소리
는 강력할 필요가 있다.

치료자의 역할

의자기법에 관한 문헌들을 보면 치료자를 안내해 줄, 외현적으
로 또는 내현적으로 나타나는 수많은 치료적 입장이 있다. 놀랍지
도 않게, 그것들은 촉진과 수정 사이의 일직선상 어딘가에 존재한
다. 사이코드라마의 많은 기법은 지금 여기에서의 이야기 재현을
포함한다. 이것은 치료자가 증인의 역할을 할 수 있다는 것을 의미

한다. 환자가 학대나 정신적 외상의 경험을 재방문할 필요가 있을
때, 그들은 그것을 혼자 하지 않아도 된다는 것이다. 보살피는 존재
가 그들과 함께 있으며, 당연히 이는 모든 것을 다르게 만든다. 증
인의 입장은 환자로 하여금 '공유할 수 없는 것을 공유하도록' 도와
준다.

두 번째 은유는 산파이다. 이런 맥락에서 이 역할은 매우 강력하
다. 치료자는 과정 내에서 보조 역할을 한다. 치료자는 과정을 촉
진시키고, 과정이 막힌 듯 보이면 들어가기 위해 존재한다. 그렇지
않다면 일들은 그들 자신의 순서에 따라 일어나게 될 것이다. 이 두
가지 관점은 촉진의 측면이라고 볼 수 있다.

펄스(1992)는 자신을 촉매에 비유했다. 이것은 더욱 적극적으로
수정하는 역할을 함축하고 있다. 펄스는 자각의 심오하고 치유적
인 힘에 대해 종종 이야기했지만, 내가 느끼기에 그의 실제 치료적
행동은 촉진보다는 좀 더 수정적으로 보였다(Kellogg, 2004). 여기
에서 그는 적극적 변화 요인의 역할을 주장한다. 우리가 지켜본 바
대로, 이것은 에살렌 연구소 시절에 많은 사람이 그를 경험한 방식
이며, 촉매는 우리를 적극적인 변화의 측에 뿌리내리게 한다.

굴딩과 굴딩은 치료자를 감독으로 보았다. 그들은 "재결정치료
에서 내담자는 주연이고, 그 드라마는 승리로 끝이 나도록 꼼꼼하
게 짜여 있다. …… 치료자는 드라마의 감독이자 몇몇 대사의 작가
이며, 때로는 통역가가 되기도 한다. …… 우리는 비극을 원하지 않
는다. 우리는 행복한 종말에 관심이 있다."라고 놀라운 말을 하였
다(Goulding & Goulding, 1997, pp. 177-178). 이것은 명백히 수정적
인 역할이며, 임상가 주도 치료의 본질을 보여 준다.

치료자의 역할 중 중요한 또 하나는 지지자가 되는 것이다. 홀대

의 사례와 내부 비판자의 치료 작업에서 보았듯이, 치료자는 개입하여 환자를 방어해 주고, 다른 방법으로 '상대'와 소통할 수 있다. 치료자는 물론 환자를 대신하여 말할 수도 있다. 이는 자애로운 전사(compassionate warrior) 치료 작업인데, 그것이 보살핌과 방어 행위 양측 모두를 포함하고 있기 때문이다. 몇몇 환자는 그들 자신을 방어하거나 옹호할 수 없기 때문에 이것은 특히 중요하다.

이들 다섯 가지 역할은 치료자에게 선택의 여지를 준다. 치료자들은 아마도 어떤 환자들과 어떤 주제들은 다른 역할보다 특정한 역할을 더 많이 이끌어 낸다는 사실을 발견할 것이다. 어떤 치료자들은 특정 역할이 좀 더 자연스럽거나 편안하게 느껴질 수도 있다.

의자기법의 여덟 가지 양식

펄스는 여러 방면에서 봤을 때 의자기법의 시작점이었지만, 그가 마지막은 아니었다. 이 책에서 보여 줬듯이, 많은 정신치료자는 의자기법을 사용한 그의 방식에 사로잡혔고, 이 방법을 다시 그려 냈다. 우리는 꽤나 특징적인 치료에서 여덟 가지의 대화 사용 방법을 만났는데, 그중 일곱 가지는 이미 다룬 것이다.

외적 대화(external dialogue)

이것은 가장 주된 대화의 형태로, 실존하는, 가능한, 역사적 혹은 신화적 인물들과 일방 혹은 양방의 심상적 대화를 나누는 방식을 기본적으로 포함한다. 이 구조는 학대와 애도의 치료에 흔히 사용되었으며 **역할 바꾸기가 종종 사용된다**(Dayton, 2005; Moreno, 2012).

내적 대화(internal dialogue)

내적 대화는 종종 '두 의자' 대화로 언급되었다(Greenberg et al., 1993). 다시 말하면, 나는 이것을 작업의 정신 내적 특성으로 설명하는 것이 낫다고 생각한다. 그 복잡성을 고려하여, 나는 이것을 네가지 기본 형태로 나누는 것이 더 도움이 된다고 생각한다.

첫 번째는 결정이다. 5장에서 보았듯이, 결정하기 대화는 두 가지 또는 그 이상의 가치들 사이의 만남을 포함한다. 여기에서도 우선 결정 저울을 통해 환자를 대화에 준비시키는 것이 매우 도움이 될 수 있다(Marlatt & Gordon, 1985). 환자는 두 개(또는 그 이상)의 의자 사이를 왔다 갔다 하며 다른 조망에 목소리를 줄 수 있다. 결정의 영향을 심층적으로 탐구할 수 있는 한 가지 유용한 방법은 시간의 차원을 부과하는 것이다.

예를 들어, 하나의 의자에는 한 가지 결정을 내린 상황을 놓고('나는 직장을 그만두기로 결정했다.') 다른 하나의 의자에는 다른 결정을 놓는다('나는 직장을 계속 다니기로 결정했다.'). 치료자는 두 가지 경로의 의미를 탐구한다. 예를 들어, 치료자는 이런 식으로 이야기할 수 있다. "1년 전에 당신은 직장을 그만두기로 결정했습니다. 어떻게 지내고 있나요? 일이 잘 풀렸나요? 당신의 수입은 어떠한가요? 그것이 당신의 결혼/관계에 어떤 영향을 끼쳤나요? 일 이외의 당신의 삶은 어떤가요? 1년 전의 당신 결정에 대해 어떻게 느끼나요?" 이러한 질문들은 단지 예일 뿐이고, 다른 질문을 할 수도 있다. 그런 후에 환자는 다른 의자로 옮겨서 그의 다른 결정에 대해 같은 질문들을 할 수 있다. 이 과정은 다른 시간 틀—5년, 10년 또는 삶의 마지막에—에도 반복될 수 있다(Fabry, 1988; Moreno, 1987). 그 이야기가 어떻게 전개되는지 또는 그 각 단계가 미치는 영향을 보는 것은 꽤나 강렬할 수 있다.

두 번째는 모드 대화 또는 내부의 부분, 목소리, 자기들 사이의 대화이다. 이것은 내부 비판자 작업, 양극성 작업, 인지적 재구성, 용기와 공포 사이의 기본적인 대화를 포함한다. 세 번째 대화 형태는 내적 복합성의 대화이다. 채드윅(2003; 6, 9장 참조)의 작업에서 발전된 이 방법은 의자를 서로의 옆으로 두고, 환자가 각 관점에서 주장하며 이야기하는 것이다. 앞서 논의한 대로 이것은 채드윅의 내부 비판자 작업에서 발전되었다. 부정적인 자기개념이 매우 강해졌을 때, 치료자와 환자는 삶을 돌아보며 환자가 좋은 일을 한 것이 있는지, 성공을 얻은 적이 있는지, 마음씨가 착한지에 대한 증거들을 얻을 수 있다. 또한 그들은 환자가 과거와는 다른 미래를 만들어야 한다는 목적을 포함할 수도 있다.

'나쁜 사람'은 한쪽 의자에 앉아서 목소리를 내고, 새롭게 창조된 '좋은 사람'은 구체화되어 다른 의자에서 이야기를 한다. 이것은 비설득적인 대화이며, 부정적인 부분에 대한 관점의 변화가 목적이 아니다. 환자가 긍정적인 자기관점을 가질 수 있는 마음의 공간을 만들기 위해서 하는 작업이다. 환자가 나쁜 사람에서 나쁜 사람과 좋은 사람 둘 다로 변하는 것을 의미하며, 그래서 더욱 복합적이다. 특히 시작 단계에서 치료자는 새로운 목소리를 안내하고 힘을 강화시키기 위해 보다 적극적일 필요도 있다. 8장에서 논의한 것처럼, 이것은 중독된 사람들을 다룰 때에도 가치 있는 개입이 될 수 있다.

여섯 번째 내적 대화 형태는 **목소리 대화** 연습에서 특히 잘 발달된 면담이다(Stone & Stone, 1989, 1993). 핵심 형태에서 우리는 환자에게 의자에 앉아서 구체화하고, 특정한 내적 부분으로 말해 주기를 요구한다. 이런 형태에서 치료자/면담자의 적절한 태도는 호기심, 공손함, 단호함이다.

나의 치료에서 내부 비판자의 목소리나 모드의 근원과 비판의 내용을 알고자 할 때에는 자주 이것을 사용했다. 또한 그것이 두려움으로 인해 혹은 증오로 인해 환자를 비판하는 것인지 혹은 두 가지 모두로 인해 그러는 것인지를 알고자 할 때에 이 방법을 사용했다. 이를 통해 얻은 정보는 비판의 부정적인 충격을 만나는 데 도움을 줄 수 있다.

일곱 번째 접근은 우리가 3장에서 활용했던 이중자기 구조를 사용한다. 전형적인 사이코드라마 형식으로, 환자는 반대편 의자에 있는 대상에게 이야기를 한다. 그 후 그들은 의자 뒤에 서서 그 대상에게 말할 때 나누지 못했던 생각이나 감정을 표현한다. 예를 들어, 환자는 "제가 윌리엄(William)에게 한 말은 진심이었지만, 여기에 서서 보니 과연 의미 있는 영향을 줄지 의문이 드네요. 이 말을 하면서 저는 화가 나기도 하고 김이 빠지기도 해요."라고 표현할수 있다. 이전에 보았듯이, 그들은 자기 스스로에게 이야기하면서 난관에 부딪힐 때 스스로에게 지시하거나 격려를 해 줄 수 있다. 다시 말하지만, 이러한 내적 지지는 환자들에게 자주 나타나는 내부비판자의 공격과 상반되는 것이다. 이 다음 단계는 '윌리엄'이나 혹은 다른 대상에게 목소리를 부여하고 그들이 자신의 의자에서 이야기할 수 있도록 초대하고, 그다음 일어나서 표현하지 못한 그들의 생각이나 감정을 나누는 것이다. "내가 너에게 저항하고 너를

공격하는 걸 알지만, 여기에 서서 보니까 내가 그저 실패자에 불과
하다는 것을 깨달았어. 그냥 나는 너무 부끄러워." 이러한 접근을
이용해서 우리는 외적 대화와 내적 대화를 융합할 수 있고, 한 상황
에 있어 적어도 두 가지 이상의 관점에 접근할 수 있다.

마지막 의자기법의 구조는 의자 조각(chair sculpture)이다. 이에
대해서는 4장에서 다루었다. 드라마 치료에서 나온 것으로, 치료자
와 환자는 의자를 사용하여 대인관계의 상황이나 내적 모드의 관
계를 그릴 수 있다. 이것은 분류와 진단을 위해서만이 아니라, 내적
힘의 재균형과 어려운 기억의 재작업을 위해 사용될 수 있다.

예를 들어, 의자들은 우선 예전의 상황을 반영하여 배치될 수 있
다. 그런 후에 그들은 교정적이고 치유적인 방향으로 배치될 수 있
다. 의자 주위에 벽을 만들어 '학대받은 아동들'을 상징적으로 표
현할 수 있고, 가해자나 해로운 사람들은 넘어뜨리거나 방 한쪽 구
석에 고립시켜 놓을 수도 있다. 어려움에 처한 사람들은 사랑하는
사람이나 지지적인 친구들을 모아 놓은 의자에 둘러싸여 있을 수
있다.

또한 치료자와 환자는 현장에서 벌어지는 일들에 대해 의논하고
다양한 힘에게 이야기할 수 있다. 3장에서 보았듯이, 이를 통해 환
자들은 어렵거나 고통스러운 상황이나 관계와 교류하거나 거리를
둘 수 있다.

의자 배치

대화 과정 중의 의자 배치에 관한 몇 가지 핵심 이슈가 있다. 일

반적으로 환자가 의자기법을 사용할 때, 두 개 의자는 서로 직접 마주하게 하고, 환자는 반대편 의자에 앉은 심상적 대상에게 이야기해야 한다. 환자가 치료자에게 이야기하려 고개를 돌린다면, 환자가 그 순간에 치료자에게 말해야 하는 분명한 이유가 있지 않은 이상 맞은편 의자를 다시 보도록 안내해야 한다.

환자들이 힘들거나 외상적 관계를 가진 대상과 이야기할 때에는 환자에게 자신과 그 대상 사이에 얼마나 거리를 두고자 하는지, 얼마나 공간을 가지기 원하는지 확인하는 것이 좋다. 치료 작업이 진행될수록 거리나 '안전지대'는 변할 수 있다. 일부 환자는 두려워하는 대상 사이에 장벽을 세우고 싶어 할 수도 있다. 예를 들어, 의자로 만든 '벽'을 가해자 앞에 두는 것으로 환자를 더욱 보호할 수 있다.

중요한 질문 중 하나는 치료자의 의자가 가운데에 위치해야 하는지 혹은 한쪽 끝에 위치해야 하는지이다. 만약 치료자의 중립성이 중요한 경우에는 의자를 가운데 두는 것도 좋은 생각이다(예: 결정 저울이나 다른 종류의 결정 과정으로 작업을 할 때). 환자가 반대편 의자와 대화를 할 경우, 치료자는 자신의 의자가 환자의 직접적 시야에 있지 않도록 해야 한다.

환자 자신이 학대자이거나 건강하지 못한 모드나 스키마와 같은 악한 힘을 다룰 때는 반드시 치료자가 환자 쪽에 가까이 앉아야 한다. 만약 환자가 의자를 바꿔 다른 대상이나 힘의 입장에서 이야기한다면, 치료자는 계속 환자의 원래 의자 쪽에 남아 있어야 한다. 결정하는 경우 이외에는 치료자는 중립에 서지 않는다. 우리는 환자의 편이며, 이 방법은 일방이나 쌍방을 상징하고 소통할 수 있게 한다.

심화 기술: 정서적 강도 증가시키기

이 책을 통해 이해할 수 있듯이, 의자기법의 안내 원칙은 분명하고 명확하게 단호한 방식으로 환자의 다양한 부분과 모드 그리고 태도에 목소리를 주도록 격려하는 것이다. 심화 기술은 의자기법의 예술(art of chairwork)에 있어 핵심이며, 이를 실행하는 수단이다. 대화를 준비하기 위한 다양한 양식 안에서 치료자가 환자의 정서적 현실감과 만남의 강도를 증가시키는 여러 가지 개입이 있다(Naranjo, 1993; Passons, 1975; Perls, 1992).

반대편 의자의 대상을 보면서 그들을 묘사하기

환자가 과거나 현재의 인물에게 이야기하는 상황에서 치료자는 그들을 묘사하도록 요구할 수 있다.

> 환자: 나는 프레드 삼촌과 이야기하고 싶어요.
> 치료자: 반대편 의자에 그가 보이나요? 그는 몇 살이죠? 그는 무엇을 입고 있나요? 그는 어떤 표정을 짓고 있나요? 그를 보면서 어떤 감정이 느껴지나요?

더 많은 세부 사항을 묘사할수록 더 현실적으로 느껴질 것이다. 하지만 너무 과하게 하는 것은 좋지 않다:

반복하기

환자가 어떤 의미 있는 말을 했을 때는 환자에게 그것을 반복하
도록 요구할 수 있다.

> 환자: 나는 네가 미워.
> 치료자: 다시 한번 말해 보세요.
> 환자: 나는 네가 미워.

마스트로(2004)는 환자에게 두 번을 반복하게 하고, 세 번째에는
말을 추가하는 기술을 가르쳤다.

> 환자: 나는 네가 미워.
> 치료자: 다시 한번 말해 보세요.
> 환자: 나는 네가 미워.
> 치료자: 다시요.
> 환자: 나는 네가 미워.
> 치료자: 한 번 더 이야기하고, 무언가 추가해서 말해 보세요.
> 환자: 나는 네가 밉고, 내 삶에서 영영 사라졌으면 좋겠어.

목소리 크기를 바꾸기

때때로 환자들이 무언가에 대해 처음으로 이야기할 때나 어떤
장벽을 넘을 때 또는 어떤 주제에 대해 갈등을 겪을 때는 아주 조용
히 이야기할 수 있다. 그럴 때 환자에게 더 큰 소리로 이야기하기를

요구하면 감정적 강도가 높아질 수 있다. 때로 우리는 그들이 소리를 지르기를 바랄 때도 있을 것이다.

> 환자: (아주 작은 목소리로) 나는 너를 사랑한다고 말한 적이 없어.
>
> 치료자: 그/그녀에게 다시 한번 말해 보세요, 더 큰 목소리로.
>
> 환자: 나는 너를 항상 사랑했다고 말한 적이 없어.
>
> 치료자: 더 힘 있게 말해 보세요.
>
> 환자: (더 큰 목소리로) 나는 너를 매우 사랑했지만, 너에게 말할 수가 없었어.

다른 형태는 더 조용히 말하는 것인데, 이것은 상황에 무게를 더해 줄 수 있다.

문장 제안하기

이 기술은 대화에 힘을 줄 뿐 아니라 환자들이 겪고 있는 것을 치료자가 이해하고 있다는 것을 보여 준다. 치료자는 환자가 시도하길 원할 만한 문장을 제시한다. 치료자는 '적절하다고 느끼면' 또는 '적당해 보인다면'이라는 말로 닻을 내릴 수 있다. 나는 '편안하다면'이라고는 말하지 않는다. 왜냐하면 우리는 종종 환자들이 말하기 불편한 것을 표현하길 원하기 때문이다(Mastro, 2004). 이것은 대화에 에너지를 싣는 데 도움이 되며, 특히 막혀 있는 환자에게 도움이 된다. 하지만 사려 깊게 사용되어야 한다.

> 환자: (어린 자신에게 이야기하며) 나는 네가 보여. 드레스를 입고 있는

작은 여자아이.

치료자: 적당하다는 생각이 드시면 이렇게 말해 보세요. 나는 거기 앉아 있는 너를 보며 너무나 예쁜 어린 소녀라는 생각이 들어. 너는 똑똑하고 많은 재능이 있지만, 너무 많은 어려움을 겪고 있지. 나는 너를 만나 행복하지만 너의 고통에 마음이 아프기도 해.

단순화

윈스턴 처칠(Winston Churchill)은 "간결한 말이 최고이다. 그리고 그중에서도 간결한 옛말이 으뜸이다."라고 말했다(Rubin, 2004). 비록 나는 옛말의 역할은 정확히 모르겠지만, 대화 과정에서 환자가 명확하고 간결하게 말하는 것은 그들이 말하는 것의 실존적인 집중과 감정적 강도를 높여 주기 때문에 확실히 가장 효과적이다

환자: 네가 그렇게 한 것은 옳지 않았어. 우리는 해결하기 위해 노력하고 있었고, 대화를 하려고 애쓰고 있었는데, 너의 사촌과의 일이 터졌고, 그게 모든 걸 혼란스럽게 만들었어. 물론, 맞아, 우리가 가끔 서로 맞지 않을 때도…….

치료자: 이렇게 말해 보세요. 네가 나를 떠나서 정말 화가 났어.

환자: 네가 나를 떠나서 나는 정말 화가 났어. 맞아, 나는 네가 떠나서 정말 화가 났어.

강화

몇몇의 심화 기술은 사회적 강화의 역할 또한 가지고 있다. '좋아

요.' '그래요.' 또는 '훌륭해요.'와 같은 짧은 감탄사는 치료 작업의 가속도를 높일 수 있다. 이러한 표현은 반복이나 다른 기법과 결합할 수 있다.

> 환자: 지금 이런 말들을 하면서 더 이상 너의 행동을 참아 주기 싫다는 걸 깨달았어.
> 치료자: 좋아요. 다시 한번 말해 보세요.

치료자로서 다른 부분/인물에게 이야기하기

이 기술은 악의적인 내적 대상이나 과거의 학대적 인물을 다룰 때 특히 도움이 될 수 있다. 또한 매우 파괴적인 스키마를 다루는 데도 도움이 된다. 학대나 홀대의 경우, 환자는 인물에게 화를 내거나 정면으로 부딪치거나 또는 직접적으로 이야기하는 것을 두려워할 수 있다(Young et al., 2003). 그들은 자신에게 반격할 권리가 있는지에 대해서조차 갈등할지도 모른다. 부적응적 스키마의 경우, 그들은 그 스키마가 그들을 매우 힘들게 만든다는 것을 깨달으면서도 그것이 사실이라거나 심지어 그들을 다소 보호해 줄 것이라 믿을 수도 있다.

치료자는 말하기 전에 환자의 허락을 받아야 한다. 치료자는 빈 의자를 향해 말하거나 환자가 스키마 또는 나쁜 대상의 역할을 하면서 대화를 나눌 수도 있다. 양쪽 모두의 경우에 환자는 재양육의 형태로 치료자의 말을 듣는다.

> 환자: 우리 엄마는 공공장소에서 우리를 부끄럽게 만들었어요. 그런데 그

걸 엄마에게 말을 못하겠어요.

치료자: 제가 어머니와 이야기해 봐도 될까요?

환자: 그럼요.

치료자: 어머니, 당신이 조니에게 했던 말들은 조니를 매우 고통스럽게 했고, 그는 큰 상처를 받았어요. 당신의 괴롭힘과 조롱으로 그는 매우 고통받았습니다. 당신은 항상 그것을 과소평가하지만 당신이 한 행동은 매우 잘못된 것입니다.

분명한 목소리를 유지하기

도전적 이야기를 하는 대화에서는 환자의 두려운 부분이 활성화될 수 있다. 이것은 일반적으로 변화된 목소리로 그들이 표현하려는 것에 끼어들어 그들이 하는 말에 염려를 표현하는 형태로 진행된다. 이것의 다른 형태는 그들이 스스로 '밖으로 나와' 치료자에게 말하기 시작하는 것이다. 이런 일이 일어나지 않도록 하는 것은 중요하다. 우선, 치료자는 다른 목소리가 대화에 끼어들고자 한다는 것을 알리기 위해 그 환자의 대화를 중단시킬 필요가 있다. 그 후에는 두 가지 전략을 고려할 수 있다. 치료자는 그들이 나중에 다른 부분에 목소리를 낼 수 있는 기회를 가질 수 있다고 말하면서 그들이 표현해야 할 관점을 유지하도록 할 수 있다. 보통은 이 방법이 효과가 있다. 효과가 없다면, 환자를 다른 의자로 옮기고 급하게 말하고자 하는 그 목소리로 이야기하게 할 수 있다. 여기서 중요한 것은 환자가 같은 의자에서 다른 목소리로 바꾸어 이야기하지 않게 하는 것이다. 그렇지 않으면 환자는 이미 자신의 머리에서 혼란을 겪고 있는 상황에서 현재까지도 혼란스러워지기 때문이다.

> 환자: 나는 새로운 직장을 구하고 싶어. 지금 직장에서는 갇혀 있는 기분
> 이 들어. 나는······ 아, 못하겠어요, 두려움에 압도되고 있어요.
>
> 치료자: 이 의자에 앉아 계신 동안은 바람을 나타내는 목소리를 유지해
> 주시면 좋겠어요. 조금 후에 두려움의 부분에 목소리를 내도록 할
> 거예요.

또는 다음과 같을 수도 있다.

> 치료자: 이 의자에 앉아 계신 동안은 소망의 목소리를 유지해 주시면 좋
> 겠어요. 하지만 만약 두려움의 목소리가 너무 강하게 느껴진다면
> 의자를 바꿔서 이야기하실 수도 있어요. 어떻게 하고 싶으세요?

환자가 이야기를 하는 동안 드는 감정을 묻기

이것은 환자들이 실제로 이야기하는 것과 그들이 느끼는 것이
일치하지 않을 수도 있기 때문에 생각보다 더 복잡할 수 있다. 이러
한 불일치는 대화 안에서 이야기해 볼 수 있다. 그러나 치료 초반에
는 환자가 말하는 것과 유사한 감정적 상태에 있을 때 이것을 사용
하는 것이 좋다.

> 환자: 네가 나한테 한 행동을 생각해 봤을 때, 네가 나의 착한 특성을 이용
> 했다는 걸 깨달았어.
>
> 치료자: 이 말을 하면서 어떤 감정이 드시나요?
>
> 환자: 화가 나요.
>
> 치료자: 다시 한번 그녀에게 말하면서 당신의 화난 심정을 표현해 보세요.

환자: 네가 나에게 한 것들에 대해 생각을 해 봤는데, 정말 화가 나. 네가
　　　나를 이용했다는 것에 정말 화가 나고, 나 스스로 그런 일이 일어나
　　　게 내버려 둔 것에도 화가 나.

대화를 마무리하기

대화의 결론을 내는 한 가지 방법은 이때 환자에게 한 가지를 더
말하게 하는 것이다(Walters & Swallow, 2009. 5.).

치료자: 오늘 우리가 치료를 끝내기 전에 요한에게 하고 싶은 말을 하나
　　　　더 해 보세요.
환자: 나는 일어난 일에 대해 화가 났지만 이제 앞으로 나아가고 싶어.
치료자: 좋습니다, 이제 이 의자로 다시 돌아오시겠어요?

실존적 언어 사용

반복해서 언급하듯이, 나는 치료자들이 환자가 책임감 있는 단
어를 사용할 수 있도록 매우 격려해야 한다고 생각한다. 이 말은 환
자가 '반드시' '해야만 한다' 등의 당위적인 말보다 '원한다' '선택한
다' '결정한다' 그리고 '~일 것이다'라는 말을 사용할 수 있도록 그
들을 격려하는 것을 의미한다(Perls, 1992).

목소리 톤의 변화 관찰

항상 언급하는 것은 아니지만, 환자들이 의자 간에 이동을 할 때 얼마나 변화하는지 놀라울 때가 있다. 흔히 에너지 수준, 신체 움직임, 톤, 목소리의 크기, 언어가 바뀌는 것을 볼 수 있다. 그들은 종종 한 의자에서 더욱 힘차 보이고, 다른 의자로 옮겨 가면서 나이가 바뀌는 것처럼 보일 때가 있다. 이러한 것들은 환자와 함께 성찰하고 탐구할 만한 중요한 요소가 될 수 있다.

자세와 몸짓

많은 대화에서 환자들은 일어서기를 요구받는다. 서는 것과 앉는 것은 다른 종류의 에너지와 대화적 가능성이 나타날 수 있도록 한다. 환자들은 저마다 다르므로 이러한 방식에 각자의 독특한 반응이 나타날 수 있다. 일반적으로 나는 일어서서는 공격적이고 실존적인 확인을 수반하는 대화를 하고, 앉아서는 친밀감, 조용함 또는 슬픔을 수반하는 대화를 하는 것을 선호하는 경향이 있다. 우울하거나 조금 단절된 환자들과 치료 작업을 할 때, 나는 에너지의 증가를 위해 종종 그들을 일어서게 한다. 마지막으로, 의자는 필요에 따라 지지적 또는 보호적인 장벽의 역할을 할 수 있다.

저항적인 환자와의 작업

많은 치료자는 워크숍 상황에서 대화에 참여하고 싶지 않거나 저항적인 태도를 나타내는 환자들에 대해 불안과 걱정을 표현한다. 이러한 걱정은 타당하지만, 저항을 줄이거나 없애기 위해 치료자가 사용할 수 있는 방법으로 몇 가지가 있다.

내가 생각하기에 가장 중요한 변수는 치료자가 대화에 접근하는 에너지와 방법을 제시하는 기백이다. 요약하자면, 치료자가 치료 작업에 대해 더 열정적이고 자신감을 가질수록 상황은 더 좋게 진행될 것이다. 그렇다면 이러한 자신감은 어떻게 얻을 수 있을까? 몇 가지 방법이 있을 수 있다. 먼저, 치료자는 파트너와 함께 혹은 혼자서 대화를 여러 번 해 볼 수 있다. 파트너와 함께 기본 구조는 지키지만 즉흥적으로 대사에서 벗어난 대화를 나누도록 해 볼 수 있다. 또한 치료자들은 스스로 의자기법을 사용하여 그들의 과거, 현재 혹은 미래로부터의 누군가와 이야기하거나 두 개의 양극성 사이를 오갈 수 있다. 가장 좋은 연습은 그들의 개인치료에서 그것을 해 보는 것이다. 비록 치료자가 의자기법에 대한 기술이 없더라도, 목격자 앞에서 대화를 나누는 것은 경험의 정서적 강도를 극적으로 증가시킨다.

저항에 대한 이유를 확인하는 것은 어떤 순간에 중요할 수 있지만, 나는 처음에 일련의 구조적 방법을 통해 저항을 극복하는 것을 우선 제안한다. 처음에는 환자가 목격자로서 자리에 앉고, '치료자'는 환자를 위해 의자기법을 시행한다. 치료자는 다른 부분에 목소리를 부여하거나 반대편 의자에 있는 상상의 인물에게 애도나 분노를 표현한다. 환자는 지도를 하거나, 제안을 하거나, 필요하다면 수정을 할 수도 있다. 이러한 '역할 바꾸기'는 매우 강력할 수 있다. 환자는 이러한 보살핌과 관대한 행동에 고마워하고, 그들 앞에 제기된 그들의 주제를 들음으로써 얻을 수 있다. 접근 방법의 변형으로는, 당신이 말하고 있는 동안에 환자를 반대편 의자에 앉게 하는 것이다. 그들은 말을 하지 않더라도 더 정서적으로 참여하게 된다.

부디 이것을 한 번 하는 것이 환자로 하여금 고비를 넘기고 기본적 포맷을 사용하여 대화 작업을 가능하게 하기에 충분하기를 바란다. 저항이 지속되면 활성화되어 있는 믿음이나 힘에 대해 좀 더 탐색해 볼 필요가 있을지 모른다. 나의 경험으로 봤을 때 가장 큰 이유는 환자가 자기의식적으로 느끼기 때문이다. 그들은 자신이 치료자를 위해 연기를 할까 봐 걱정한다. 내가 이전에 쓴 것과는 대조적으로 이것을 해결할 방법이 있다. 치료자는 의자를 환자 뒤에 놓아 그들과 연결되어 있지만 시야에 들어오지 않도록 한다. 만약 환자가 반대편의 의자로 이동하면, 치료자 또한 다른 쪽으로 이동하여 유사한 위치에 의자를 둔다. 여기서 환자가 내부 비판자, 어려운 사람 또는 다른 문제적 독립체로서 말할 때에도 이렇게 하도록 한다.

환자들이 저항하는 두 번째 이유는 그들이 치료받을 때 드러날 내용이나 감정 등이 두렵기 때문이다. 이것은 상세히 다루어 보아야 한다. 그리고 필요하다면 최초의 대화는 짧고 제한적인 방식으로 구성할 수 있다. 이러한 방법으로 노출은 다소 완화될 것이다. 여기서 알아야 할 것은 환자가 정상적인 의자기법 대화를 가능한 한 빨리 시작하는 것이 중요하다는 것이다. 비록 이러한 것들이 방해가 될 수 있는 것은 사실이지만, 이러한 갈등과 표현의 노출과 경험들을 겪는 것이 실제 치유의 중심이 되기 때문이다.

경험을 위한 지지

스키마 치료자들과 소통하면서, 나는 때때로 의자기법이나 심상 작업을 원치 않는 환자들에 대한 이야기를 들어 왔다. 그들은 때로 환자들의 바람을 무시한 경우도 있다. 스키마 치료는 경험적 치료이며, 이러한 기법을 포기하는 것은 치료의 효율을 손상시키는 것이다. 몇몇 치료자는 자기가 전문지식을 가지고 있는 다른 형태의 치료법을 사용하길 원하는데, 그것은 괜찮다. 경험적 작업을 깊게 받아들인 우리에게는 환자의 저항을 맞닥뜨리더라도 후퇴하지 않는 것이 중요하다. 우리가 확고하고 단호한 입장을 취한다면 대다수는 따를 것이다. 결국 몇몇은 여전히 저항적일 수 있는데, 물론 그들은 그럴 권리를 가지고 있다. 그러나 케이시 트루오포(Casey Truoffo, 2007)의 말을 빌리자면, 그들을 '다른 누군가의 환자'로 볼 수 있으며 나는 그들을 다른 동료에게 의뢰할 것이다. 의자기법은 훌륭하고 심오한 치유방법이다. 이것을 옹호하는 것은 환자와 치료자 모두에게 이익이 된다.

마지막 고찰

이 책에서 의자기법의 예술과 과학을 보여 주기 위해 노력했다. 일부 형태는 단순했고, 다른 것들은 더 복잡했다. 당신 자신의 치료에 통합하고자 한다면, 우선은 천천히 그리고 간단하게 시작해 보라고 조언하고 싶다.

환자들에게 한 목소리로 분명하게 말하도록 하는 것은 치유적인 일이다. 환자들이 '누군가에 대해 이야기하는 것'보다 '누군가에게 이야기하는 것'은 깊은 경험적 변화로 이끈다(Perls, 1992). 외부에서 내부로 그리고 다시 외부로 옮겨 가는 것을 배우면 치료 작업의 깊이와 복합성을 끌어내는 데 도움이 된다. 심화 기법을 사용하는 것은 의자기법 치료자로서 자신만의 스타일을 찾도록 도와줄 것이다. 치료자로서의 여정 중에, 의자기법의 발견은 비길 데 없는 아름다움과 힘의 선물이었다. 당신에게도 의자기법이 필요한 모든 것이기를 바란다.

그리고 한 번 더 "감사합니다, 펄스."

참고문헌

abcteach®—The educators on-line resource (2014). Word list: Opposites. Retrieved from http://www.abcteach.com/free/l/list_opposites.pdf.

Alberti, R. E., & Emmons, M. L. (1986). *Your perfect right: A guide to assertive living* (5th ed.). Atascadero, CA: Impact Publishers.

Allen, J. R., & Allen, B. A. (1995). Narrative theory, Redecision Therapy, and postmodernism. *Transactional Analysis Journal, 25*, 327-334.

Anderson, W. T. (1983). *The upstart spring: Esalen and the American awakening.* Reading, MA: Addison-Wesley Publishing Company.

Applebaum, S. A. (1993). *A psychoanalyst explores the alternate therapies.* Northvale, NJ: Jason Aronson.

Arknoff, D. B. (1981). Flexibility in practicing cognitive therapy. In G. Emery, S.D. Hollon, & R. C. Bedrosian (Eds.), *New directions in cognitive therapy: A casebook* (pp. 203-223). New York: The Guilford Press.

Barnard, L. K., & Curry, F. (2011). Self-compassion: Conceptualizations, correlates, & interventions. *Review of General Psychology, 4*, 289-303. doi: 10.1037/a0025754.

Baer, R. A., & Huss, D. B. (2008). Mindfulness- and acceptance-based therapy. In J. L. Lebow (Ed.), *Twenty-first century psychotherapies: Contemporary approaches to theory and practice* (pp. 123-166). Hoboken, NJ: John Wiley & Sons.

Bauer, R. (1976). A Gestalt approach to internal objects. *Psychotherapy: Theory Research and Practice, 13*, 232-235. doi: 10.1037/h0088346.

Baumgardner, P. (1975). *Gifts from Lake Cowichan.* Palo Alto, CA: Science and Behavior Books.

Beck, A. T., Emery, G., & Greenberg, R. L. (1985). *Anxiety disorders and phobias: A cognitive perspective*. New York: Basic Books.

Beck, A. T., & Weishaar, M. E. (2005). Cognitive therapy. In R. J. Corsini & D. Wedding (Eds.), *Current psychotherapies* (7th ed.). pp. 238–268. Belmont, CA: Brooks/Cole-Thomson Learning.

Beisser, A. (1970). The paradoxical theory of change. In J. Fagan & I. L. Shepherd (Eds.), *Gestalt Therapy now: Theory, techniques, applications* (pp. 77–80). Palo Alto, CA: Science and Behavior Books.

Bernstein, P. L. (1980). The union of the Gestalt concept of experiment and Jungian active imagination. *The Gestalt Journal, 3,* 36–46.

Biernacki, P. (1986). *Pathways from heroin addiction: Recovery without treatment.* Philadelphia: Temple University Press.

Bishop, F. M. (2001). *Managing addictions: Cognitive, emotive, and behavioral techniques.* Northvale, NJ: Jason Aronson, Inc.

Blatner, A. (1995). Psychodramatic methods in psychotherapy. *Psychiatric Times, 12,* (5), 20.

Blatner, A. (1999). Psychodramatic methods in psychotherapy. In D. J. Weiner (Ed.), *Beyond talk therapy: Using movement and expressive techniques in clinical practice* (pp. 125–143). Washington, DC: American Psychological Association.

Blatner, A. (2000). Psychodramatic methods for facilitating bereavement. In P. F. Kellerman, & M. K. Hudgins (Eds.), *Psychodrama with trauma survivors: Acting out your pain* (pp. 41–50). London: Jessica Kingsley Publishers.

Blatt, S. J. (1995). The destructiveness of perfectionism: Implications for the treatment of depression. *American Psychologist, 50,* 1003–1020. doi: 10.1037/0003-066X.50. 12.1003.

Bouza, M. F., & Barrio, J. A. E. (2000). Brief psychodrama and bereavement. In P. F. Kellerman, & M. K. Hudgins (Eds.), *Psychodrama with trauma survivors: Acting out your pain* (pp. 51–59). London: Jessica Kingsley Publishers.

Bray, J. H. (2010). The future of psychology practice and science. *American Psychologist, 65,* 355–369. doi: 10.1037/a0020273.

Brien & Sheldon (1975). Women and Gestalt awareness. In J. Downing (Ed.), *Gestalt awareness: Papers from the San Francisco Gestalt Institute* (pp. 91–103). New York: Harper and Row.

Brooklyn Hobo (2008). A goodbye letter to alcohol and drugs. Retrieved from http://

authspot.com/letters/a-goodbye-letter-to-alcohol-and-drugs/.

Brown, L. S. (2008). Feminist therapy. In J. L. Lebow (Ed.), *Twenty-first century psychotherapies: Contemporary approaches to theory and practice* (pp. 277-306). Hoboken, NJ: John Wiley & Sons.

Bryant et al. (2008). A randomized controlled trial of exposure therapy and cognitive restructuring for Posttraumatic Stress Disorder. *Journal of Consulting and Clinical Psychology, 76*, 695-703. doi: 10.1037/a0012616.

Carter, R. (2008). *Multiplicity: The new science of personality, identity, and the self.* New York: Little, Brown and Company.

Chadwick, P. (2003). Two chairs, self-schemata and a person based approach to psychosis. *Behavioural and Cognitive Psychotherapy, 31*, 439-449. doi: 10.1017/S1352465803004053.

Cheung, M., & Nguyen, P. V. (2012). Connecting the strengths of Gestalt chairs to Asian clients. *Smith College Studies in Social Work, 82*, 51-62. doi: 10.1080/00377317.2012.638895.

Christiansen, C. H. (1999). Defining lives: Occupation as identity: An essay on competence, coherence, and the creation of meaning. *American Journal of Occupational Therapy, 53*, 547-558.

Clarkson, P., & Mackewn, J. (1993). *Fritz Perls.* Thousand Oaks, CA: Sage Publications.

Cohn, R. C. (1970). Therapy in groups: Psychoanalytic, experiential, gestalt. In J. Fagan & I. L. Shepherd (Eds.), *Gestalt therapy now: Theory, techniques, applications* (pp. 130-139). Palo Alto, CA: Science and Behavior Books.

Corstens, D., Longden, E., & May, R. (2011). Talking with voices: Exploring what is expressed by the voices people hear. *Psychosis, 4*, 95-104. doi: 10.1080/17522439.2011.571705.

Cummings, A. L. (1999). Experiential interventions for clients with genital herpes. *Canadian Journal of Counselling, 33*, 142-156.

Daniels, V. (2005). The method of "shuttling" in the Gestalt working process. *Gestalt!, 9*, n.p.

David, E. J. R. (2009). Internalized oppression, psychopathology, and cognitive-behavioral therapy among historically oppressed groups. *Journal of Psychological Practice, 15*, 71-103.

Dayton, T. (1994). *The drama within: Psychodrama and experiential therapy*. Deerfield Beach, FL: Health Communications.

Dayton, T. (2000). The use of psychodrama in the treatment of trauma and addiction. In P. F. Kellerman & M. K. Hudgins (Eds.), *Psychodrama with trauma survivors: Acting out your pain* (pp. 114-136). London: Jessica Kingsley Publishers.

Dayton, T. (March/April 2003). Psychodrama in the resolution of trauma and grief. *Counselor Magazine*. Retrieved from http://www.counselormagazine.com/feature-articles-mainmenu-63/29-alternative/137-psychodrama-in-the-resolution-of-trauma-and-grief.

Dayton, T. (2005). *The living stage: A step-by-step guide to psychodrama, sociometry and experiential group therapy*. Deerfield Beach, FL: Health Communications.

Denning, P. (2000). *Practicing harm reduction psychotherapy: An alternative approach to addictions*. New York: The Guilford Press.

De-Oliveira, I. R. (2011). Kafka's trial dilemma: Proposal of a practical solution to Joseph K's unknown accusation. *Medical Hypothesis, 77*, 5-6.

Douglas, C. (2005). Analytical psychotherapy. In R. J. Corsini & D. Wedding (Eds.), *Current psychotherapies* (7th ed.). Belmont, CA: Brooks/Cole-Thomson Learning.

Dublin, J. E. (1976). Gestalt therapy, existential-gestalt therapy and/versus "Perls-ism". In E. W. L. Smith (Ed.), *The growing edge of gestalt therapy* (pp. 124-150). New York: Brunner/Mazel.

Duhl, B. S. (1999). A personal view of action metaphor: Bringing what's inside outside. In D. J. Weiner (Ed.), *Beyond talk therapy: Using movement and expressive techniques in clinical practice* (pp. 79-96). Washington, DC: American Psychological Association.

Dyak, M. (2012). Voice Dialogue: The essential difference. In D. Hoffman (Ed.), *The Voice Dialogue anthology* (pp. 211-244). Albion, CA: Delos.

Edwards, D. J. A. (1989). Cognitive restructuring through guided imagery. In A. Freeman, K. M. Simon, L. E. Beutler, & H. Arkowitz (Eds.), *Comprehensive handbook of cognitive therapy* (pp. 283-297). New York: Plenum Press.

Edwards, D. J. A. (1990). Cognitive therapy and the restructuring of early memories through guided imagery. *Journal of Cognitive Psychotherapy: An International Quarterly, 4*, 33-50.

Elliott, J., & Elliott, K. (2000). *Disarming your inner critic*. Lafayette, LA: Anthetics Institute Press.

Elliott, R., & Greenberg, L. S. (1997). Multiple voices in process-experiential therapy: Dialogues between aspects of the self. *Journal of Psychotherapy Integration, 7*, 225-239.

Engle, D., & Arkowitz, A. (2008). Viewing resistance as ambivalence: Integrative strategies for working with resistant ambivalence. *Journal of Humanistic Psychology, 48*, 389-412. doi: 10.1177/0022167807310917.

Engle, D., Beutler, L. E. & Daldrup, R. J. (1991). Focused expressive psychotherapy: Treating blocked emotions. In J. D. Safran & L. Greenberg (Eds.), *Emotion, psychotherapy, and change* (pp. 169-196). New York: The Guilford Press.

Enns, C. Z. (1987). Gestalt therapy and Feminist therapy: A proposed integration. *Journal of Counseling and Development, 66*, 93-95. doi: 10.1002/j.1556-6676.1987.tb00807.x.

Erickson, (2004). A psychobiography of Richard Price: Co-founder of Esalen Institute. *Dissertation Abstracts International: Section B: The Sciences and Engineering Vol 64 (9-B)*, p. 4665.

Experience Project (2014). Cocaine. Retrieved from http://www.experienceproject.com/explore/Cocaine.

Fabry, J. (1988). *Guideposts to meaning: Discovering what really matters*. Oakland, CA: New Harbinger.

Firestone, L., & Catlett, J. (1998). The treatment of Sylvia Plath. *Death Studies, 22*, 667-692.

Firestone, R. W., Firestone, L., & Catlett, J. (2002). *Conquer you critical inner voice*. Oakland, CA: New Harbinger Publications.

Fodor, I. G. (1993). A Feminist framework for integrative psychotherapy. In G. Stricker & J. Gold (Eds.), *Comprehensive handbook of psychotherapy integration* (pp. 217-235). New York: Plenum Press.

Fodor, I. G., & Collier, J. C. (2001). Assertiveness and conflict resolution: An integrated Gestalt-Cognitive Behavioral model for working with urban adolescents. In M. McConville & G. Wheeler (Eds.), *The heart of development: Gestalt approaches to working with children, adolescents and their words-volume II: adolescence* (pp. 215-252). Hillsdale, NJ: A GestaltPress Book/The Analytic Press.

Freeman, A. (1981). Dreams and images in cognitive therapy. In G. Emery, S. D. Hollon, &

R. C. Bedrosian (Eds.), *New directions in cognitive therapy* (pp. 224-238). New York: The Guilford Press.

From, I. (1984). Reflections on Gestalt therapy after thirty-two years of practice: A requiem for Gestalt. *The Gestalt Journal, 7,* 4-12.

Freud, S. (1965). *New introductory lectures on psychoanalysis.* New York: W. W. Norton & Company.

Freud, S. (1969). *An outline of psycho-analysis* (Rev. ed.). New York: Norton & Company.

Gaines, J. (1979). *Fritz Perls: Here and now.* Millbrae, CA: Celestial Arts.

Gaspard, B. D., & Hoffman, D. (Summer, 2009). Voice Dialogue: A powerful tool for your therapeutic practice. *Perspectives: A Professional Journal of the Renfrew Center Foundation,* 8-10.

Gendlin, E. T. (1981). *Focusing.* New York: Bantam.

Gilbert, P. (2010). *Compassion Focused Therapy.* New York: Routledge.

Giesen-Bloo, J., van Dyck, R., Spinhoven, P., van Tilburg, W., Dirksen, C., van Asselt, T., ······ Arntz A. (2006). Outpatient psychotherapy for borderline personality disorder; Randomized trial of schema-focused therapy vs transference-focused psychotherapy. *Archives of General Psychiatry, 63,* 649-658. doi: 10.1001/archpsyc.63.6.649.

Glickauf-Hughes, Wells, M., & Chance, S. (1996). Techniques for strengthening clients' observing ego. *Psychotherapy, 33,* 431-440. doi: 10.1037/0033-3204.33.3.431.

Goldfried, M. R. (1988). Application of rational restructuring to anxiety disorders. *The Counseling Psychologist, 16,* 50-68. doi: 10.1177/0011000088161004.

Goldfried, M. R. (2003). Cognitive-behavior therapy: Reflections on the evolution of a therapeutic orientation. *Cognitive Therapy and Research, 27,* 53-69. doi: 10.1023/A:1022586629843.

Goulding, M. M., & Goulding, R. (1997). *Changing lives through Redecision Therapy.* New York: Grove Press.

Granfield, R., & Cloud, W. (1994). The elephant that no one sees: Natural recovery among middle-class addicts. *Journal of Drug Issues, 26,* 45-61.

Greenberg, J.R., & Mitchell, S. A. (1983). *Objects relations in psychoanalytic theory.* Cambridge, MA: Harvard University Press.

Greenberg, L. S. (1979). Resolving splits: Use of the two chair technique. *Psychotherapy: Theory, Research and Practice, 16,* 316-324. doi: 10.1037/h0085895.

Greenberg. L. S., & Malcolm, W. (2002). Resolving unfinished business: Relating process to outcome. *Journal of Consulting and Clinical Psychology, 70*, 406-416. doi: 10.1037/0022-006X.70.2.406.

Greenberg, L. S., Rice, L. N., & Elliott, R. (1993). *Facilitating emotional change: The moment-by-moment process.* New York: The Guilford Press.

Greenberg, L. S., Safran, J., & Rice, L. (1989). Experiential therapy: Its relation to cognitive therapy. In A. Freeman, K. M. Simon, L. E. Beutler, & H. Arkowitz (Eds.), *Comprehensive handbook of cognitive therapy* (pp. 169-187). New York: Plenum Press.

Greenberg, L. S., Warwar, S. H., & Malcolm, W. M. (2008). Differential effects of emotion-focused therapy and psychoeducation in facilitating forgiveness and letting go of emotional injuries. *Journal of Counseling Psychology, 55*, 185-196. doi: 10.1037/0022-0167.55.2.185.

Greenwald, J. A. (1976). The ground rules in Gestalt therapy. In C. Hatcher & P. Himelstein (Eds.), *The handbook of Gestalt therapy* (pp. 267-280). New York: Aronson.

Greil, A. L., & Rudy, D. R. (1984). Social cocoons: Encapsulation and identity transformation organizations. *Sociological Inquiry, 54*, 260-278.

Gustaitis, R. (1969). *Turning on.* New York: MacMillan.

Hatcher, C., & Himelstein, P. (Eds.) (1983). *The handbook of Gestalt Therapy.* New York: Jason Aronson.

Hardie, S. (2004). The place of Gestalt Therapy and PTSD in social work. *Gestalt!, 8.*

Harré, R. (1983). Identity projects. In G. Breakwell (Ed.), *Threatened identities* (pp. 31-51). New York: John Wiley and Sons.

Harris, T. A. (1969). *I'm OK—you're OK: A practical guide to Transactional Analysis.* New York: Galahad Books.

Hayward, M., Overton, J., Dorey, T., & Denney, J. (2009). Relating therapy for people who hear voices: A case series. *Clinical Psychology and Psychotherapy. 16*, 216-277.

hooks, b. (1994). *Outlaw culture.* New York: Routledge. New York: William Morrow.

hooks, b. (2000). *All about love: New visions.* New York: William Morrow.

Horney, K. (1950). *Neurosis and human growth.* New York: W. W. Norton.

Howard, J. (1970). *Please touch.* New York: McGraw-Hill.

Jagger, M., Richards, K., & Faithfull, M. (1971). Sister morphine (The Rolling Stones). *On*

Sticky Fingers [Album]. London: Rolling Stones Records.

Jensen, M. P., & Turk, D. C. (2014). Contributions of psychology to the understanding and treatment of people with chronic pain. *American Psychologist, 69*, 105-118. doi: 10.1037/a0035641.

Joines, V. (2004). The treatment of personality adaptations using Redecision Therapy. In J. J. Magnavita (Ed.), *Handbook of personality disorders: Theory and practice* (pp. 194-220). New York: John Wiley & Sons.

Kanayama, G., Barry, S., Hudson, J. I., & Pope, H. G. (2006). Body image and attitudes toward male roles in anabolic-androgenic steroid users. *American Journal of Psychiatry, 163*, 697-703.

Karp, M. (2000). Psychodrama of rape and torture: A sixteen-year follow-up case study. In P. F. Kellerman & M. K. Hudgins (Eds.), *Psychodrama with trauma survivors: Acting out your pain* (pp. 63-82). London: Jessica Kingsley Publishers.

Kellerman, P. F., & Hudgins, M. K. (2000), *Psychodrama with trauma survivors: Acting out your pain*. London: Jessica Kingsley Publishers.

Kellogg, S. (1993). Identity and recovery. *Psychotherapy, 30*, 235-244. doi: 10.1037/0033-3204.30.2.235.

Kellogg, S. H. (2004). Dialogical encounters: Contemporary perspectives on "chairwork" in psychotherapy. *Psychotherapy: Research, Theory, Practice, Training, 41*, 310-320. doi: 10.1037/0033-3204.41.3.310.

Kellogg, S. H. (2009a). Schema Therapy: A Gestalt-oriented overview. *Gestalt!, 10*(1). retrieved from file:///C:/Users/Kellogg/Documents/Schema%20Therapy/Kellogg%20Schema%20Therapy%20and%20Gestalt%20Therapy.htm.

Kellogg, S. H. (2009b). Response to Bloom, Fodor, and Brownell. *Gestalt!, 10*(1). Retrieved from file:///C:/Users/Kellogg/Documents/Schema%20Therapy/Response%20of%20Jeff%20Kellogg%20on%20Comments%20by%20Bloom,%20Fodor,%20and%20Brownell.htm.

Kellogg, S. (2012). On speaking one's mind: Using chairwork dialogues in Schema Therapy. In M. V. Vreeswijk, J. Broersen, & M. Nadort (Eds.), *Handbook of Schema Therapy theory, research, and practice*. Hoboken, NJ.

Kellogg, S. (2013). Dialogues and encounters: Fritz Perls and the art of Gestalt chairwork. Retrieved from http://transformationalchairwork.com/art-of-chairwork-2/.

Kellogg, S. H., & Kreek, M. J. (2006). On blending practice and research: The search for commonalities in substance abuse treatment. *Substance Abuse, 27*, 9-24. doi: 10.1300/J465v27n01_03.

Kellogg, S. H., Stitzer, M. L., Petry, N. M., & Kreek, M. J. (2007). Motivational incentives: Foundations and principles. *Promoting awareness of motivational incentive-An awareness campaign.* Retrieved from http://www.bettertxoutcomes.org/motivationalincentives/PDF/Kellog-Stitzer.pdf.

Kellogg, S. H., & Tatarsky, A. (2009). Harm reduction psychotherapy. In G. L. Fisher & N. A. Roget (Eds.), *Encyclopedia of substance abuse prevention, treatment, and recovery* (pp. 444-449). Thousand Oaks, CA: Sage Publications.

Kellogg, S. H., & Tatarsky, A. (2012). Re-Envisioning addiction treatment: A 6-point plan. *Alcoholism Treatment Quarterly, 30*, 1-20. doi: 10.1080/07347324.2012.635544.

Kim, J., & Daniels, V. (2008). Experimental Freedom. In P. Brownell (Ed.), *Handbook for theory, research, and practice in Gestalt Therapy* (pp. 198-227). Newcastle, UK: Cambridge Scholars Publishing.

Kitten (2001). The first dance: Mehtylphenidate (Ritalin) & heroin. *Erowid experience vaults.* Retrieved from http://www.erowid.org/experiences/exp.php?ID=8011

Knapp, C. (2005). *Drinking: A love story.* New York: Dial Press.

Kohls, R. (1984). *The values Americans live by.* Retrieved from http://www.claremontmckenna.edu/pages/faculty/alee/extra/American_values.html.

Krakow, B., Sandoval, D., Schrader, R., Keuhne, B., McBride, L., You, C. L., & Tandberg, D. (2001). Treatment of chronic nightmares in adjudicated adolescent girls in a residential facility. *Journal of Adolescent Health, 29*, 94-100.

Landy, R. J. (2008). *The couch and the stage: Integrating words and action in psychotherapy.* Lanham, MD: Jason Aronson.

Latner, J. (1973). *The Gestalt Therapy book.* New York: Bantam.

Lazarus, A. A., & Messer, S. B. (1991). Does chaos prevail? An exchange on technical eclecticism and assimilative integration. *Journal of Psychotherapy Integration, 1*, 143-158.

Leahy, R. L., & Holland, S. J. (2000). *Treatment plans and interventions for depression and anxiety disorders.* New York: The Guilford Press.

Lennox, C. E. (1997). Introduction: Redecision therapy, a brief therapy model. In C. E.

Lennox (Ed.), *Redecision therapy: A brief, action-oriented approach* (pp. 1-14). Northvale, NJ: Aronson.

Leveton, E. (2001). *A clinician's guide to psychodrama* (3rd ed.). New York: Springer Publishing Company.

Lieblich, A. (1978). *Tin Soldiers on Jerusalem Beach.* New York: Pantheon.

Lippitt, R. (1958). The auxiliary chair technique. *Group Psychotherapy, 11,* 8-23.

Lobbestael, L. (2008). *Lost in fragmentation: Schema modes, childhood trauma, and anger in borderline and antisocial personality disorder.* Maastricht, NL: Universitaire Pers Maastricht.

Lowe, W., Jr. (2000). Detriangulation of absent fathers in single-parent Black families: Techniques of imagery. *American Journal of Family Therapy, 28,* 29-40. doi: 10.1080/019261800261798.

Lyon, Jr., H. C. (1974). *It's me and I'm here! From West Point to Esalen: The struggles of an overachiever to revitalize his life through the human potential movement.* New York: Delacorte Press.

Mackay, B. (2002). Effects of Gestalt Therapy two-chair dialogue on divorce decision making. *Gestalt Review, 6,* 220-235.

Malmo, C. (1990). Recreating equality: A Feminist approach to Ego-State therapy. In T. A. Laidlaw, C. Malmo & Associates (Ed.), *Healing voices: Feminist approaches to therapy with women* (pp. 288-319). San Francisco: Jossey-Bass.

Marineau, R. (1989). *Jacob Levy Moreno 1889-1974: Father of psychodrama, sociometry, and group psychotherapy.* London: Tavistock/Routledge.

Markus, H., & Nurius, P. (1986). Possible selves. *American Psychologist, 41,* 954-969. doi: 10.1037/0003-066X.41.9.954.

Marlatt, G. A., & Gordon, J. R. (Eds.). (1985). *Relapse Prevention: Maintenance strategies in the treatment of addictive behaviors.* New York: The Guilford Press.

Massé, V. (1997). The treatment of post-traumatic stress disorder. In C. E. Lennox (Ed.), *Redecision Therapy: A brief, action-oriented approach* (pp. 197-212). Northvale, NJ: Jason Aronson.

Mastro, J. (Winter, 2004). *Gestalt-Experiential Seminar.* New York, NY.

Maxwell, M. A. (1984). *The alcoholics anonymous experience: A close-up view for professionals.* New York: McGraw-Hill.

McCall, G. J. (1977). The social looking-glass: A sociological perspective on self-development. In T. Mischel (Ed.), *The self: Psychological and philosophical issues* (pp. 274-287). Oxford: Basil Blackwell.

McDaniel, S. H., & deGruy, F. V. (2014). An introduction to primary care and psychology. *American Psychologist, 69*, 325-331. doi: 10.1037/a0036222.

McKay, B., & McKay, K. (February 17, 2008). How to ask for (and get) a raise like a man. *The art of manliness.* Retrieved from http://www.artofmanliness.com/2008/02/17/how-to-ask-for-and-get-a-raise-like-a-man/.

Mead, G. H. (1934). *Mind, self, and society: From the standpoint of a social behaviorist.* Chicago: University of Chicago Press.

Miller, M. V. (1989). Introduction to Gestalt therapy verbatim. *The Gestalt Journal, 12*, 5-24.

Miller, M. V. (1992). Introduction. In F. S. Perls, *Gestalt therapy verbatim* (pp. 1-20). Highland, NY: Gestalt Journal Press.

Miller, W. R. (2000). *Enhancing motivation for change in substance abuse treatment: Treatment improvement protocol series number 35.* Rockville, MD: Center for Substance Abuse Treatment.

Miller, W. R., & Rollnick, S. (2013). *Motivational interviewing* (3rd ed.). New York: The Guilford Press.

Moreno, J. (1989). Introduction. *Journal of Group Psychotherapy, Psychodrama, & Sociometry, 42*, 3-12.

Moreno, J. L. (1987). Moreno's philosophical system. In J. Fox (Ed.), *The essential Moreno: Writings on psychodrama, group method, and spontaneity.* New York: Springer.

Moreno, J. L. (1989). The autobiography of J. L. Moreno, MD. *Journal of Group Psychotherapy, Psychodrama, & Sociometry, 42*, 15-52.

Moreno, Z. (2008). Foreword: The world of multiple stages. In R. Landy, Landy, R. J. (2008). *The couch and the stage: Integrating words and action in psychotherapy* (pp. ix-xiii). Lanham, MD: Jason Aronson.

Moreno, Z. T. (2012). *To dream again.* Catskill, NY: Mental Health Resources.

Muid, O. (2006). "⋯⋯ Then I found my spirit": The meaning of the United Nations World Conference Against Racism and the challenges of the historical trauma movement with research considerations. Retrieved from http://pimatisiwin.com/uploads/120376454.pdf.

Naranjo, C. (1993). *Gestalt Therapy: The attitude and practice of an atheoretical experientialism*. Gateways City, NV: Gateways/IDHHB.

National Institute on Drug Abuse (2008). *Drugs, brains, and behavior: The science of addiction*. Rockville, MD: National Institute on Drug Abuse.

Neff, K. (2011). *Self-compassion: Stop beating yourself up and leave insecurity behind*. New York: HarperCollins.

Neimeyer, R. A. (2012). Chair work. In. R. A. Neimeyer (Ed.), *Techniques of grief therapy* (pp. 266-273). New York: Routledge.

Newman, R. (1998). *African American quotations*. Phoenix, AZ: The Oryx Press.

O'Brien, C. P., & McLellan, A. T. (1996). Myths about the treatment of addiction. *Lancet, 347*, 237-240.

Paivo, S. C., & Greenberg, L. S. (1995). Resolving "unfinished business": Efficacy of experiential therapy using empty-chair dialogue. *Journal of Counseling and Clinical Psychology, 63*, 419-425. doi: 10.1037/0022-006X.63.3.419.

Passons, W. R. (1975). *Gestalt approaches in counseling*. New York: Holt, Rinehart, and Winston.

Patterson, S. (2002, April 21). Cocaine nation. *The Observer*. Retrieved from http://observer.guardian.co.uk/drugs/story/0,11908,686657,00.html.

Payne, P. (1981). *Martial arts: The spiritual dimension*. New York: Crossroad.

Pérez-Álavarez, M., García-Montes, J. M., Perona-Garcelán, S., & Vallina-Fernández, O. (2008). Changing relationship with voices: New therapeutic perspectives for treating hallucinations. *Clinical Psychology and Psychotherapy, 15*, 75-85.

Perls, F. S. (1969a). *Ego, hunger and aggression*. New York: Random House.

Perls, F. S. (1969b). *In and out the garbage pail*. New York: Bantam Books.

Perls, F. S. (1970). Four lectures. In J. Fagan & I. L. Shepherd (Eds.), *Gestalt Therapy now: Theory, techniques, applications* (pp. 14-38). Palo Alto, CA: Science and Behavior Books.

Perls, F. (1972). Gestalt Therapy. In A. Bry (Ed.), *Inside psychotherapy: Nine clinicians tell how they work and what they are trying to accomplish* (pp. 57-70). New York: Basic Books.

Perls, F. (1973). *The Gestalt approach and eye witness to therapy*. United States: Science and Behavior Books.

Perls, F. S. (1975a). *Legacy from Fritz.* Palo Alto, CA: Science and Behavior Books.

Perls, F. S. (1975b). Gestalt Therapy and human potentialities. In J. O. Stevens (Ed.), *Gestalt is* (pp. 1–7). Moab, UT: Real People Press.

Perls, F. S. (1992). *Gestalt therapy verbatim.* Gouldsboro, ME: The Gestalt Journal Press.

Perls, F. S., Hefferline, R. F., & Goodman, P. (1951). *Gestalt Therapy: Excitement and growth in the human personality.* New York: Julian Press.

Polster, E. (1987). *Every person's life is worth a novel.* New York: W. W. Norton.

Polster, E. (1995). *A population of selves: A therapeutic exploration of personal diversity.* San Francisco: Jossey-Bass.

Polster, E., & Polster, M. (1973). *Gestalt Therapy integrated: Contours of theory and practice.* New York: Brunner/Mazel.

Polster, M. (1987). Gestalt Therapy: Evolution and application. In J. Zeig (Ed.), *The evolution of psychotherapy* (pp. 312–322). New York: Brunner/Mazel.

Prochaska, J. O., DiClemente, C. C., & Norcross, J. C. (1992). In search of how people change: Applications to addictive behaviors. *American Psychologist, 47,* 1102–1114. doi: 10.1037/0003-066X.47.9.1102.

Rafaeli, E., Bernstein, D. P., & Young, J. (2011). *Schema Therapy: Distinctive features.* New York: Routledge.

Raffa, J. B. (2012). *Healing the sacred divide: Making peace with ourselves, each other, and the world.* Burdett, NY: Larson Publications.

Rainwater, J. (1992). Psychosynthesis and the Gestalt approach. In E. C. Nevis (Ed.), *Gestalt Therapy: Perspectives and applications* (pp. 179–187). New York: Gestalt Institute of Cleveland Press/Gardner Press.

Rancour, P. (2006). Clinical treatment for body image disturbances: Variations on a theme-guided imagery, empty chair work, and therapeutic letter-writing. In M. V. Kindes (Ed.), *Body image: New research* (pp. 263–289). New York: Nova Science Publishers.

Redmoon, A. (1994). There are no peaceful warriors. In R. Fields (Ed.), *The awakened warrior: Living with courage, compassion and discipline* (pp. 19–28). New York: Jeremy P. Tarcher/Putnam.

Reeves, S. (January 5, 2006). Seven no-nos when asking for a raise. *Forbes.Com.* Retrieved from http://www.forbes.com/2006/01/04/careers-work-employment-cx_sr_0105bizbasics.html.

Resick, P. A. (2001). Cognitive therapy for posttraumatic stress disorder. *Journal of Cognitive Therapy: An International Quarterly, 15*, 321-329.

Resick, P. A., Monson, C. M., & Rizvi, S. (2008). Posttraumatic stress disorder. In D. Barlow (Ed.), *Clinical handbook of psychological disorders* (65-122). New York: The Guilford Press.

Robson, M. (2000). Psychodrama with adolescent sexual offenders. In P. F. Kellerman & M. K. Hudgins (Eds.), *Psychodrama with trauma survivors: Acting out your pain* (pp. 137-154). London: Jessica Kingsley Publishers.

Rogers, C. (1986). Client-centered therapy. In I. L. Kutash & A. Wolf (Eds.), *Psychotherapist's casebook* (pp. 197-208). San Francisco: Jossey-Bass.

Romme, M., Escher, S., Dillon, J., Corstens, D., & Morris, M. (2009). *Living with voices: 50 stories of recovery.* Herefordshire, UK: PCCS Books.

Rosenberg, S. S., & Lynch, E. J. (2002). Fritz Perls revisited: A micro-assessment of a live clinical session. *Gestalt Review, 6*, 184-202.

Rosenfeld, E. (1977a). An oral history of Gestalt therapy, part one: A conversation with Laura Perls. Available at: http://gestalttheory.com/fritzperls/publications/an-oral-history-of-gestalt-therapy/.

Rosenfeld, E. (1977b). An oral history of Gestalt therapy, part two: A conversation with Isidore From.

Ross, J. (2007). *Anna Halprin: Experience as dance.* Berkeley, CA: University of California Press.

Rothschild, D. (2010). Partners in treatment: Relational psychoanalysis and harm reduction therapy. *Journal of Clinical Psychology, 66*, 136-149.

Rowan, J. (2010). *Personification: Using the dialogical self in psychotherapy and counseling.* New York: Routledge.

Rubin, G. (2004). *Forty ways to look at Winston Churchill.* New York: Random House.

Samoilov, A., & Goldfried, M. R. (2000). Role of emotion in cognitive-behavioral therapy. *Clinical Psychology: Science and Practice, 7*, 373-385. doi: 10.1093/clipsy/7.4.373.

Schiffman, M. (1971). *Gestalt self therapy.* Berkeley, CA: Wingbow Press.

Schutz, W. C. (1972). *Here comes everybody.* New York: Harper and Row.

Schwartz, R. (1997, March/April). Don't look back. *The Family Therapy Networker, 41*-47. Retrieved from http://mail.psychotherapy networker.org/component/content/

article/149-1997-marchapril/918-dont-look-back.

Schwartz, R. (1987). Our multiple selves. *Family Therapy Networker, 11*(2), 24-31, 80-83. Retrieved from http://www.hakomiinstitute.com/Forum/Issue10/OurMultipleSelves. pdf.

Shahar, B., Carlin, E. R., Engle, D. E., Hegde, J., Szepsenwol, O., & Arkowitz, H. (2012). A pilot investigation of emotion-focused two-chair dialogue intervention for self-criticism. *Clinical Psychology and Psychotherapy, 19,* 496-507. doi: 10.1002/cpp.762.

Shepard, M. (1975). *Fritz: An intimate portrait of Fritz Perls and Gestalt Therapy.* New York: Saturday Review Press.

Sicoli, L. A., & Hallberg, E. T. (1998). An analysis of client performance in the two-chair method. *Canadian Journal of Counselling, 32,* 151-162.

Smith, S. (2013-2014). Black feminism and intersectionality. *International Socialist Review,* 91. Retrieved from http://isreview.org/issue/91/black-feminism-and-intersectionality.

Spitzer, R. (1973). Foreword. In F. Perls, *The Gestalt approach and eye witness to therapy.* United States: Science and Behavior Books.

Sparks, A., & Tutu, M. (2011). *Tutu: Authorized.* New York: HarperOne.

Stevens, B. (1970). *Don't push the river.* Moab, UT: Real People Press.

Stinckens, N., Lietaer, G., & Leijssen, M. (2002). The inner critic on the move: Analysis of the change process in a case of short-term client-centered/experiential therapy. *Counseling and Psychotherapy Research, 2,* 40-54.

Stone, H., & Stone, S. (1989). *Embracing our selves: The Voice Dialogue manual.* Novato, CA: New World Library.

Stone, H., & Stone, S. (1993). *Embracing your inner critic: Turning self-criticism into a creative asset.* New York: HarperCollins.

Stryker, S. (1981). Symbolic interactionism: Themes and variations. In M. Rosenberg & R. H. Turner (Eds.), *Social psychology: Sociological perspectives* (pp. 3-29). New York: Basic Books.

Stryker, S., & Serpé, R. T. (1982). Commitment, identity salience, and role behavior: Theory and research example. In W. Ickes & E. S. Knowles (Eds.), *Personality, roles, and social behavior* (pp. 199-218). New York: Springer-Verlag.

Tatarsky, A. (2002). *Harm Reduction Psychotherapy.* Northvale, NJ: Jason Aronson

Tatarsky, A., & Kellogg, S. (2010). Integrative harm reduction psychotherapy: A case of substance use, multiple trauma, and suicidality. *Journal of Clinical Psychology, 66,* 123-135.

Tatarsky, A., & Kellogg, S. H. (2011). Harm reduction psychotherapy. In G. A. Marlatt, M. E. Larimer, & K. Witkiewitz (Eds.), *Harm reduction* (2nd ed., pp. 36-60). New York: Guildford.

Tirch, D. (2012). *The compassionate-mind guide to overcoming anxiety: Using Compassion-Focused Therapy to calm worry, panic, and fear.* Oakland, CA: New Harbinger.

Tobin, S. A. (1976). Saying goodbye in Gestalt Therapy. In C. Hatcher & P. Himelstein (Eds.), *The handbook of Gestalt Therapy* (pp. 371-383). New York: Aronson.

Trachsel, M., Ferrari, L., & Holtforth, M. G. (2012). Resolving partnership ambivalence: A randomized controlled trial of very brief cognitive and experiential interventions with follow-up. *Canadian Journal of Counselling and Psychotherapy, 46,* 239-258.

Truoffo, C. (2007). *Be a wealthy therapist: Finally, you can make a living while making a difference.* Saint Peters, MO: MP Press.

Wallace, J. (1978). Behavioral-modification methods as adjuncts to psychotherapy. In S. Zimberg, J. Wallace, & S. Blume (Eds.), *Practical approaches to alcoholism psychotherapy* (pp. 99-117). New York: Plenum Press.

Walters, R., & Swallow, J. (May, 2009). *Psychodrama in individual therapy.* New Paltz, NY: Hudson Valley Psychodrama Institute.

Watkins, H. H. (1993). Ego-state therapy: An overview. *American Journal of Clinical Hypnosis, 35,* 232-240. doi: 10.1080/00029157.1993.10403014.

Watson, J. C., Goldman, R. N., Greenberg, L. S. (2007). *Case studies in emotion-focused treatment in depression.* A comparison of good and poor outcome. Washington, DC: American Psychological Association.

Wheeler, G. (1991). *Gestalt reconsidered.* Cleveland, OH: The Gestalt Institute of Cleveland Press/Gardner Press.

Woldt, A. L., & Toman, S. M. (2005). *Gestalt Therapy: History, theory, and practice.* Thousand Oaks, CA: Sage Publications.

Wolfe, J. L., & Fodor, I. G. (1975). A cognitive/behavioral approach to modifying assertive behavior in women. *The Counseling Psychologist, 5,* 45-52. doi: 10.1177/001100007500500408.

Wolpe, J. (1982). *The practice of behavior therapy* (3rd ed.). New York: Pergamon Press.

Wysong, J. (1978). An oral history of Gestalt Therapy, part three: A conversation with Erving and Miriam Polster.

Wysong, J. (1985). An oral history of Gestalt Therapy, part four: A conversation with Elliot Shapiro.

Yahoo Answers (2014). Cocaine. Retrieved from https://answers.yahoo.com/question/index?qid=20110307030131AA3Edd9.

Yellow Horse Brave Heart, M. (2003). The historical trauma response among natives and its relationship with substance abuse: A Lakota illustration. *Journal of Psychoactive Drugs, 35,* 7-13. doi: 10.1080/02791072.2003.10399988.

Yontef, G. (1998). Dialogic Gestalt Therapy. In L. S. Greenberg, J. C. Watson, & G. Lietaer (Eds.), *Handbook of experiential psychotherapy* (pp. 82-102). New York: The Guilford Press.

Yontef, G. & Jacobs, L. (2008). Gestalt Therapy. In R. Corsini & D. Wedding (Eds.), *Current psychotherapies* (8th ed., pp. 328-367). Belmont, CA: Brooks/Cole-Thompson Learning.

Yontef, G., & Jacobs, L. (2013). Gestalt Therapy. In D. Wedding & R. Corsini (Eds.), *Current psychotherapies*, 10th ed. (pp. 299-338). Independence, KY: Cengage Learning.

Young, J. (2003). Maladaptive Schema Coping Styles. New York: Schema Therapy Institute.

Young, J. E., Beck, A. T., & Weinberger, A. (1993). Depression. In D. H. Barlow (Ed.), *Clinical handbook of psychological disorders* (2nd ed.) (pp. 240-277). New York: The Guilford Press.

Young, J. (2005). Young Schema Questionnaire-S3. New York: Schema Therapy Institute.

Young, J. E., Klosko, J. S., & Weishaar, M. E. (2003). *Schema Therapy: A practitioner's guide*. New York: The Guilford Press.

Zimberoff, D., & Hartman, D. (1999). Gestalt therapy and Heart-Centered therapies. *Journal of Heart-Centered Therapies, 6*(1), 93-104.

Zimbardo, P. (2011). Why the world needs heroes. *Europe's Journal of Psychology, 7,* 402-407. doi: 10.1037/e675612011-002.

Zinker, J. (1977). *Creative process in Gestalt Therapy*. New York: Vintage Books.

저자 소개

스콧 켈로그(Scott Kellogg)

뉴욕 대학교 심리학과의 임상 조교수이다. 그는 그전에 록펠러 대학교, 예일 대학교 의과대학 그리고 컬럼비아 대학교의 교육대학 상담과 임상심리학과에서 교수로 활동하였고, 1994년에 뉴욕 시립대학교 대학원에서 임상심리학 박사학위를 받았다.

켈로그 박사는 과거(2001, 2005, 2011년)와 현재(2015년) 뉴욕주심리학회의 중독 부서에서 부서장을 맡고 있으며, 뉴욕 대학교의 손상 감소와 정신건강 프로젝트의 공동 임원으로 재임하고 있다.

그는 현재 의자기법/스키마 치료 프로젝트(The Chairwork/Schema Therapy Treatment Project)에서 개인 진료를 하고 있으며, 뉴욕의 스키마치료학회에서 심리치료자로 활동하였다. 공인된 스키마 치료자이며, 게슈탈트 심리치료협회에서 게슈탈트 치료자 자격증을 받았다. 켈로그 박사는 변형적 의자기법 연수 과정을 만들었으며, 현재 미국과 해외에서 이 심리치료적 대화 방법을 가르치고 있다.

켈로그 박사는 그의 책에서 의자기법, 스키마 치료, 인도주의적 중독 심리치료, 점진주의, 수반성 관리와 같은 주제를 다루었다.

변형적 의자기법 웹사이트　http://transformationalchairwork.com/

점진주의와 중독 치료 웹사이트　http://gradualismandaddiction.org/

역자 소개

최영희(Choi Younghee)
정신건강의학과 전문의이자 의학박사로, 미국 UCLA 산하 Research Center for Severe Mental Illness/Clinical and Research Fellowship을 마치고, 인제대학교 서울백병원 신경정신과 책임교수를 역임하고, 현재 메타 통합심리치료 연구소의 소장으로 재직 중이다. ACT(Academy of Cognitive Therapy) 공인 인지치료 전문가 겸 Fellow이며, ISST(International Society of Schema Therapy) 공인 스키마 치료 전문가이다. 한국 인지행동치료학회 회장을 역임하였고, 2022년 제주도에서 개최하는 제10회 세계 인지행동치료학회(WCCBT 2022)의 학술위원장으로 활동 중이다.
메타 통합심리치료 연구소 홈페이지   https://www.mettaa.com/

신재현(Shin Jae Hyun)
정신건강의학과 전문의이며 한국인지행동치료학회 인증 인지행동치료(CBT) 전문가로, 메타 아카데미 전문가과정을 수료하였다. 현재 강남푸른정신건강의학과의원의 대표원장으로 재직 중이며, 여러 매체를 통한 칼럼 연재 및 활발한 저술 활동을 하고 있다.

윤동욱(Yoon Dong Uk)
정신건강의학과 전문의이며 한국인지행동치료학회 인증 인지행동치료(CBT) 전문가로, 메타 아카데미 전문가과정을 수료하였다. 서울대학교병원 정신건강의학과 전임의를 수료하고, 현재 양산부산대학교병원 정신건강의학과 조교수로 재직하고 있다.

한지민(Han Jimin)
한국에서 태어나 필리핀과 미국에서 학창시절을 보내고, 미국 인디애나 대학교 블루밍턴 캠퍼스에서 심리학을 전공하였다. 메타 통합심리치료 연구소의 연구원을 역임하였고, 현재 심리 관련 콘텐츠 개발 활동을 하고 있다.

최상유(Choi Sangyoo)
미국 노스텍사스 대학교 심리학과를 졸업하고, 고려대학교에서 임상심리학 석사학위를 취득한 후에 메타 통합심리치료 연구소의 대표로 활동하고 있다. 스트레스를 다루는 애플리케이션 개발 활동을 하고 있다.

변형적 의자기법
−임상 실제에서의 정신치료적 대화−

Transformational Chairwork:
Using Psychotherapeutic Dialogues in Clinical Practice

2020년 7월 10일 1판 1쇄 발행
2022년 8월 10일 1판 2쇄 발행

지은이 • Scott Kellogg
옮긴이 • 최영희 · 신재현 · 윤동욱 · 한지민 · 최상유
펴낸이 • 김진환
펴낸곳 • ㈜**학지사**

　　　　04031 서울특별시 마포구 양화로 15길 20 마인드월드빌딩
대표전화 • 02-330-5114　　팩스 • 02-324-2345
등록번호 • 제313-2006-000265호

홈페이지 • http://www.hakjisa.co.kr
페이스북 • https://www.facebook.com/hakjisa

ISBN 978-89-997-2129-8　93510

정가 16,000원

이 도서의 국립중앙도서관 출판시도서목록(CIP)은 서지정보유통지
원시스템 홈페이지(http://seoji.nl.go.kr)와 국가자료공동목록시스템
(http://www.nl.go.kr/kolisnet)에서 이용하실 수 있습니다.
(CIP 제어번호: CIP2020025847)

출판미디어기업 **학지사**

간호보건의학출판 **학지사메디컬** www.hakjisamd.co.kr
심리검사연구소 **인싸이트** www.inpsyt.co.kr
학술논문서비스 **뉴논문** www.newnonmun.com
교육연수원 **카운피아** www.counpia.com